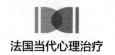

法国当代心理治疗

理解与治疗暴食症
第二版

Comprendre et Soigner la boulimie, 2ᵉ édition

[法] 柯莱特·孔布 / 著
Colette COMBE

华 淼 / 译
HUA Miao

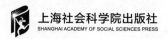

上海社会科学院出版社
SHANGHAI ACADEMY OF SOCIAL SCIENCES PRESS

目 录

第二版序言 暴食症的根源以及治愈的希望 / I

序言 难以满足的欲望 / I

致谢词 / I

导言 / 001

第一部分 暴食症的对策及探索

第一章 暴食的欲望。吞食，坠落 / 019
从吞食……到坠落的欲望 / 019
母子关系转变为另一种关系，离亲密已经相去甚远……
/ 021
除了自我，除了天性，太饱了…… / 030
就这样我一直反抗着……是原因还是错误？ / 036
生，死 / 043
两张嘴 / 047

I

第二章　加速的时间。暴食症加速的身心医学 / 050

　　治疗的阻碍……医生不能吞咽下的一切…… / 050

　　加速 / 057

　　被打断的时间 / 071

　　身心医学和生物钟学 / 092

　　饱腹感失常 / 107

第三章　神秘的内心 / 120

　　但是私密空间去哪儿了呢? / 121

　　将身体障碍格式化 / 127

　　但是对于男性的渴望去哪儿了呢? / 137

　　不变的内心 / 145

　　秘密的亲密 / 156

　　我的妈妈不能康复 / 165

第二部分　痊愈的前景

第四章　向暴食癖妥协 / 177

　　倾注治愈的渴望 / 177

　　治疗的互补性 / 180

　　亲密的痛苦,希望 / 185

　　对痊愈的感知和认同 / 192

　　身心治疗的环境 / 194

第五章　治疗和蜕变 / 200

　　蜕变 / 200

　　注意 / 201

　　治疗,需要,工作 / 203

不确定性和紧急情况，不确定性和营养缺乏 / 204

住院治疗或者会诊治疗的共同基础 / 204

交替采用住院治疗 / 209

分阶段的蜕变 / 217

第六章　改变带来的抑郁趋势 / 229

医源效应，痊愈效应 / 229

跳跃，感动 / 235

改变和非连续性 / 242

健康的抑郁核心 / 249

女性的成长 / 255

抑郁的生物物理学效应 / 263

第七章　噩梦时期和欲望的变化不定 / 267

大量的欲望，痊愈的渴望变化不定，成长的抑郁 / 267

噩梦的可靠性 / 268

恐惧的改变 / 274

一个并非偶然的幻觉 / 277

死亡和变形 / 281

空虚的变化 / 299

第八章　话语的治疗，空隙 / 307

在喉咙深处 / 308

话语运载 / 324

不受管辖的地方 / 336

结　论　空虚和开放 / 346

参考文献 / 371

第二版序言

暴食症的根源以及治愈的希望

米歇尔·布雅(Michel Pugeat)

　　柯莱特·孔布(Colette Combe)在书中认真地观察食欲缺乏症状以及饮食紊乱症状,她鼓励我们在面对暴食症患者时不应该一味地同情他们,当我们以暴食症患者的身份面对心理医生的时候,也不应该一味地顺从他们。相反,我们应该给予理解并看到治愈的希望。本书讲述了相关病症分析的进展情况,在分析中作者试图诠释暴食症患者因为饮食行为紊乱而遭受到不断的折磨。暴食症患者需要不断的急诊,激素的变化也会引起生理平衡的破坏,而这些还只是患者所承受的最典型的折磨中的一小部分。

　　从很多方面看来,本书都承担着教育的使命。作者在每一章节中都会回顾上一章得出的主要经验教训。因此本书既适用于采用精神分析的同侪们,也适用于医生、心理学家、营养学家,以及所有想要研究治疗暴食焦虑方法的人们。无论你是否受过相关的教育都可以参考这本书。为什么饮食行为紊乱会如此频繁? 怎样的重压使得外界的阳光难以照亮他们黑暗的内心? 这黑暗内心的可怕内在究竟是什么？为什么暴食症患者的胃就像个无底洞一样吞噬着他们所有的情感？

书中涉及的病历都是非常具有代表性的，并且这些患者正在痊愈的过程中。柯莱特在书中重现了相关的治疗阶段以及对于病症准确耐心的聆听。她向我们展示了怎样用具有启发性的准确语言来诠释病症，同时也给了患者能够得到良好的治疗效果的可能性。通过这些陪护患者的经验，作者找到了帮助暴食症患者走出饮食焦虑困境的几个关键要素，也打开了治疗各阶段的大门。她参考了各种民间故事、宗教典籍以及神话传说，用这些故事来作为认知工具进行原始分析，该分析是建立在无意识、躯体，以及生物学研究的基础上。

读者就好像被高山上的缆绳牵引着一样，艰难地跨上一层层的台阶。识别、问诊和评估是治疗步骤中不可避免的必要过程。医生需要对患者的精神创伤和可怕的内心真相进行耐心的识别和仔细记录，这样有助于正在治疗阶段的"登山者"更好地选择是否要为了摆脱抑郁而选择暴饮暴食这种易反复的解决方案。如果没有一扇可以进入的窗户，那么即使是细胞膜的内外也都只是独立存在的个体。暴食症患者也是这样，他的外在世界和抑郁的内心是不相连通的。在喉室的解剖图描述中，我们可以看到嘴唇和下颌的外室，喉咙的内腔以及外室和内腔两者之间的部分，这可以有力地解释各个部位独立功能的消失，不断暴饮暴食使得食物的美味都随之消失了。他人的暴食和母亲的暴食都是最早引起暴食症患者暴食欲望的起源。对于暴食症患者来说，暴饮暴食就是两张嘴之间的战争，一张嘴负责说和表达，而另一张嘴则用来默默地吞咽食物。

为了让我们能够理解她的治疗步骤,柯莱特援引了阿里阿德涅之线的例子。女性之线的引导是为了能够深入到黑暗的迷宫中,面对强壮的牛首男性,米诺斯[1](Minos)。但是这个漫长的过程不断地受到汹涌的感情的阻碍,例如在临近期盼的约会时,感情就会翻涌而来,感情的加剧使得暴食症也随之发作,使得患者只能推迟已经近在眼前的约会。

这种症状学和机械唯物主义的研究在我们看来是当代精神分析进程的有力特征。当代的精神分析不再以自我为中心或者只是静态的精神分析,而是要求以治疗为目的。因此柯莱特在书中描述了这些承受着厌食和暴食痛苦的患者所体会到的本能感知。

本书是真实可靠的研究结果,但是我们的学术和科研机构经常会评价得很低。这本书在精神分析和神经系统科学方面另辟蹊径,同时在脑功能成像的帮助下辨别出患者行为中可以直接被探索到的信号。此外,本书只涉及对于暴食症的研究,作者在书中探寻暴食症的根源,同时也力图让患者看到治愈的可能性,为他们插上逃脱暴食症迷宫的翅膀重新获得幸福。这本书是属于我们自己的研究暴食症的方式,尽管只涉及临床研究。

---

[1] 译者注:此处应该是序言作者笔误,牛头怪应为弥诺陶洛斯(Minotaure)。

序 言
难以满足的欲望

洛朗·莫拉兹(Laurent Morasz)

　　这本书是前往"暴食之地"的一次长途游历,它具备了旅游的各个特点:探索发现,并有着意想不到的奇遇。在本书中,柯莱特·孔布与我们探讨了暴食症的话题。她的探讨中充满了创新,文笔温柔而细腻,并且文中还蕴藏了她对于以精神分析倾听生物特点的思考,在她的作品《治疗厌食症》(上海社会科学院出版社,2018)中,她已经向我们阐述了这一点。但是本书探讨的内容更为深远。事实上,她对于暴食问题的概念化让我们有了其他的发现:生命力,源于冲动的生命,源于交际的生命。

　　在篇章段落之中,作者引导着我们更近距离地体会暴食症患者的经历。在字里行间,作者让我们"由内"感受到这种难以满足的欲望的强烈和激进,这种贪得无厌的欲望迫使患者像吞食下自己一样地吞食下让他痛苦的他人。作者让我们深入到研究"过度"的临床学核心。这是关于全有或者全无的临床学,是关于过度、超过充满和空虚的临床学。但是她话语的魅力以及她将暴食问题概念化的独创性很快就起了作用;我们发现这是充满敏锐智慧的临床学治疗。通过一点点的触动进行干预治疗。治疗的过程有着灵活的节奏，而这节奏也是适合患者的，并可以为患者所适应的，让我们更能接近暴食症引起的短暂的混乱。在加速、晕厥、混乱、突然中断之间，柯莱特·孔布向我们展示了真正的精神分析治疗研究，既是对于治疗的研究，也是对于冲动的研究，更是对于原因不明的研究。孔布陪伴着患者们一起追溯那段过往，她让患者们能够找回自我。她用话语陪伴着患者们在痊愈这条艰辛的道路上继续前行。与其说她在引导她们，不如说她一直在陪伴她们，一步一步地前进，必要时后退几步，在面对痊愈引起的无法避免的汹涌冲动时她变成了患者们的支点。她就这样带领着我们对这些患者进行会诊，期间交错着她们的故事，在这些并列、差异、分离和重逢中，治疗关系变得既微妙又充满了活力……

而她的言辞已经远远超出了暴食症问题的范畴。事实上，柯莱特·孔布提出了"难以满足的欲望"这一问题，她让我们敏捷地深入到人类的欲望是难以满足的这个问题的核心。同时她也和我们谈论自由。面对病症时的自由，面对他人时的自由，同时也是面对自我时的自由。因此这有可能就是本书想要给出的教训：在这个普遍的，同时也是个人的问题上，我们面对欲望时有自己的自由，而我们的欲望也有着属于它自己的自由。我们所坚持的这种欲望也是让我们坚持下去的所在。这种欲望既令人向往又使人惊恐。它是对于快乐的渴望也是对于吞食的渴望。书中还与我们探讨了对于冲动的害怕，对于我们身上生命力的恐惧。这让我们自问，我们在患者的身上是否有时候会感受到致命的气息。我们会把这和死亡的冲动联系起来，这有可能并不会被认为是对于生命本能和亲密关系的恐惧。

　　这个问题是柯莱特·孔布向我们提出来的发展的核心。她在她的治疗研究中鼓励我们漂移,而这个问题就构成了漂移的红线[1]。在诠释临床学话题的思想中我们发现了暴食欲望所蕴含的生命力。本书另一个重要信息是,她提出要和暴食症的传统概念保持距离。因为在她的治疗会诊中,柯莱特·孔布向我们展示了她是怎样帮助患者释放自己。她是怎样帮助患者推动释放,让这种释放从嘴巴过渡到人际关系中。

　　这就是暴食症治疗中所有的挑战了:怎样帮助某人更少地吞食,同时帮助他对于被吞食不那么害怕? 怎样帮助我们的患者在人际关系中接受并获得快乐,而不需要求助于暴食症来寻求快感? 这个保持距离的问题在书中关于噩梦的治疗研究中也经常出现。柯莱特·孔布向我们展示了患者是怎样通过暴食症引起的噩梦中的活动来试图摆脱身心混乱的。噩梦中的活动是治疗中最主要的一种解释手段,因为在这个空间中,可以象征化,并且充满了暴饮暴食的欲望和对过度的渴望这些难以满足的力量。

　　这些研究让我们想到,暴食症不能通过暴食症引起的反移情定位的力量和激进来进行治疗。需要的是耐心、准确和陪伴……因为痊愈之路道阻且长。因此柯莱特·孔布建议我们利用话语的力量和语义的重量来寻找理论和临床资源,这对于理解暴食症问题是必不可少的。

　　这本书是一堂极好的人生课程。它向我们讲述了欲望的力量、生命的味道、节奏的快乐、快乐的节奏,同时还有或多或少的秘

---

　　[1] 译者注:在汽车漂移时,要随时注意转速表,转速表指针要尽量保持在红线区域以内。

密的贪婪,它们存在于我们的身上,同时也让我们得以继续生存。柯莱特·孔布通过她的风格旋律,深入的思考,对于理论与临床联系起来的要求,以及她做出的大胆假设,写就了这本书,这无疑标志着她的思考和写作全面发展的重要一步,同时也是我们思考将精神分析和当代临床医学联系起来的重要一步。

献给安德烈·格林

致谢词

首先,我要感谢我的编辑让·昂里埃(Jean Henriet)。如果没有他的帮助,这本书也无法成形。他总是会在我们的交谈中给予我很多的信心,让我有勇气敢于冒险,自由地写作。

安德烈·格林(André Green)的作品中涉及的内容很丰富,他对于其他领域临床研究的经验和观点总是让读者生起难以满足的好奇心,也燃起了我对于当代精神分析的希望之火。十五年前他向我发出了挑战:"我在暴食症的迷宫里等着你。"今天,我用这本书向他作出回应。因此我将此书题献给他。

此外,我还要感谢雷蒙·卡那(Raymond Cahn)、亨利·马尔蒂尼(Henri Maldiney)、让-克劳德·罗兰(Jean-Claude Rolland)以及纳塔莉·扎尔兹曼(Nathalie Zaltzman),他们的研究作品和倾听对我产生了潜移默化的影响,这为我的思考和研究打下了基础。

我想要告诉我的患者们,她们用她们的真实,她们对于真实的要求,以及她们的信心指引着我找到最贴切的观点,她们也是本书的主要对话人。如果没有她们对于痊愈的坚持不懈,那么我也无法同她们一起研究暴食症痊愈的障碍是什么，我也无法知道有什么能够让她们拥有坚持下去的勇气。

我不知道怎样用语言来表达和米歇尔·布雅（Michel Pugeat）教授以及雅克·图尼埃（Jacques Tourniaire）教授一起共事的愉悦，他们希望在他们进行内分泌治疗的时候，我可以担负起医生和精神分析师的职责。从1979年开始，他们就与我分享他们的研究抱负。长期的传统争论以及他们对合作者研究想法的好奇心，让他们的科室变成了一个孕育丰富临床思想和研究者的地方。我要向他们表示我的感谢。

同时我还要感谢那些日复一日陪伴在我身边的朋友们，有了你们的陪伴我才可以坚持不懈地直面暴食症难题。我想到了我的密友们，对于论文的每一个章节，我们都会进行激烈的讨论，有赞同也有质疑。他们是克里斯蒂亚纳·巴尔塞（Christiane Barcet）、丹尼尔·巴斯蒂德（Danièle Bastide）、米歇尔·布丹（Michel Boutin）、诺艾米·梅盖尔底显（Noémie Méguerditchian）、让-玛丽·梅隆（Jean-Marie Mellon）、玛丽-特瑞莎·蒙塔尼埃（Marie-Thérèse Montagnier）。他们了解我的担忧，或者甚至可以这么说，多亏了他们，我的烦扰才找到了倾诉的对象。我觉得他们非常了解我，他们鼓励我不要逃避问题，因为逃避只会让这些问题在我身上埋下隐患，于是我不得不勇往直前。

我还要感谢维尔吉尼·卡托尼（Virginie Catoni）不知疲倦的帮助，她慷慨地修改了我的论文，这些修改对我来说非常重要。从那些有见地的评注中，我感受到了她向我传递的能量。

最后我还要感谢我的家人，帕特里克（Patric）、克莱尔（Claire）、奥利维埃（Olivier）、雅克林娜（Jacquiline）和弗朗索瓦兹（Françoise）。

如果没有他们的耐心和尊重，我没办法花费那么多的时间在写作上；当我失意的时候，如果没有他们的鼓励，我也无法将这个计划坚持下去。我试图去理解暴食症患者的体验，我每一天都想着找到能够帮助他们痊愈的方法，在我完成《理解与治疗厌食症》(*Soigner l'anorexie*)以及紧随其后的《理解与治疗暴食症》(*Comprendre et soigner la boulimie*)的这五年中，我的生活受到了深远的影响。我要对他们再次表达我最诚挚的谢意。

导　言

　　我们终于开始了"厌食症和暴食症的治疗和痊愈效果"系列作品的计划。曾经在我作为医学内分泌科专业学生的最后实习阶段，我出于好奇和一位饱受厌食症折磨长达十五年的患者长谈过很多次，她和我一样都热爱文学。我们谈天说地，从厌食症聊到文学，从她聊到我。她让我了解到很多长期性厌食症和暴食症所引起变化的细微差别，包括身体上的和心理上的差别。非常幸运地，我们这些谈话坚定了她想要走出厌食症困境的决心，因为在住院期间，她决定改变自己的职业方向；在我们的谈话中，她意识到她一直以来的厌食症困扰很大程度上是因为她内心的欲望难以通过她的工作得到满足而造成的。米歇尔·布雅是这个领域的领军人，同时也是临床治疗的先驱，他建议我去请教雅克·图尔尼埃教授。论文的计划是关于减肥治疗的躯体意象和体验，这种减肥治疗是在体重超重的情况下，并且之前已经重复了多次减肥治疗，却因为抑郁的精神状态而中断了治疗。随后我便成了雅克教授临床医生团队中的一名研究员。三十年后的今天我仍然是内分泌科的主治医生。在经过了初步的研究以后，我在这十五年间一直为那些饱受抑郁病史折磨而体重超标的患者进行会诊。

雅克·图尔尼埃看出了我对于医学心理学的爱好,他支持我通过长时间的隔离手段来慢慢地改变厌食症患者这种治疗方式。随后我们逐渐发现了阻碍治疗效果的新障碍,尤其是"之后性"(après coup)[1]:当我们以前的患者在住院以后回来复诊时,通过和他们的交谈,我们发现,这些患者因处于"之后性"状态而影响了治疗效果。多亏了那些已经痊愈或者仍然没有痊愈的患者所给出的反馈,我们能够提高医院后续跟踪治疗的品质并改善其中存在的缺陷。我们已经在努力改善对患者的治疗建议:从强迫患者接受我们的建议,逐渐过渡到医患双方互相负责,互相陪伴,医生慢慢地利用更多的时间,帮助患者在住院治疗后更好地恢复正常的日常生活(因为患者在住院期间的个人定位以及生活方式都已经发生改变),而首先我们要做的就是花时间通过日常饮食的治疗让患者恢复正常的饮食习惯。(可以说这是一门为了让患者以后能够正常进食的饮食艺术教育。)

我们都知道要完全摆脱减肥和厌食症,并且完全慢慢稳定下来需要五年的时间。因此我们必须花费更多的精力来支持厌食症和暴食症患者,一般来说需要五年的时间来进行治疗和住院。因此我们不惜一切代价避免患者在住院结束时突然面对分离而引起医源性障碍(这种分离指的是患者不再和我们进行对话,我们会鼓励患者和他人对话帮助他们康复)。我们观察到在患者恢复了正

---

[1] 译者注:法国思想家及心理分析家尚·拉颇浪胥(Jean Laplanche)对弗洛伊德有深入之研究,因而提出床上产生的"时间结构性"与性欲有连带性之说法。根据拉颇浪胥的研究,心理创伤是患者历经外在事件(袭击),经过一段时间之后,将其内在化的结果。成为心理现象/病症之要件是需先有原始记忆的植入及后来之唤醒,这种"之后性"是对创伤事件延宕的影响。

常的进食习惯时复发的情况也少了很多。

　　我们还发现，只要按需坚持后续治疗，其恢复效果会比先验地决定复诊次数要来得更为显著。只有患者坚持进行后续治疗，我们才可以仔细地研究患者在口欲紊乱时期所遇到的主要困难，这样才可以让患者除了住院治疗这种治疗方式以外也能够忍受并接受对于日常治疗的依赖。我们习惯约定会诊时间，这是非常灵活的，但是同时也是很精确的。从这次会诊到下次会诊，有时间隔是接近的，有时间隔比较久的，患者的会诊时间需要根据他的生活情况来进行调整，这取决于他当时的生活是一往直前或是困难重重。

　　除了临床研究工作以及研究如何长期提高治疗效果以外，雅克也鼓励我成为精神病科的住院实习医生以完善我的学业，并可以借此认识该学科的在职医生们。我十分感谢他给了我这样的建议，因为如果不是他一直坚持，我很有可能会选择放弃成为精神病科的住院实习医生。在住院实习期间，我学习了精神分析相关的内容，加拿大研究产生的集体心理治疗引起了我很大的兴趣，集体心理治疗在法国里昂地区取得了令人鼓舞的成功经验：心理健康和团体治疗协会的成立帮助患者们脱离了简单的住院治疗方式，鼓励他们成为集体心理治疗中的一员；这些由让·吉约达（Jean Guyotat）、雅克·郝申曼（Jacques Hochmann）、马尔塞勒·萨索拉斯（Marcel Sassolas）[1]所发起的研究，以及和他们合作的所有团队所发起的这些研究对于我来说是同中有异的治疗范例，他们的

----

　　[1]　译者注：Jean Guyotat 为精神病学的教授，创立了里昂大学医学院的精神病学科。Jacques Hochmann 为法国著名的儿科精神病学家和精神分析家。Marcel Sassolas 为法国的知名精神病学家，同时也是心理健康和团体治疗协会的主席。

研究是相互补充的。从他们的经验中我学会了如何协调治疗和研究之间的关系，以调节治疗建议并创建充满希望的新治疗体系，使团体心理治疗逐渐成为可能。与此同时，我也不断地探究如何在对厌食症和暴食症的自由治疗过程中建立起将内分泌学家、营养学家、精神病学家及心理分析学家联系起来的治疗网。在构建这个治疗网的过程中我认识了丹尼尔·巴斯蒂德·普拉尼阿尔（Danièle Bastide Plagnard）[1]，她是我这两部作品的第一个读者，她总能够从精神分析的角度不吝给出她的建议，讲述她所遇到过的病历并且一直鼓励着我。

内分泌学研究的主要内容是了解激素相互作用的复杂体系，以及当其中一种激素发生了变化会引起激素紊乱的原因。研究的这一特征引起了我们对于暴食症治疗中医源性后果的注意。我们已经很好地认识到靠注射胰岛素维持糖类平衡的糖尿病患者身上发生的激素紊乱问题；那么在减肥治疗和突变成暴食症形式的厌食症的治疗过程中，医生所采取的身体治疗中是否会有相似的激素紊乱现象呢？我们在心理咨询中遇到了以下这些类型的患者：

- 初患厌食症的女性患者或者从两三个月前开始轻微暴食症的女性患者（并近期伴有停经现象）；
- 一些处于极度消瘦状态的女性患者，已经消瘦到让我们担心是否有必要将其转移到重症监护的程度；
- 一些为了恢复月经而仍然前来求医的女性患者，或者为了在结束饮食行为紊乱后通过诱导排卵而怀孕的女性患者；

---

[1] 译者注：Danièle Bastide Plagnard 为心理健康与团体治疗协会的精神分析学家。

- 此外还有一些在妊娠期的女性患者因为肚子中的宝宝的迟缓发育而引起的饮食行为紊乱前来求医，或者是一些产后厌食症的女性患者；

- 最后还有一些在因为体重超重而进行减肥治疗的过程中发展成厌食症的女性患者们。

随着看诊经验的不断累积，我学会了不需要患者住院的治疗方式。我意识到了病症在身体方面和心理方面都是非常复杂的，我也因此有机会可以和患者们一起寻找最符合她们情况、最适合她们基本性格的治疗方法。我学会了在面对患者严重的身体状况时不再焦虑，我学会了自信准确地对患者身体状况进行生理评估。这个科室已经习惯了隔离式的跟踪治疗，并且这种治疗方式也已经经历了好几代厌食症治疗专家的实践，是从雅克·德洛尔（Jacques Delore）开始形成的具有人道主义传统的科室。

在关于厌食症和暴食症研究的书籍中，内分泌学科方面从很早以前开始就引用了很多关于皮质醇处于高水平这一现象的文献（Jacques Tourniaire et Michel Pugeat）。自从我加入到他们的团队中以后，便不断地投身于相互矛盾的激烈争论中。医学和研究领域都十分热衷于争论，从生物学到精神分析学，从病症到痊愈，来回进行着不断的争论。一方面我从属于精神病学科和精神分析学科，另一方面我也从属于医学内分泌学科，这样的双重身份让我能够清楚地了解内分泌学和精神分析学这两个领域中相关知识研究的最新进展和互相交流。这种双重的身份也让我在实习和研究的过程中实现了倾听医学和精神分析这两个领域的交叉区域，而这两个领域是互相补充的。更深入地来说，我在这些领域之间转换的基础是通过将自己和这些领域的不同导师同化实现的，就好像我在感谢词中提到的那样。

就是这种双重身份的历练让我的这两本 2009 年再版的书更具有教育意义。本书表现了我们对于暴食症的一些见解，包括了它的痊愈过程、病情进展以及治疗方案改变后的现状。我希望在重新再版的这本书中能与读者们有新的交流，并且这种新的交流能够使本书的教育意义继续传播发展下去。我总是将我的领悟能力运用到我的医学学习当中去，我总是喜欢以弗洛伊德精神分析学和当代的精神分析文献为依托，坚持不懈地琢磨研究临床思维。弗洛伊德是一个敢于质疑的人。只要他发现了一个能够供他质疑的新因素，无论是他自己提出的理论或者是他在病症观察过程中所作出的判断，他总是能够毫不犹豫地否定这一切。正是弗洛伊德这样的精神激发着我，当我在识别过程中遇到找不到合理解释的现象时，我会更深入地探索发掘并不断地怀疑自己。在面对暴食症患者不断出现令人费解的病症时，为了肯定自己的付出和努力，我总是对自己说，如果我现在不能理解，我晚一点总会理解的。我经常会想到安德烈·格林（André Green）的研讨会，他总会谈论到临床医学，他在精神分析医生工作中一直表现出坚韧不拔，充满耐心和活力这些品质，尤其是当他不能够理解发生在患者身上病症的内在心理因素时。等待非常重要且必不可少，我们必须要给患者留出时间来让他平复内心正在翻腾的情感。

我之所以选择赋予这本书以教育意义，是为了记录下思考的整个过程。这些思考是我和我的同事们这三十年来作为住院医生所累积下来的经验，我们希望可以在营养学、内分泌学以及精神分析治疗的辅助下，慢慢地和内科医学结合起来。随着经验的不断累积，书中的教学方式也会变得更为系统化、更为精炼。在和精神分析方向的住院医生及研究者们的交往过程中,我发现要善于综合利用内分泌学和精神分析学,这对于医生来说是一笔宝贵的财富。而精神分析学是利用对于心理过程的观察来进行分析的。书中所涉及的心理过程之所以会受到扰乱往往都是因为身体本身出现了紊乱。这两种来自生理和心理的紊乱,我们并不清楚究竟谁是起因谁是结果,有可能是生理干扰了心理,然后心理也随之扰乱了生理,反之亦然。

当我们在建立一次精神分析的倾听时,我们能够使用语言的迁移来帮助"自我"(le moi)尽可能地控制住情感以及冲动的举动,这样可以帮助主体重新变回"我"(je),成为自己领域的主人,并且使主体通过暴食成瘾帮助自己摆脱虚弱。

在我学习医学和精神分析学之前,我就已经学习了哲学,哲学的学习帮助我更容易地将生物学和心理学联系起来;哲学的学习也在某种程度上解释了我写作的结构和我的思考,我想要通过这本书向大家传达并教授我作为"中间人"(介于医学和精神分析学之间,生理和心理之间的中间人)所隐约窥探到的一些皮毛。这些环环相扣的紧密联系帮助我们假设对于这些紊乱最有效的治疗方案。我最初的老师是哲学方面的。他们从属于美学和现象学领域,他们研究从胡塞尔[1]到梅洛・庞蒂[2],再到列维纳斯[3]派

---

[1]　译者注:胡塞尔(E. Edmund Husserl, 1859—1938),德国哲学家、20世纪现象学学派创始人。

[2]　译者注:莫里斯・梅洛-庞蒂(Maurice Merleau-Ponty, 1908—1961),法国哲学家。

[3]　译者注:伊曼努尔・列维纳斯(Emmanuel Levinas, 1906—1995),法国当代著名犹太哲学家。

系中对于感知、创造性以及语言表达能力研究的改变。

现在我们来介绍一下本文的整体结构。首先我们将论述暴饮暴食的欲望。亲身经历过暴食症的人都会意识到暴食的欲望往往使他们联想到两个画面：一个是不断地吞咽，另一个则是掉入深渊。为什么会是这样的两个画面呢？让我们一起来探索它们之间的联系。

然后我们会探究暴饮暴食的欲望是怎样让饮食行为紊乱变得越来越让人担心，并且发展成为一种病情的发作，有时候甚至还会伴随着呕吐或者体重超重。是什么样的身心变化促使内心的欲望转变成了实际行动？这都是我们要探讨的问题。

此外，我们还将致力于研究暴食冲动的发作变得越来越强烈、越来越频繁的原因。为什么患者的暴食情况会逐渐脱离了规律的线性时间，演变成了不受时间控制的频繁发生？这是怎样发生的？这种逐渐不受身心控制的行为想要发挥什么样的作用？是否是为了自主维持这样的一种紊乱？

最后我们还能通过就近观察患者研究为什么暴食症演变成了一种抵抗的方式？患者想要抵抗的是什么？患者是否仍旧对此缄口不言？这种缄默对暴食行为及其自我休眠的潜在作用是什么？为了研究这些问题，我们需要先进入患者隐秘的内心找出他想要抵抗的东西。

为了保护隐私并创造出隐秘的内心世界，如果患者长期以来将暴食行为默认为一种精神解决方法，患者的生存环境是否影响了其隐秘的内心，从而成为暴食的深层次原因？暴食是否是患者为了抵御外界侵入他的内心世界，或者是为了抵抗周围人侵犯他的主观性？

那我们要怎样进行我们的研究呢？暴食症似乎和人们的情感和经历有着莫大的关联。

因此我们会将研究方式转变成利用神话、民间故事以及宗教经典实现两个象征的研究之间的交流：其一是对于这些故事的象征的深入研究，以及对于暴食问题在临床中会遇到的真实情况的象征性的研究。

当患者向他人透露暴食欲望时，听众往往会非常震惊。因为我们会发现患者都有很严重的抑郁倾向。当患者已经下定决心想要排除万难治好暴食症时，我们应该深入地研究在他们下定决心的时刻，是什么让他们下了这样的决心。为了让患者坚定自己想要痊愈的决心，必须要让他们先了解自己执着于用暴食症作为解脱的原因是什么？为什么要通过暴食他们才能够在生活中维持生命？特别要提到的是，我们所要做的研究还包括在患者逐渐转变成暴食症发作的过程中的无意识。当暴食行为不再很严重时，患者的欲望或者体验会引起一些梦境，而对于这些梦境的研究是有必要的。我们会发现心理治疗的重要性，心理治疗的开始往往需要医生通过使用准确的话语来描述和形容患者的噩梦所要传达的内容，在这些噩梦中掺杂着患者最真实的恐惧。

就这样我们慢慢地还原暴食症之谜，我们的治疗经验让暴食症揭开了它的神秘面纱：例如找出动摇患者治疗决心的障碍，标记出在治疗过程中的一些特定阶段，此外在病情已经稍有起色的时候要制止患者反抗情绪的蔓延。

在结束临床治疗后，仍然还存在着很多的未解之谜。事实上，我们已经把约束型厌食症的治疗研究和评价同治疗过程的复杂性进行了对比。在评价治疗和痊愈的论文中，隆兹博士（Ronze）观察到最近二十多年间在雅克·图尔尼埃和米歇尔·布雅教授那里接受内分泌和营养方面住院治疗的大部分女性患者即使恢复了正常的饮食习惯,也仍然在很长一段时间内并不能十分明确地确定饱足感。那么到底是什么原因让患者长期无法确定自己是否已经饱了? 吃东西到什么时候才是足够? 对于一餐饭来说怎样多的食物算是足够了? 对于今天来说是否足够了? 这种模糊的感知让我们想到了被截肢的患者,他们总是觉得被截取的部位还一直存在,到底为什么这种感知一直持续存在呢? 我们可以解决患者的饮食行为紊乱,但是这种紊乱是否会留下后遗症,让患者在一段时间内处于饱足感感知模糊的状态? 最近体验到的饱足感是否还不够明显且持续时间还不够长? 目前我们还不知道怎么解决这些问题。神经内分泌学关于大脑饱足感标志物的最新研究并没能给这些在临床观察中遇到的问题作出解释。但是,临床观察也鼓励医患在治愈饮食行为紊乱后仍应该继续治疗一段时间,以确保患者可以持久稳定地辨认饱足感和饥饿感。因为心理治疗和营养治疗可以使轻度的饮食行为紊乱变得有规律,同时通过连续性的调整有效地帮助患者可以感觉到正常的饱足感并可以持续下去。在我看来,在治愈饮食行为紊乱后,患者仍有必要继续治疗十八个月。只有在痊愈了五年后,患者才不太可能会受到影响而致使病情复发。

然而就和其他一切领域一样,求助于定量标准并不只是测定饱足感感知的特权。利用定量标准可以掩饰定量能力的缺乏,因此根据精确的标准,饮食行为紊乱可以得到矫正。营养教育就实现了这一点。但是求助于定量标准还可以避免对于吃的和消化的东西定性的混乱。因此我们应该教会厌食和暴食症患者定量和定性的技巧和方法。在其他情况中也是如此,对于数量的需求是为了掩饰食物或情感粮食变质的事实。我们会自问是否治疗还不够，还没有给予患者足够的精神食粮使得他们能够摆脱对于获得的或者要获得的情感的定量标准的执着。患者怎样才能学会判断：他自身的消化能力是否有必要继续精神治疗，或者他是否要放弃他必须要开诚布公地全面研究的问题？

所有的这些问题让我们想起了在治疗有超重史的减肥患者时所遇到的问题。我们知道在减肥成功后仍需要继续治疗五年，包括有效的心理治疗和营养治疗，以确保患者以后的稳定性，避免反弹，而这种长期稳定性从 30％ 提高到了 80％。我观察到大部分自愿节食，或借助胃束带或者胃水球来进行减肥治疗的患者，以及在十八个月瘦掉 30 斤的这类患者，他们会从厌食行为中获得快感并且感受不到厌食所带来的痛苦。并且在停止治疗后患者失去了心理平衡，必须要经历改变所带来的抑郁，这是为了断绝医源性的上瘾，这种医源性的上瘾源自长期禁食带来的快感而不用求助于暴食的复发，也就是对糖类的大量需求。这种对于糖类的渴求来自压力，事实上这只会加重病情，以致加快变成暴食症。

在接受减肥治疗时会遇到抑郁性反应，正在接受治疗的厌食症患者有转变成暴食症的风险。这些是在研究如何断绝厌食行为的过程中会遇到的问题，无论是减肥引起的厌食行为，或者神经性厌食症或神经性暴食型厌食症引起的厌食行为。首先我们要关注的是自我约束型厌食症这个难题，我们致力于研究这种约束行为是怎样变成一种不能自控的疾病的。作为深陷厌食迷宫而不自知的患者，往往仍想着像治疗厌食症一样在治疗减肥的过程中通过自我约束来控制自己的饥饿，我们发现其实还存在其他的调节方式，依靠人类生存意识做出的调节，同时人体还可以通过非本能非生理性反应来做出调节。其他还有非生理性的激素调节,例如皮质醇的分泌可以快速地打破人体激素的平衡而构造一种激素间相互作用的新体系,同时也能打破心理平衡,使感知和情绪的关系发生变化。

回到本书,我们的研究工作主要致力于厌食症疾病和体重超重的治疗效果,这让我们对于暴食症的出现以及暴食症对于人类身心生活的影响有了整体的思考。这两部作品在 2009 年能够再版正是一个很好的机遇。新的版本提供了讨论交流的新机会。前一版的问世已经推动了对于暴食症患者的临床诊断和研究。现在我们所面临的问题是面对暴食症时的反对治疗态度,尤其是面对反复发作厌食症而引起的暴食症,或者减肥治疗引起的暴食症。

在治疗暴食症的过程中,医护人员之间是什么在发挥作用?有一种对于巨大的悲痛的认同,但是这却难以用语言表达出来。从沉默到研究,我们开始耐心地坚持倾听与暴食抗争的患者的诉说,并相信暴食症只是一种难以理解的反常的饮食习惯而已。在我们进行干预治疗和用语言表达的方式中,说出能够让患者兴奋并动员起来的话语,或者根据实际情况,让患者太过紧绷的神经平静下来以成功地找到语言来进行表述。我们所采取的方式中永远不会对交谈中患者所表达的内容作出否定的解释。即使她很快打乱了日复一日所维持的饮食平衡,回到了她竭力摆脱的暴食状态,从理论上说就是回到了用暴食表达的时候,她希望人们能够通过这"震耳欲聋"的暴食听到她的心声。她无法用语言表达她完全知道却刻意忽视的痛苦。她只能通过暴食症的复发来表达她内心难以言喻的呐喊。

相信语言的力量是否能让我们理解这种反复发作的疯狂行为

背后隐藏的呐喊？这样的呐喊经常纠缠着患者，有时从出生的那一刻开始就已经存在。我们的语言是非常珍贵的，因为它能帮助患者在暴食症强势复发的时候不会绝望地崩溃。尽管暴食症是希望和自尊的毁灭者，但是暴食症也是寻求平静可使用的唯一的武器，是唯一要经历的战争。我们应该坚定信念，用语言把碾碎肉体、令人厌恶得难以形容的痛苦表达出来。暴食症在它还在孕育中的时候就已经把握了卷土重来的王牌。

既然我能够听到这种无声的痛苦，是什么原因使得我想不到和反常之间的关系呢？我明白患者往嘴里塞满食物是因为这张嘴不能够诉说她的伤痛。从这方面看来，我觉得这和热那维耶夫·哈格（Geneviève Haag）治疗后天自闭症青少年时的工作很相似。她可以听到被折磨的身体所给出的奇特回答，尤其是嘴和手所传达的信息。在暴食行为中，痛苦折磨着嘴，使得它成为一个无效的不断开合的机械，让它没有时间记得在吞下食物之前需要咀嚼。哈格向我们展示了患有后天自闭症的青少年在治疗期间，当心理医生已经无法理解他们之间的交流时，他的耳朵将无法忍受医生走神的表述给他带来的可怕噪声。因为他们已经获得了信心，当面对心理医生对于帮助他们无能为力时，他们会忍受极大的痛苦。因此，对于我们来说也是一样的，我们应该要花时间去接受无法理解患者的时刻，在面对暴食症患者时我们不能直言不讳以免给患者强烈的痛苦雪上加霜，因为他们所忍受的痛苦无法为人知晓对他们来说已经是一种莫大的折磨了。

暴食从结构上来说也是一种超过了自体性欲的行为。奇怪的是暴食症患者反常地通过暴食习惯寻找生命力。这种暴食行为能让他们意识到自己是活生生存在着的。但是我们要怎样才敢走近这个陌生而又令人不安的领域？面对暴食症患者,重要的不是理解她们一连串联想的内容,而应该关心如何在她们的内心世界构建供她们停歇的小屋。要搞清楚是怎样的困难使得这些患者内心不安,以致她们的内心无法获得平静,尤其是在夜晚或是深夜这种时刻,似乎唯有求助于暴饮暴食才能建造出她们内心的避风港。患者刚刚在这个会诊的地方,在我们混杂的声音中得到停留休息,而解释患者思想中的内容就好像是追踪一样,追踪患者在这个诊室以外地方的痕迹。要注意的是我们对于这些内容的解释往往太快以至于我们很快就会忘记。

"深夜时分被寂寞所环绕。我在这里很平静。我摆脱了翻船的画面。我那么快就被击溃了,嘴里面又在吐出食物,内心深处在瓦解,时间在流逝。感谢你的声音和支持,星期六的深夜曾经是消沉的,现在我可以找回自我,对于内心翻涌的感情保持冷静,平静地找到方法,感受为了自我防御做出的行动。我对自己的饮食行为紊乱一直缄口不言,因为这种饮食疾病在我的印象中是令人厌恶的、肮脏的,是把自己变成垃圾桶或者棺材。我非常了解填满自己或者吐干净之间的分歧,进食和痉挛之间的差别。我可以清楚地回忆起这些画面,这些画面也经常在我的脑海中出入。现在,我已经有三个礼拜没有呕吐了,欲望又在蠢蠢欲动。这些欲望撼动着我内心深处所有的恶魔,我深陷其中,即使我并不理解我是怎样又回到了这种被水淹没的感觉,甚至我还没来得及睁开眼看看我曾经所经历的。这一切发生得如此之快,就好像我也像被吐出的食物一样被喷射排出了体外。我试图用暴食来唤醒我作为人类的生命力。"

这样无数次时间间隔或长或短的治疗为患者构建了一个可以休息、可以放下他需要遵守的东西的内心世界。这是我们所要完成的使命(oeuvre)，也是我们要在作品(ouvrage)中不断要重复的使命。

oeuvre 和 ouvrage 两个词的词根是印欧语系的 op(生产活动)和 werg(行动)，由此演变出"labor"(劳动)和"work"(工作)。法语中的 oeuvre 和 ouvrage 从 opera 派生而来，opera 的复数是 opus，表示"工程、作品、作者、音乐或者艺术作品"。但是我们也要想到从同一词根而来的其他意思的近义词，这些近义词也成了 oeuvre 和 ouvrage 两个词义网的基础：

- ops，abondance(丰富)，ressource(资源)，aide(帮助)，assistance(援助)；

- cops，reproduction(复制)，copie(副本)；

- opus，petit ouvrage(小作品)，tâche(任务)，travail(工作)，atelier(作坊)，fabrique(工厂，制造)，ouvrier(工人)，opération(操作)，manœuvre(操纵)；

- werg，给 ergon 工作(travail)的意义，energia 能量(énergie)，organon 工作工具(instrument de travail)，organum 工具(organe)，管风琴(orgue)。

所有的这些意义都帮助这本书成为治疗暴食症的一个工具(instrument de travail)、一种资源(ressource)、一种帮助(aide)，为了能够努力(avec énergie)地着手书写这部作品(ouvrage)直到治疗阶段的结束(point d'orgue)，直到仿佛每次可以为每个患者手工打造一个新的治疗作坊(atelier)，这个作坊赋予了这部作品以真心，使得暴食症能够得到痊愈。我们每一次创造的是一项使命(oeuvre)，而不是相同的、要实施的协议，这不是一个工业化的产品，而是一门手工艺术。事实上这也正是其魅力和困难所在。

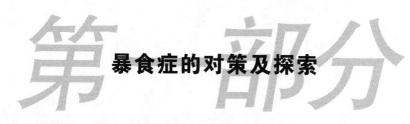

暴食症的对策及探索

第一章　　暴食的欲望。吞食，坠落　　　　　　　　　　019

第二章　　加速的时间。暴食症加速的身心医学　　　　050

第三章　　神秘的内心　　　　　　　　　　　　　　　　120

第一章
暴食的欲望。吞食,坠落

从吞食……到坠落的欲望

吞食的欲望是指吃下其他的生命体,让其他的生命坠落到内心深处,体内化[1](s'incorporer)至内心最深处。

我们经常在以下的一些情境中发现自己希望他人进入自己内心的这种欲望:相逢的喜悦,相爱的激情,失去的痛苦,离别的不幸。这些情况来得太过频繁,如此强烈,带着狂喜和颤抖,让人不寒而栗又或者充满恐惧。要怎样让我们重新感受到这种想要咬住他人的强烈的力量?就好像我们曾经如此渴望母亲的乳汁流淌进我们身体里时所感受到的那种力量。我们是否总是希望用他人的身体来哺育我们自己?

在我们的梦境中答案似乎是"是的"。在梦境中,我们会实现现实生活中无法满足的欲望。白天没有实现的欲望在深夜出现在

---

[1] 译者注:s'incorporer 名词形式为 incorporation,由弗洛伊德在探讨口欲期时引入,指主体幻想将客体渗透并保存于体内的过程,是内摄与认同的基础。

我们的梦境中,让我们在"幻觉"中实现它。

让我们来听听吉赛尔从假期回来后所讲述的梦境。吉赛尔正在进行精神分析治疗。她并没有将暴饮暴食行为化,也就是说她并没有患上暴食症。但是,在她的假期中,当精神分析医生不在她身边的时候,她是怎样试图满足医生的陪伴这个欲望的呢?

吉赛尔梦到她想要看清自己的身体里面的情况。因此她做梦的时候把她在治疗过程中所经历的内容带入梦境:将自己的身体尽可能地下沉。但是在心理治疗的时候她并不是一个人完成这些的,当她在发掘自己内心深处她所不了解的地方时,精神分析医生会用话语指引她,让她觉得自己是可以被那些地方所接纳的。医生的这些话语我们称为"解释"(interprétation)。然而,这是精神分析医生在场时才有的,在假期中并不存在这种解释。以下就是她所梦到的内容。

> 吉赛尔:有一个很巨大的管道。一口深不见底的井,我就在井边。我感觉有人希望我进去。但是我很犹豫。我不想去,因为在井底没有人能接着我。但是当我想到管道里面的路时,我就想到了一个画面:消化道的画面。在那里面我能发现什么呢? 我害怕自己会掉下去,掉到我不知道是哪里的地方,我害怕掉下去你却不能把我接住。

总之,吉赛尔想要从她自己的内心深处去证实精神分析医生一直在那里。但是她要怎样利用她的记忆让这形象化呢? 她选择了身体最初的感觉,当最初有他人在她身旁时的感觉,当身体下沉时的最初感觉,当她还是个新生儿一边看着母亲一边吮吸着乳汁时的最初的感觉,在母亲喂养的过程中她总是被抱着,身体能感觉到母亲怀抱的支持。这些经历中有怀抱的感觉,有乳汁流淌进身体里的感觉。就好像在内心深处有一双怀抱，在内心深处有乳汁在淌下，流向那双怀抱。

我们想要确定在我们的内心深处珍藏着的我们珍爱的人。

所有这些他人陪伴的经历所引发的联想构成了我们的骨血。最终，当希望得到陪伴的愿望折磨着我们时，我们就开始做梦，我们在自己身上重新创造一个他人。为此我们攫取曾经获得的母亲陪伴时的最初感觉，借此轻易地重新塑造出她的陪伴，即使她的陪伴已经如此久远以至于我们并没有实际的记忆，只剩下感觉而已。

因此，当内心深处珍爱的"他人"缺失的时候，这种最初的母子关系的痕迹以及这些痕迹年复一年激发出来的关联想象都将转移成另一种关系，离亲密已经相去甚远。

母子关系转变为另一种关系，
离亲密已经相去甚远……

做梦的时候人是处于无意识状态的：做梦的时光不会黯然失色，也不会最终变模糊、被忘却。一直以来，白天的每一次经历就好像夜晚时分已经经历过一样。因此和母亲的关系会转移成恋爱关系：因为恋爱时在另一个人的怀中就像是深入到自己的内心深处，就好像我们出生时被喂养的时刻一样。

但是为什么某人的生活中会突然发生暴饮暴食呢？

暴食是否可能是一种具体的尝试，为了刻画出身体体验还不足以记录下来的痕迹？当我们内心深处缺少这另一个人时，暴食可能试图将食物吞咽下去以填补这个空缺。但是，只有当暴食症复发时的短暂瞬间才能够达到暴食的目的。星星之火是难以持久的。

虚荣心和坠落，除了最初的意义，一切都是空虚吗？

再次感受到空落落的感觉是难以忍受的。对于母子关系最初的体验是否太过不确定以至于没有任何的安全感，没有任何可靠的标记？

暴食似乎就是一种可怕的"身体是空的"的感受。它没有任何的规则规律可循，不能缓解痛苦，也没有意义。当有暴食经历的人以一种坠落的感觉谈论自己的暴食经历时，我们感到很震惊。暴食症患者们会感到在坠入深渊，会表现出一种巨大的恐慌。在她们不得不暴饮暴食时，她们的内心深处没有怀抱来迎接她们的下坠吗？就好像在无尽地下坠却没有人能接住她们。难道没有人能够救救她们吗？

害怕下坠，因为没有怀抱可以接住她

害怕下坠这一点我们在吉赛尔的梦中就发现了。但是只是害怕而已，并不是因为绝望而下坠。吉赛尔在梦中备受折磨，因为在梦中没有怀抱可以接住她。

在她的梦中，害怕下坠有可能是一种改变，为了在早期阶段就能够阻止她希望他人掉入她的内心深处这一强烈愿望。

做梦，痊愈

现在，让我们看看马尔基的病例，她正处于和伴随着呕吐行为的暴饮暴食断绝关系的阶段。当她出现噩梦时就预示着她的痊愈。我们已经注意到这里所提及的噩梦的类型：当然是下坠，但是坠下时两脚落地。

梦见下坠就意味着恢复健康。噩梦从部分意义上来说是失败的做梦，因为噩梦把我们弄醒了，而不是保证优良的睡眠质量。但是噩梦却是成功的尝试：梦见下坠，并不是在现实中坠落。

> 马尔基：我已经想不起来我做的梦了。能想起来的也只有那么一个梦而已，而且能想起来的内容不是很多。我从很高的地方落下，掉进了一个深渊或者一个洞里。但是我两脚落地，只是觉得膝盖很疼。

我们要弄明白梦里面的隐含意义，膝盖和我，我们，这些都代表了什么？膝盖的画面让我们联想到了治疗联盟：这是认同的体验，也是个体的体验。她在描述梦境时运用了个人主观意识（主体，我），同时也表现出了能够承认人际关系的重要性（我们）。这意味着她愿意和他人进行交谈，也就是说她愿意依赖他人，并且能够体会到没有他人的陪伴，而她能够屈服于这个困难。总而言之，这意味着她愿意屈膝来感受一切真实的会诊带来的治疗联盟的力量。觉得膝盖疼就是在体验依赖他人时所感受到的痛苦，以及屈服于这个事实时所感到的苦楚：我自己一个人的话根本无法倾听自己的内心，必须有他人的倾听。

我，我们……在内心世界中是一个整体吗？

在童年时，除了断奶时的体验，想要咬住他人的欲望变成了一件可怕的事，有时候甚至变成了夜惊。这让人害怕，因为这会演变成狼吞虎咽，让他人掉入深渊，而这个深渊有没有可能是嘴？我们这种把他人生吞下去的强烈欲望，说得好听一点是不合适，说得糟糕一点是同类相食。我们把这种欲望转嫁到童话故事中去，《韩赛尔与格雷特》[1]中的女巫，《小拇指》[2]中的食人魔，还有《小红帽》中的大灰狼。这种欲望变得妖魔化，因为在我们小的时候就已经被禁止同类相食。于是这吃人的欲望在折磨得我们难以忍受的时候就变成了噩梦。

而我们之所以会感觉到下坠是作为一种惩罚。我们害怕被怪兽吞食，变成鲸鱼肚子里的囚犯约拿[3]（Jonas）。因此暴食将患者变成了被它囚禁起来的囚犯。暴食被诠释成了一种不可能逃脱的惩罚，快乐变成了难以置信的荒诞的噩梦：因为渴望吞食，于是让自己受到惩罚——被暴食症复发的力量所吞噬。这不再是失乐园的时候，我们曾在伊甸园中度过了生命中最初的几个月，然后我们被驱逐出了伊甸园。

经常会有厌食和暴食症患者拒绝食用肉类和鱼类，这正是很好的解释。索菲亚和其他青春前期的孩子一样，在十岁左右的时候进入了厌食时期，那时她的母亲不能够很好地照顾她，因为她刚刚为索菲亚生了一个妹妹。

索菲亚非常嫉妒，并且萌生了把她的妹妹吞进肚子里的可怕想法，一个长着两个头的欲望，并且这种欲望不断地萌生出来就好像勒拿的九头蛇（Hydre de Lerne），这个怪物的头被砍掉以后还

---

[1]　译者注:《韩赛尔与格雷特》，格林童话，故事中的女巫要把韩塞尔和格雷特兄妹俩吃掉。

[2]　译者注:《小拇指》，法国童话。

[3]　译者注:《圣经·旧约》中，约拿（Jonas 或 Jonah）因为不愿意变成上帝指定的预言家而受到惩罚，遭遇暴风雨掉到海里被鲸鱼吞进了肚子。

会长出新的来。吞掉婴儿既是让婴儿消失同时也是让婴儿进到她的肚子里。这样她的妹妹就不会一直霸占着她的妈妈，这个首要目的就实现了。她的妹妹变成了属于她的婴儿，第二个目的就是她自己变成母亲，从而取代在父亲身边母亲的位置。在面对这个欲望带来的结果：妹妹的死亡，母亲的悲伤或者死亡，索菲亚因为发生在她身上的事情而陷入恐慌，她想更快变成母亲的愿望在不断膨胀，为了阻止暴饮暴食的欲望她只能粗暴地逼自己闭上嘴巴。她小口小口地吃东西，她不想长大。在她的画中，有一个女巫，她很善妒也是一个继母，她在欺骗威胁画中央相拥在一起的青少年，这两个青少年画得很大。嫉妒被投射在了一个危险的女人身上，被投射在了母亲的身上，总之就是能够实施报复的人的身上。在我们第一次见面的时候，索菲亚对我说："我很喜欢吃面，但是我不喜欢吃鱼。"

索菲亚觉得自己已经年纪够大了，所以她不能轻易地投入成年人的怀抱。她会保持一定的距离。她表现出对性行为的抗拒，但是很快地，那个年幼的自己又会突然重新出现。她说，相比被迫吃大一点的食物比如带鱼刺的鱼，她可能更希望小一点的食物，比如少量的面条。在童年时期失去母亲的怀抱是非常痛苦的，在她说自己不想长大的时候，她也毫不避讳地承认她对于恋爱的渴望。

对于没有怀抱接着自己的坠落的恐惧并不是来自被抛弃的经历，而是源自她害怕自己会因可能出现的内心暴力而受遗弃的惩罚。因为每当有欲望的时候，每当分别的时候，或多或少疯狂的时候，嘴巴想要吞咽的冲动就会变得活跃而持久，让我们心神不宁。口欲越强烈，一直坠落直到掉入地狱，掉入混沌中的欲望也会越强烈。

从高处落下

"坠落"的转义是从高处落下。人在生命最初的时刻会有渴望被喂养的生理需求,有他人拥抱陪伴我们,有他人的体温抚慰我们的欲望。而人生最初的欲望正是将这种生理需求和有他人陪伴的欲望结合起来。当我们不再能够实现这人生最初的欲望时,我们就会从高处落下。

恋爱的躯体会颠覆这层寓意。我们会登上第七重天[1]。提早的欲望中包括了自我喂养这一迫切的需求,这提早的欲望在以前会以幻觉的形式出现,当然是在不为人知的时候出现的,而且是被弱化被改变过的。恋爱的人可以依靠爱情和清水存活。还有另一种欲望占据着他,除了乳汁渗入嘴里以外他渴望有另一种渗透和体内化(pénétration-incorporation)。

但是在取悦他人的欲望让躯体出现了最初的感情时,我们怎能摇晃起来从而失去平衡?我们会在我们关心的暂时性的厌食症和暴食症患者身上找到相关的例子。

失去平衡。从精神分析学的角度来说就是暴饮暴食使得心理功能退化这一威胁变得越来越严重。从无所不能回到了过去的力量。

因此我们需要考虑对这些挑战进行当代的阐释。《指环王》书中一开始描述了霍比特人村庄中的一次盛宴,宴会上有着很多丰盛的菜肴,随后年轻的霍比特少年弗罗多突然接到了一个任务,他需要将魔戒扔进地狱火焰中,这枚魔戒是能够让持有者拥有一切的欲望之戒,他必须将它扔下去彻底毁灭它。

---

[1] 译者注:西方传说中有七重天堂,而第七重天堂正是至善之地。

因此，坠落也是吞噬。

我们也会说被世人遗忘其实就是被遗忘所吞噬。对于坠落的害怕源自暴食的欲望和这种欲望的诱惑力。事实上坠落感觉是因为患者将本应该不被满足的这种欲望付诸行动了。因此患者会自认为能够吞下整个大海还有其中的鱼类，这样能够让她想象体内汹涌澎湃，就好像巨大的水流一泻而下。每当对母乳的渴望不断膨胀到想把母亲的乳头吞下去的时候，我们就可以想象到这种吸进体内力量的可怕。这种对于母乳的不断渴望在成年人中表现为和他人的关系：渴望他人的温柔，渴望他人的关注，渴望他人的爱抚，渴望他人的倾听，渴望他人的活力，等等。把他人吞下意味着把他的爱抚、关注、照顾和耐心等也一并吞下。吞下母亲的乳头会让她失去母亲的怀抱。失去他人的怀抱，失去自己的怀抱。这是接纳自己的怀抱，也是得到照顾的怀抱，是充满爱的怀抱。张开怀抱意味着接受自己的女性特征。

过于想要把他人体内化，这个他人有可能会消失不见吗？

为了治疗暴食症，用"纠正错误"和安慰性的态度进行治疗的风险可能会很大。现在看来很明显医生似乎也会像患者一样坠落：医生会掉进患者的内心里，任由自己和患者一起被一种理想的关系所吞噬，而这种理想的关系背后隐藏着的是不利于治疗的亲密关系，这对于医患关系来说是巨大的恐惧。医患之间缺乏距离感的话，第三者也会随之消失。真正的接纳并不是满足他，也不是放弃他，更不是将他囚禁起来，而是给他留出一席之地。

相反地,在暴食症治疗中必须很明显地要有第三者的存在,因为治疗中往往缺少他的象征性存在。因此必须提出分阶段的治疗关系:分成好几个阶段,不同的相互补充的阶段,而不是把这种互补性变成一个完整的阶段。我们应该在治疗想要恢复健康的女性患者时给她们留有空间。

当患者一边体验着属于我们自己的心理上的女性特征,也就是我们打开心扉以及接纳的能力的时候,她也在学着使用属于他自己的心理女性特征,因为她将会体验到女性特征的性质和影响。因此,我们从这种信念中得到结论:患者的恐惧只是生活在亲密关系中的恐惧。

我们必须要注意的是目前隐藏着的吞食的力量,想要咬住他人的渴望,在我们身上演变成害怕他人的死去。

过于想要把他人体内化,这个他人有可能会消失不见。这加大了困难。吃得太多太快,这是一种反投射,也就是说用另一种投射来遏止想要永远拥有"他人"的欲望。

我们想要用别的东西塞满嘴巴,这样就再也没有其他东西能够进去。这是一种不可靠的逃避,因为这样的逃避会促使自我消失,这种逃避用来对抗已经预示了的失败是那么不堪一击。

翻转,将坠落转向自我

神话故事中的另一个人物,赫菲斯托斯(Héphaïstos)能够很好地诠释对此的恐惧。当他还是个吃奶婴儿的时候,他的母亲因为生气把他从奥林匹斯山顶的窗户扔了出去,奥林匹斯山是神的居住地。因为从高处落下,赫菲斯托斯最终变成了一个瘸腿。我们能够理解这其中的暗喻。在坠落到海底的时候，有其他的怀抱接住了他：那是海洋女神忒提斯（Thétis）的怀抱。正是有另一个女人的守护，他成为了一个铁匠和金银匠，他一次又一次地学会打造最有价值最神勇的武器，阿喀琉斯（Achille）的神器就是一个很好的例子。他同样也会锻造珍贵的珠宝，例如爱之女神阿芙洛狄忒（Aphrodite）的珠宝就是他锻造的。

在这个神话中，赫菲斯托斯的故事隐秘地向我们揭示了人的心灵是怎样转变出杀婴的可怕冲动。我们在治疗暴食症的过程中，经常会遇到类似的表现，害怕会有杀婴欲望的命运。会想要杀死一个孩子……

这个神话颠覆了暴食欲望的必然结局。想象自己在坠落，但是她没有意识到和吉赛尔的梦境一样，这是个噩梦般的结局。这就是她在没有精神分析医生的陪伴下忍受口欲频繁发作的方法。她梦到把精神分析医生吞进了肚子，这样就可以将他留在体内，梦中的强烈欲望让她觉得自己是有罪的，就好像她变成了吞下约拿的鲸鱼一样。她要惩罚自己，于是让自己害怕坠落，她想象着在内心深处没有怀抱会再接纳她。这和赫菲斯托斯故事中有另一双怀抱接住下落的他是不一样的。我们有理由认为这个神话想要向讲述者或者听众传达西鲁尔尼克[1]（Cyrunnick，1999）称为的"心理复原力"（force de résilience），这种心理复原力指的是人们在经历了不人道的遭遇时从创伤中自我恢复的能力。

这种行为化的暴食（而不是做梦时的暴食）化身为精神上的坠

---

[1]　译者注：博里斯-西鲁尔尼克（Boris Cyrulnick），法国著名动物生态学家、神经心理学家。

落感。一直跌到底部，一直跌到死亡或者一直跌落到失去自尊，这是另一种形式的"自杀"，杀死自己内心深处的那个无辜孩童。

暴食行为也歪曲了因为贪婪而被谴责的情感。"让他人坠落心底并体内化"变成了"让自己坠落心底"。

我们已经很接近治愈暴食症了：如果坠落的体验是为了改变视角，那么跌落到底部会让我们像赫菲斯托斯在海底一样得到重生。这个瘸子后来可是变成了锻造神器的铁匠之神。

除了自我，除了天性，太饱了……

暴食症患者有时候会不幸地发现她们的话题都围绕着她们悲惨的命运：她们不断地重复，她们会在最好的经历中"加糖"。

这种否定修饰着她们的话语……

当她们在讲述的时候，她们正在复发，她们说的内容比她们自身所经历的要多得多。她们用自己滔滔不绝的话语吞噬她们的对话者，但是她们会投射出属于她们自己的经历，并将对话者和她们自己混淆起来。最后，她们又开始滔滔不绝，尽管她们的话语缺乏可信性。她们沦陷在不确定中。她们的想法都是片段式的、不连贯的，她们的话语也是犹豫不决的。

我们必须要能够辨别这个过程，这样才不至于不知所措。我们必须要找到连贯她们想法的那条线索，这条线索在她们谈话的边缘，话语中的否定也一样在边缘处。我们必须在这个边缘地带听她们讲述，这样才能够听出来哪些是经过修饰的否定。于是她们自己就可以成为像赫菲斯托斯一样的铁匠，她们能向我们提供武器，帮助她们反抗让她们崩溃的暴食强迫症。

她们的话语事实上有很多相矛盾的方面。就好像酒一样，她们被灌醉但是她们自己也能制造出好酒，而且是越陈越好的酒。因此在我们看来，我们应该向他们提供慢节奏的治疗（每三个礼拜一次），这样可以使她们有时间慢慢理清治疗中所发生的改变。我们的阿里阿德涅之线是进展很缓慢。这样间隔较长的治疗能给她们留出时间让会诊效果渐渐明晰。相反地，较短的治疗节奏有可能会把她们逼得太紧。她们会急于重新经历坠落的感觉，因为这是她们唯一的救赎，或者她们会变得让我们难以亲近难以理解。她们会把我们连同我们的话语放在底座上直到精神错乱，而不是让她们自己真正地适应自己的进步。

站在边缘倾听

我们来听听马尔基的讲述，她想起了梦中的坠落和膝盖疼痛。现在我们站在边缘听一下在这次会诊中她的话语。她正在努力戒除暴食和呕吐这让她上瘾的饮食习惯。这种不确定的化身压迫着她。至少在七年的发作后她又重新燃起了希望。马尔基30岁了。然而从某种意义上来说她还处于蝶蛹的阶段，从词源上讲，蝶蛹就是石头里的金子，她正等待着破茧而出。

用否定修饰话语的过程非常积极有效。这种过程是对自身的突然转变，是将自身无法接受的内容投射在他人的身上，并转变成自己的反面。在患者和精神疗法医生的对话中我们可以清楚地听到这些过程。下面就是一个例子：

马尔基：我很惊讶我对在这里会感到高兴，因为在以前我是不想来这里的。我觉得我来这里是受外界的强迫。

让我们来看看这话语中使用的否定。马尔基把自己想来的欲望变成了不想来。我们也注意到了她的影射：是外界逼迫她来的。

医生：你似乎不能适应来自外界的束缚，但是为了满足你想痊愈的真实愿望，你还是选择了这种束缚，是吗？

马尔基：是的，我觉得我所经历的事情都是外界强迫我的。

医生：但是也有可能是你内心的一些东西在束缚着你。

我们来破译一下这个否定的修饰过程。马尔基修饰的其实是对于自身责任感的考验。她追求团结意识却又同时质疑它：她是否会将治疗暴食症的责任融入进去？或者她是否会让他人来承担这个责任？为什么？我们来看看在这之后她想的是什么……

马尔基：但是，这是暴食发作以来第一次没有恶化的假期。在这之前，每一次的分离都代表了复发的时刻。但是这一次没有发生改变。就跟上个月一样。

为了不让自己失望，马尔基抑制着自己对主观化行为的适应：在她的情况有所好转的情况下，当她的精神分析医生第一次不在她身边的时候，她的情况就变得严重了。这种时候她的精神分析医生会选择：将她的视线转移到另一个视野，因为一切并不是都可预见的，我们可以找到一些意外的视角帮助她走出气馁和失望，摆脱暴食发作的反复。

医生：但是你并没能达到你的目的，你很失望。你曾经希望某几个夜晚能够不要发作。但是你却到了一个意想不到的阶段：没有我的陪伴你也可以不再疯狂地发作暴食症了。

身陷在自我理想和自我禁止中

接下来我们一起来谈谈患者心中的自我理想部分。她被超我扼住了咽喉，超我包含了自我理想和自我禁止。自我理想是特殊的，因为她将这种理想表现为一种来自外界的约束。的确，专制而残酷的超我似乎是在逼迫她追求完美。超我希望她是理想化的，为了能够不断前进，超我否定失败，其中也包括了自身病情的反复。超我阻止她维持自己本来的样子，超我不允许她变得强大或者软弱。

但是这种超我的表现并不是她唯一的一面，她还有另外一面。相对超我，另一面拒绝来自外界的一切束缚。这种超我的转变目的在于摆脱逼着她理想化的他人。她甚至会违反所有的自我禁止。这样的另一面不断地鼓励她能够彻头彻尾地独立，以至于她信奉的箴言就是：自力更生不需要他人。

事实上，超我就是如此的分裂以致她经常会左右为难，无所适从。超我有着两张面孔：一面咄咄逼人，另一面则取悦他人，努力成为他人所希望的样子。站在是否要走向暴食的分岔路口，患者无力前行，也就是说她根本无法控制暴食的欲望，她无法阻止自己。然而，很明显就算暴食复发了她也不会抗拒那种痛苦、愤怒和伤心。就好像暴食症的发作根本不是什么大事，她觉得没有什么可以为自己辩护，因为她表现得无可争议。

超我的这种两面性往往是同时存在的。无论怎样，在同一天中她会不断地在自我理想和自我禁止中不断切换模式：她会渴望呕吐带来的疲劳感，也会渴望暴食发作带来的眩晕感；就好像站在喜马拉雅山顶很难呼吸一样，又或者是像置身于令人窒息的地狱深处。总而言之,无论她做什么,无论是对外挑衅的一面还是曲意逢迎的一面,她都不会满意的。

马尔基:我就是个废物。

医生:无论你是十全十美或者一无是处,这都是一种消极的认定,因为你既不可能是完美的也不可能是一无是处的。

马尔基:我不明白为什么我在晚上总是会发作暴食症,为什么在晚上十点半我睡着的时候就开始做暴食发作的噩梦,为什么我在白天的时候就不会这样子呢?

医生:在我看来你其实已经意识到了,你之前跟我说你是一夜无梦的。

马尔基:是的,我睡得是很沉。

医生:你醒过来却想不起来自己做过的梦,然而这样的睡眠并没有让你得到休息。其实做梦本身就是身体放松状态下的睡眠。

马尔基:我就是想不起来我的梦。其实也不是,还是能想起来的,不过就只有一个梦而已,而且并没有持续很久。我从很高的地方落下,掉到了一口井里或者是一个洞里,但是我站住了,只是觉得膝盖很疼而已。

其实我们仍然可以注意到,她一开始在否认,到后面逐渐变得温顺"我就是想不起来……其实也不是,还是能想起来的……"她重新获得了心理平衡,她的身心重新得到了统一。暴饮暴食现在在她看来还是很严重吗?暴饮暴食对于马尔基来说已经不再是致命的威胁了,她学会了控制暴食的发作。她知道自己在刻意摆脱暴食症,因为她在白天就不会发作。暴食于她已不再是一种慢慢受折磨直到死去的渴望,她已经从这种可怕的欲望中走了出来。

正因为如此，她才能够认真安静地思考她之所以会饮食紊乱是否和梦到自己坠落有关。

马尔基：我似乎总是梦见自己在往下掉。小的时候，我梦见自己从悬崖上掉了下去，自从我接受治疗以后，我就很少做这样的梦了。我想起来在我二十岁刚刚发作暴食症的时候，在我开始去看心理医生后，我做过这样一个梦，当时我告诉了我妈妈：我正在海边，看到迎面卷来了一个大浪，我开始跑起来，我光着脚跑在鹅卵石上想要逃跑。后来我看到了一间屋子，于是我跑了进去。我觉得妈妈不希望我告诉他人，因为她跟我说："你不要把这个告诉别人"。这样说起来，我从小睡眠就不太好。

医生：你之所以总梦到自己在往下掉，有可能是因为你自己潜意识里把自己定位太高，你看你总是在向别人展现自己完美的一面、好胜的一面，这样高的自我定位导致你总会时不时地觉得自己会从高处落下。

我们要明确指出的是马尔基的暴食症是在她承受着巨大压力的情况下开始的。她当时正在准备一个国际比赛的选拔，竞争非常激烈而残酷，在这样的压力下，想要力压群雄的话就必须要有特殊的过人之处，这小小的不同能够改变一切。马尔基并没有意识到自己想要表现得非常完美。内心的逃避解释了为什么她选择接受治疗而不是母亲伸过来的援助之手，但是她在同自己的内心对话的过程中创造了一位母亲，并向她求助。

在和她的内心对话的过程中，或者说在与理想化的自己的对话中，那位母亲告诉她"你不要把这个告诉别人"。马尔基仍然清楚地记住了这位妈妈所说的话，提醒自己要对别人绝口不提。但是这就要看她是选择继续欺骗自己,还是用分享的快乐来代替夜晚暴食症发作的痛苦。在黄昏或者夜晚时,轻生的念头逐渐加重,而对超我的认识变得越来越不清晰,这个超我是完全不同于自己的,是绝对化的,甚至连性别也是不同的。

马尔基:在梦中,巨浪遮住了太阳形成了一片巨大的阴影,天空变得非常昏暗。

医生:那现在你向我倾诉了以后有没有什么看法?

马尔基:现在我觉得你不希望我做出这个选择。

医生:你仍然觉得有一些来自外界的压力,但是你已经开始犹豫到底是做自己还是另一个自己……

内心中的母亲对于他人的心理投射很清楚地出现在治疗关系中,她把对自己的不了解和对自己选择的蔑视都归因于医生身上,换句话说,她迷失了自己,她通过部分地控制住暴食症来让自己继续迷失。走向他人是不会偶然发生的,因为她一旦和他人接触后,就会被已和自身融为一体的心理投射所牵绊住。

就这样我一直反抗着……
是原因还是错误?

"就这样我一直反抗着"意味着她尝到了暴食症带来的甜头,就这样她能够忍受一直纠缠着她的来自内心和外界的阻碍。但是这种甜头是否会让她混淆饥饿感和饱腹感?血糖含量是否一直在波峰和波谷间上下起伏,她的胃是否也一直在被填满和被清空间左右摇摆?这种甜头是否会扰乱身心平衡?

从生物学的角度看暴饮暴食是自发形成的,扰乱了人体本来的生理秩序。在这个方面生物钟就好像扮演了神的角色一样，从表面上看这是一种自我惩罚，但是最终这位"神"发怒了，想要偷偷地支配"凡人"的一切，想要操控凡人基本的生存本能，包括吃饭和睡觉。然而暴食症就好像在破坏人类文明一样，因为从传统意义上来说就是暴食症颠覆了吃饭的节律和味道的传达。

无论何时，无论吃什么，抗拒吃得太多或者吃得太快有着另外一层意思：抗拒人类世界爱和恨的结合，这和想要吞下他人的力量是不可分割的，尤其是在分享食物的时候体现得尤为明显。拒绝面对疑难这一点总是在提醒着人们：总是想要马上吃到食物，不能错过或有所延误，总是想要把一切都吃了，这难道不是想要活下去的过度表现吗？

过度

因此我们应该把暴食症的演变看成是一种过度的生存意识。让我们再次回到神话故事带给我们的启示。让我们来看看在特洛伊战争中阿喀琉斯（Achille）的过度生存表现，因为过度的生存意识是一条没有出口的道路，是一个矛盾体。阿喀琉斯爱上了布里塞伊斯（Brisérie），布里塞伊斯是为了表彰阿喀琉斯的勇气而献给他的一位特洛伊女战俘。就这样阿喀琉斯拥有了荣誉、勇气和爱情，他本应该是世界上最幸福的男人，但与此同时，他失去了最珍贵的朋友：帕特罗克勒斯（Patrocle）在战争中牺牲了，阿喀琉斯绝望而痛苦。随着时光的流逝，他的悲伤并没有随之而去，相反，他变得愤怒痛苦，变得讽刺命运。因此他失去了分寸，他变得易怒，时刻准备着要反抗神的命令，他烧杀抢掠只为了完全地摧毁特洛伊和它的文明。对朋友死去的愤怒让他变得完全失去控制,愤怒使得他渎神,并向神发出挑战。终于他惹怒了宙斯(Zeus),掌管着宇宙秩序的至高无上的神。宙斯总是会惩罚欲求太多的人类。为了惩罚阿喀琉斯,宙斯决定要夺取他的另一个所爱:布里塞伊斯。宙斯逼他交出他的情人,这不光是他的情人,同时也是他作为希腊最优秀的武士所得到的战利品。是什么导致了这凡人的过分行为? 错在哪里? 是命运的错误安排还是人类自身的错?

让我们回到暴食症上,和阿喀琉斯的故事一样,暴食让我们很矛盾,吃? 不吃? 全吃了? 阿喀琉斯过度的愤怒,让他想要杀了所有的特洛伊人,他满脑子只想着杀戮,愤怒的黑匣子最终爆炸了;暴食症发作的黑匣子也和愤怒的黑匣子爆炸一样,试图摧毁人的身体,击垮人的自尊,在这个黑匣子中我们能不能找到辨别好坏善恶的答案? 在面对暴食症时就好像面对着毁天灭地的愤怒一样,我们在寻找原因,寻找失误,寻找好坏善恶的源头。

然而,我们似乎并没能找到答案。我们并不了解好坏善恶的根源,我们所面对的这个问题早在《创世纪》(Genèse)的故事中就已经存在了。创世纪中,人类的贪得无厌让人类失去了天堂,这是谁的错? 又错在哪里?

贪婪是否是最初或者最终的原因和过错? 吃得越多得到的越多是否加重了人们贪婪的欲望? 或者失去的越多并且无法弥补,这是否是把悲伤变成一种自我惩罚? 阿喀琉斯的故事向我们作出了两种假设。善和恶这个难题的重点是不能将两者分开来看。在我们看来,焦虑的特征和暴食的特征是一样的,都向我们提出了同样的疑问,而且通常是敏感而难以捉摸的人群在生活中所遇到的问题。

为何人类贪得无厌？

这个问题于我们如骨鲠在喉。

人类的贪得无厌是个难解之谜。我们不明白为什么人们似乎就是比较喜欢徘徊在过度的界限边缘。这样看来似乎是人类的贪得无厌让我们禁止吞咽。这谜一般难以解释的贪得无厌在我们看来就好像是完全陌生的第三者。我们在这个难解之谜上遭遇了挫折。这让人害怕的难解之谜切断了我们吞食的欲望。甚至还切断了我们想要知道一切的欲望，想要完全了解人们的生与死的欲望。人类历史证明，那些试图解决人类难解之谜的人们总是会受到打击。在创世纪中，上帝惩罚了亚当和夏娃，因为他们没有遵守和上帝的约定，偷尝了能辨别善恶的禁果。

索菲亚：我喜欢吃面，但是我不喜欢吃鱼。

她之所以不喜欢吃鱼那是因为吃鱼有被鱼刺卡住的风险，这会妨碍她吞咽的动作。这会让她吃得很慢，甚至是终止了她吞咽的速度，这会阻止她吃得太快……

索菲亚很快就要十岁了，她已经迫不及待地想要变得和她十六岁的保姆一样高大，她是多么渴望可以像她的保姆一样拥吻男孩儿，被男孩儿拥吻。

正是因为这种青春期前期的强烈欲望，索菲亚在碰到阻碍她欲望的"鱼刺"时表现得很不舒服。她总是会听到："停下！快停下！不要那么早地和妈妈攀比！"索菲亚才刚刚有了一个妹妹，这就像横亘在喉头的鱼刺。她的妈妈一想到她有可能会开始厌食就把她带来看精神科医生。

索菲亚无意识中深深地感到了失望和厌恶。她的父亲竟然想要另一个女儿,这让她深深地感到失望,他不再关心她了。曾经她是如此渴望和他有一个属于自己的孩子。

当她想到她的父亲和母亲孕育了她的妹妹,她感到厌恶。

在她治疗时画的画中总有一个玉峰挺拔的坏女人。当她画上拥吻着的成年人时,这个在嫉妒的坏女人总会出现在图画的角落中。

坏女人的丰乳肯定会出现在画面上,因为在这段让人难以忍受的日子里,她总是看着她的妈妈给她的妹妹喂奶,而她自己的乳房还只是含苞待放的花蕾。这个坏女巫就好像是《101 斑点狗》(Cent un dalmatiens)中的坏人库伊拉(Cruella)。库伊拉总是阻止女孩儿们和男孩儿们在一起,因为她想要取代恋爱中的年轻人的地位。

这种剥夺真是一场灾难!多么可惜她就这样失去了她怀孕的幻想,于是一条幻想中的鱼填满了她的肚子,就好像她妈妈以前在怀着她妹妹的时候大肚子一样。但是现在,这让她觉得厌恶,她开始觉得肚子痛。

她问我,为什么她的妈妈对她这么坏? 为什么她的妈妈总是给她吃那么复杂的东西,总是给她吃成人的食物? 她只想吃面,这并不难做啊。她只想要一些不需要嚼的东西,就像给宝宝吃的小面条一样不需要用到凶猛的牙齿。为什么她的妈妈要剥夺掉那些好吃的东西,给她吃难吃的东西?

索菲亚将她的过分行为心理投射到坏女巫的身上,最终投射到她妈妈身上。索菲亚一直努力地和暴食症或者说贪婪进行抗争,总是在和想把一切马上都吃了的欲望作斗争。但是她又担心如果没有吃的欲望作为她的同盟,那么就没有什么对她来说是有利的了。这种暴饮暴食的欲望源自她自认为能够吞下整个大海和海里面的鱼的欲望。

对吞海力量的恐惧把她引导到了另一种方向："她如此努力地吮吸着我妈妈的乳房是不是为了霸占妈妈的乳房，不让我这个女儿吮吸，让我失去妈妈的怀抱？"因此吞食的力量使得她害怕他人的死去。

因此我们能够理解为什么阿喀琉斯在他的好朋友死后感受到了威胁。阿喀琉斯渴望拥有一切，就有失去一切的风险，于是他失去了他的朋友。在征服的过程中体内化的对象消失了，阿喀琉斯的行为开始失去分寸，并准备好转而反对自己，变得鲁莽冒失，他准备无视一切危险直到让自己消失为止。这种蔑视自卫本能的力量是否应该受到惩罚？

同样地，索菲亚突然得了厌食症，这种反抗突然转变其实是为了抵抗暴饮暴食的欲望。暴饮暴食是原因还是错误？不管怎么说，想要吞下大海和大海中的鱼，这并不是一个让人安心的情况。

贪食，来自他人的折磨

我们想到提比里亚（Tibériade）湖边神奇的捕鱼故事[1]。这个寓言让我们重温人类所遭受的折磨，他人的到来是为了改变这种折磨。许多男女老少都聚在了湖边。他们本应该吃东西充饥，但是是不是所有人都有食物呢？有足够的食物给所有人吃吗？许

[1] 译者注：这个故事出自圣经中的马太福音14:13，在圣经中提比里亚湖作加利利湖，耶稣在这里用五个饼和两条鱼喂饱了约五千人，而且还有剩余。

多人都很担心，他们没有信心。结局是大家又重新充满了信心。不仅所有人都能吃饱而且还有食物可以剩下。因为爱可以在所有人之间分享，而且是取之不尽，用之不竭的。即使人们担心爱只有很少，即使大家缺乏信心，但是爱总还是有剩下的。分享的人们学会了不必害怕忍受嫉妒的折磨，不必担心因为必须和他人分享父母的爱而感到焦虑和痛苦。在他们看来，这种和他人分享的父母的爱会转变成悲伤，每当一个新生命来到的时候这种悲伤会变得更多一点。

暴饮暴食的发展演变让我们可以理解我们身上的集体无意识。暴饮暴食并不是一种欲望，而是一种饮食行为紊乱，因为想要得太多，想要吃掉一切，这种罪疚感将暴食强加在患者身上成为一种折磨。思考人类的贪得无厌，是对集体无意识的罪疚感的探索，也是对家庭和社会故事中恶的根源这个未解之谜的一种探讨。研究暴饮暴食就是研究恶的根源，在每个人身上乃至在整个社会集体当中都可以发现恶，在家庭中或在家庭外都存在着恶。

是不是因为这样糟糕的理由才让暴食症的治疗变成了一件如此困难的事情，而想要治愈暴食症更是难上加难？我们每个人的本质中都有暴食的欲望，而这种欲望是不可能被消除的，但是饮食行为紊乱是可能被治疗的，我们是否常常会混淆不可能和可能呢？欲望和行为是不一样的。无意识的欲望会一直存在，行为上的混乱是可以完全消失在生活中的。我们不应该忘了这个区别，并应该时刻注意把这两者的区别概念化。对这两者的轻视以及感知上的混淆往往会导致治疗的反对意见。除了反对意见外，三环类抗抑郁药的治疗困难在于恶性的身心循环会越来越加剧这种紊乱行为。我们会在第二章中讨论关于过度和加速的必然联系。

那些经历过呕吐的女患者们说过她们特别想看看自己吞下的东西，想看看还剩下些什么。在我们看来这种想要看呕吐物的欲望一直是患者特别担心的问题，而这些患者往往都有兄弟或者姐妹，他们的兄弟姐妹占据了家里的一切关心，要么因为不幸死亡，要么因为生病、酗酒、吸毒、残疾等问题让父母非常担心。这种厌食症的特殊形式正好说明了我们在索菲亚身上发现的各种担心，这些担心往往和生存的欲望有关，和患者的罪疚感也有关。这种罪疚感往往是因为患者会无意识地渴望死亡，渴望生命。

生，死

让我们回到暴食欲望这个难解之谜上，从生和死关系的角度来看这是原因还是错误。为了研究这个问题，我们在家庭会诊时要考虑到，在父女关系中他们经历了非常惨痛的丧事时会产生的影响。我们会发现在女儿对于父亲的联想中，有两种关系的地位是非常需要引起注意的：和嘴的关系以及和食物的关系。

这个治疗案例来自和精神分析医生克里斯蒂亚娜·巴尔萨（Christiane Barcet）一起进行的一次三人对话。对于奥洛尔和她的爸爸来说，他们的问题在于奥洛尔妈妈的去世所带来的影响——事实上这个丧事并没有结束，悲伤也并没有消失。这次诊疗中丰富的想象让我们联想到帕索里尼（Pasolini）的电影《定理》（Théorème）中的氛围。

奥洛尔是个八岁的小姑娘，非常纤瘦，性格有点儿忧郁。她的父母来自地中海地区的一个拉丁国家。奥洛尔的妈妈去世已经有四年了。在父亲情人的坚持下，她的父亲带她来看心理医生。他和他的三个女儿都希望可以"翻过去这一页"。

父亲：不，我们从没有谈论过她们的母亲。我设法让自己不要去想她们的妈妈已经去世了的这件事。这太难熬了。一旦触景伤情，我就会开始流眼泪。我把所有的照片都藏了起来。我们虽然是一家人可是现在其实没什么交流。曾经当我祖母去世的时候，我的姑姑告诉了我一些过去发生的事情。在我祖母去世后不久的某一天，我的哥哥在吃饭的时候突然就中风了，他当时正在吃沙丁鱼，沙丁鱼就这样卡在了他的喉咙那儿。一个邻居过来试图用勺子把他的牙齿撬开。但是勺子都弄弯了却撬不开他的牙齿……就这样，他不能吃东西，像死人般地过了八天……我现在依然可以想起他在医院玻璃窗后躺着的样子……有一天我姑姑跟我父亲说："我们要做些我们应该做的。"我的妈妈和姑姑是非常虔诚的教徒。我觉得我祖母弥留前肯定承诺过什么。她可能让他们做一个之前她没能做成的小蜡人。然后，他们必须要一边祈祷一边绕着教堂走三圈。于是他们打的去了教堂那儿做了他们应该要做的事情。

当他们回来的时候，我的哥哥笑了……在做这些之前，猪和牛都倒下了。在这之后，有更多的倒下了。当我的妻子死去的时候，我立马做了应该做的。因为在我们结婚的时候，她曾经承诺要去估算一下我们结婚戒指的价值。但是后来她没能做成……于是后来我在八月去称了戒指的重量……因为我妻子的鬼魂会时不时地回来。

死亡是怎么发生在我们身上的？我们是怎么编造死亡的故事的？这似乎需要找到可恶的恶的根源……父亲，或者说这个家庭可能编造了一个神话故事。

侯硕极[1]（Rosolato，1987）在研究中指出，牺牲有可能是"罪疚感"在作祟，是它的一种变形，同时也是对罪疚感的一种治疗，也可以是一种集体治疗。

还有些事情逝者没能完成，还有一些事情待生者去处理，还有逝者没能实现的承诺。

"你去称了什么？"奥洛尔从谈话开始就一直缄口不言，这是她提出的第一个问题，显然刚才她父亲说的这件事她从来都不知道。我看着她，她就好像刚刚从晕厥中醒过来一样，她注视着我然后又精简地问了她父亲几个问题。

奥洛尔：你去称了什么？

父亲吃惊地看着她，但很快又回过神来。

父亲：我的情人说过她似乎经常不理解我们在说什么……

医生：您觉得她听不明白吗？

父亲耸了耸肩。

奥洛尔胆怯地甚至哀求似地说：为什么妈妈去世前你不这么做？

这次父亲显得很窘迫。很明显他在犹豫是该揍她还是投降。他的女儿在质问他，她在控诉他的行为……她在责怪她的父亲没能够留住她母亲的生命……而他就这样被扣上了"罪人"的帽子。

在这简单的字里行间，似乎正在上演一出家庭伦理剧。每个

---

[1]　译者注：侯硕极是拉康的学生，也是法国当代最具原创性的精神分析师，其在《牺牲：精神分析的指标》一书中分析了通过关于牺牲的神话故事进行的精神分析，认为牺牲是作为罪疚感的一种治疗。

人都恪尽其责扮演着自己的角色,承担着应有的责任。

奥洛尔的问题使得父亲的行为不再是一个原因而是一种错误。在父亲向第三人叙述时说过:"我的妻子曾经承诺过……",奥洛尔直接将此替换成了另一个问题:"为什么妈妈去世前你不这么做?"就好像她自己并不属于"我们"这个范畴一样,她并不属于"我们"这个大家庭,她并不认为"我们"应该做的事也是她自己应该做的事。

大家沉默了很久。奥洛尔一直盯着她父亲看。感觉他越来越远了。我猜想着这对父女之间发生过什么样的感情变化才会让他们对彼此关上了心门?这沉重的婚戒有多少重量压在了他们之间?女儿又要编造出怎样的一张驴皮[1]才能让她远离致命的性爱禁忌?什么方法才能让他们相见时可以不否认乱伦的禁忌?

现在还不是时候为这悲剧的命运寻找历史的真相。为了回答这个神话故事中的问题,我们有可能需要借助另外一个神话故事。

父亲想要保护他的孩子们免受鬼魂的侵扰……正是因为这种埋藏内心深处的奇特想法,我们更要试着对彼此敞开心扉……我们怎样才能到达彼此的内心深处?如果到不了的话,我们只会筑起高垒关闭心门。

我说的那句话是为了提醒他们,他们的情感波动太大了。于是,父亲似乎注意到了刚刚遗留的问题。

父亲声音苍白地说:你对我说了什么?

————————

[1] 译者注:典故来自巴尔扎克的小说《驴皮记》,讲述贵族出身的青年瓦朗坦破产后投身到社交场所,落得穷途末路,准备投水自杀时,一个古董商给了他一张神奇的驴皮。这张驴皮能实现他任何愿望,不管是善念还是恶念,但愿望一经实现驴皮立刻缩小,寿命也随之缩短。

这段叙述让我能够继续探究暴食症这个未解之谜。

奥洛尔的父亲从卡在他哥哥喉咙里的沙丁鱼谈起，邻居过来看望试图用勺子撬开他的嘴，但是勺子都弯了也没能成功。某人过来想要用力地强行掰开他的嘴，也就是说这个人并不重视这个未解之谜。

暴食症可能正是相反的象征意义。我们想要了解暴食症为什么会发生就必须要先打断牙齿把嘴掰开。

两　张　嘴

从哪儿开始的呢？是从嘴开始的吗？

暴食症所反映的是一个文化问题。在人类历史上人到底是什么？为什么人能够吞下东西？嘴巴是不是决定人类生与死的源头所在？嘴巴是不是人类的起源，例如亚当和夏娃？我们一直在探究，但是到现在为止这仍然是一个未解之谜。

《创世纪》中，在上帝创造出夏娃区分男女之前，在上帝花了六天创造了世界之前，时间本是一片混沌，也没有日夜之分。正是在这片混沌钟产生了光。而这光正是语言的象征。

那是什么使得语言开始变成照亮混沌的光？

是从用嘴巴说话开始的吗？还是从用嘴巴吃东西开始的？

皮埃尔·费迪达（Pierre Fédida，2000）引用了乔治·巴塔伊（Georges Bataille）一篇名为《嘴》（Bouche）的文章，探究了纵向的表达之口和横向的饮食之口之间的区别。

热那维耶夫·哈格用了将近两个月的时间来观察一个婴儿在吃完奶以后的行为。吃完奶后，他把他的头贴着母亲的乳房，让哈格感到吃惊的是他又竖起头来看向水平方向的远方。这一刻他既没有看他的母亲也没有看向他母亲所在的方向,他只是水平地望出去。就好像舞者在旋转时会找一个固定的参照物来维持身体的平衡一样,当他轻轻撑着地面移动的时候他还是看向水平的远方。

这个水平的远方是水平线上的一个点无限延伸出去的一条垂线,而且是一条曲线。它的弧度是地球的弧度,是母亲乳房的弧度,是婴儿独自一人在摇篮中伸手索要靠近的父亲或者哥哥拥抱的弧度。

在看向水平的远方时,他发出了最早的声音。当他竖起头时,他发出了声音,他已经准备好了要说话,只可惜这还不能实现,但是他已经可以发出最简单的音节了⋯⋯他已经准备好了要用语言来表达。

在我们看来,婴儿已经准备好了用他的嘴巴说话了,即使他的头是竖直的,但他的目光已经望向了水平的远方。

相反地,在我们看来,暴食症的发作让患者失去了水平线上远方的支撑,在暴食发作最初的几个月,患者必须每天重新找到可以给他们平衡的水平的远方。

在厌食和暴食症患者的身上,我们会发现他们的表达能力会有所退化:或者表达不出来,或者表达得含糊不清。于是他们的嘴巴恢复到了动物最原始的本能:吃东西,这是非常可怕的。

因此,治疗的首要目标就是帮助他们能够用吃东西的嘴巴表达清楚,让他们在混沌的黑暗中重新找到光明。

我们需要再一次使用到《创世纪》中的隐喻。该隐(Caïn)杀死了自己的兄弟亚伯(Abel),只是因为亚伯能够收获丰硕的果实。于是希伯来人亚伯就好像是水汽一样蒸发消失了。有一些成年人对于他们的兄弟姐妹的记忆非常少，就好像是水汽一样转瞬就蒸发不见了。当该隐杀他兄弟的时候，他才意识到了自己是哥哥："你对你的兄弟做了什么？"索菲亚要怎么做才能够让这个令她失望的妹妹消失呢？是什么原因让她从高高在上变得如此自卑？

该隐在承认了暴力行为以后才意识到他们俩是兄弟。从奥洛尔父亲的叙述中可以看出来，有了母亲死亡这个沉重的打击才让他们意识到他们是一家人……

因此，我们拒绝认同暴食症患者，这是一种隐形的暴力，通过这种暴力让我们意识到其实我们是他们的兄弟姐妹。暴食症所表现出来的症状是为了让我们注意到他们的内心需求。因此如果我们认识到这一点，但不积极主动地处理这些症状的话，那么治疗就会被保守主义扼杀。

为了可以积极主动地处理这些症状，我们必须重塑出暴食症的完整轨迹，必须从暴食症残留的痕迹探索发现……哪怕只是从参加太多的活动，做太多的事情开始研究……哪怕只是从想要做的事情太多，或者说得太多，或者想要得太多，或者想要给患者治病的心情太过急切这些方面开始研究……

第二章

加速的时间。
暴食症加速的身心医学

治疗的阻碍⋯⋯
医生不能吞咽下的一切⋯⋯

如果我们能够辨认出暴食欲望和暴食的特点——难以满足,那么我们就能够毫不犹豫地辨认出我们患者身上的暴食症。其实我们每个人对这难以满足的食欲都了如指掌,那就是人类欲望的特性。

现在让我们来看看妨碍我们的"鱼刺"。我们要思考的是,是什么卡在了我们的喉咙里咽不下去。为了解决暴食症,我们必须要先了解我们吞咽不下的是什么?

因为我们必须认识到,对于暴食症发作时和发作后的内心体验的识别并不明显。是不是有可能还存在着我们完全不了解的某个东西?

因此,有两种可能的原因。或者是因为没有可以引导我们的标准,所以我们迷失了,就好像我们得了近视或者老花一样看不清楚。又或者是因为我们不想要看清那些阻碍着我们的东西，于是我们选择不承认它。

对于"逆流"从不承认到认同

　　"群体动力学所做的研究包括对于'承认'（reconnaître）这个动词在语法方面的研究，从其主动态的使用到被动态的使用。我可以主动地承认某些东西某些人，但是我也需要被他人所承认。如果我非常幸运地被他人承认了，那这种承认（reconnaissance）就变成了一种感激（gratitude）。"（Ricœur，2004）[1]

　　这里的"不承认"（méconnaissance）指的是感知变化的一个范围，而承认不能出现在该范围中。但是事实上只有承认了，不承认才能被承认。

　　现在让我们来辨识一下"不承认"。为了承认"不承认"，在我们准备好配合一个不是很认识的人来治疗暴食症时，我们必须思考在这个时候发生了什么连她自己都没发觉的感知变化。

　　我们发现，我们并不能十分明确地确定我们所遇到的内心障碍。我们觉得我们是从外部来治疗暴食症的，这把身心分隔开了，我们并没能够真正地了解患者内心对于困难的主观体验，以至于我们会感觉到无法治疗他们的无力感。问题在哪里？是什么使得它无法进入到我们的内心？我们没办法承认的是什么？是什么让我们还没有咽下就已经想吐出来？"你不能咽下去的到底是什么？"

――――――――

　　[1]　译者注：本段选自法国著名哲学家、文艺理论家保罗·利科2004年出版的《承认的过程》（*Parcours de la reconnaissance*）一书。

我们会否认我们所感觉到的痛苦：真想不到这些患者是不能被治好的，真想不到她们那么不顽强，或者说都不够积极主动，她们真是让人生气啊。但是这些并不能改变诊疗书上的评定结果：我们还只是站在了患者的心门外，无法进入到她们的内心，我们还无法和她们建立起能够让我们协同合作的相互之间的信任。

感知的改变反映在我们身上转变成了否认机制所激发的行为。我们的嘴巴被堵住了，我们拒绝咽下患者们对我们说的话以及我们不承认的东西。是痛苦？秘密？害怕？孤独？又或者是不信任？

但是为什么不能咽下去一小口呢？为什么我们会认为必须要全部吞下？从心理学角度上来说，我们是不是反移情地认为这是吞咽困难？"你说了吞咽？"

于是我们害怕窒息，害怕得到太多或者给予太多，这就是为什么我们会开始逃避我们所接受的东西，开始慢慢地抹灭它，甚至我们自己都没有意识到已经把之前所经历的给删除掉了。然而这让我们把想象和话语联系了起来。我们更愿意相信自己可以逃避倾听。我们表现得漠不关心，心不在焉，不能够真正地专心投入进去。而我们会给自己找理由：她说的东西太多而且太快了。

这让我们注意到两点。

在反移情中的恐惧症和超越

首先我们必须避免联想，因此我们必须从一开始就不承认由景、物或人引起的一连串联想。安德烈·格林（Green，2002）将此称为"中心恐惧位"（la position phobique centrale）。这是发生在治疗者身上的一种对自由联想的恐惧，这种联想一旦出现就反反复复不断出现。我们就好像站在了联想的十字路口,就好像雷蒙·德芙(Raymond Devos)的故事一样,我们可以进入联想的世界,而代价是我们必须永远不停地兜圈子,被强迫着:"不要停,继续走,这是命令,不要待在那儿一动不动的!"无法找到出口:我们无法走出联想的十字路口。"思考是没有意义的,是不会有结果的"这变成了一条不得不被接受的信条。

因此我们做出如下假设:治疗者的功能机制有可能有所停滞,以至于在倾听后产生了中心恐惧位的反移情行为。

当精神治疗专家接触这些患者的无意识,进行治疗的时候,他可能会开始进入一种边缘性的机能,变得疯狂易怒,焦躁不安。但是我们无法理解是什么让他情不自禁地想要停止、离开、逃走,也不明白是什么在刺激他,是什么让他不能够保持安静的专注力。

为什么治疗者会进入到一种介于否认和回避之间的边缘状态呢? 第二个注意中会给出答案。

否认所发生的一切是对于恐惧的回避,这种形式的中心恐惧位——避免用身体去感受,不想去思考,不愿意去体会那些情感,也不愿意去想象,因为某些东西已经超出了他的底线。那么这种回避恐惧形式的中心恐惧位难道不是因为在倾听者接触了这些患者不断加速涌现的联想之后产生的吗? 她们有太多的联想,马上就会出现的联想,而且出现得太快了。

让人筋疲力尽的匆忙症

这样匆忙的说话方式的确会让人筋疲力尽。这种说话的速度,这样的滔滔不绝,这种自信心萌芽所带来的激动和兴奋,改变了医患之间的合作关系。为什么会这样呢？因为语速的加快让我们脱离了时间，脱离了我们彼此的主观情感。因此我们情感同化，变成了对方的复制品。我们会变得和患者一样再也找不到我们的主观立场。我们应该要懂得坚持不放弃，坚持不能停止治疗，要懂得集中注意力，获得内心的平衡并让她们冷静下来。

是什么让她们那么激动？是什么让她们如落叶般摇摇欲坠？在亲近别人时，患者内心埋藏着的害怕和剧烈的痛苦就被唤醒了：因为不能够集中注意力而感到害怕，因为不能够和别人亲近而感到痛苦。

有什么东西如骨鲠在喉让她们难受。这让我们想起了奥洛尔的临床病例，她对她的父亲说："你做了什么？"当她意识到她的父亲做了什么的时候，她不得不向她的父亲提问，这让那根卡在喉头的鱼骨不见了，她走出了阴影。因此她说："那为什么你之前不这么做？"

像奥洛尔的父亲那样。有什么事情是我们应该做但是没有做的？相信有可能做什么？相信一个动作有可能可以治愈患者。我们要相信冷静的内心和自信心能够成为我们研究的支柱。

在面对如何辨别暴食症的阶段时，长期以来我一直遭遇挫折，现在我希望能更近距离地观察患者身上时间性的变化：加速的时间和匆忙的时间之间的关系。我们必须要倾听得更多，接受每个人都是不同的这个事实。我觉得我已经渐渐地被她们接受了，被她们带去了另一个世界：那里有难以满足的欲望，不断加速的欲望，一个私密的世界。

我们不能再把暴食症当作是癌症末期或者昏迷状态，我们不能认为和患者沟通是没有希望的，也不能认为暴食症是难以控制的。

在一些病历当中，我们发现几乎是巧合地找到了治愈她们的方法。因此，我们需要重新审视这些治疗病例。为什么这种方法会奏效，它到底起到了什么样的作用？我们要求患者在病情发作后给我们写出或者说出她们对于治疗的主观体验。我们会要求她们回忆是什么促使她们终止了暴食行为，为了控制住病情她们在治疗期间使用了什么样的方法。

国际象棋中的王牌

卡米尔每次在开始治疗时都会挪动一下身体，就好像想要逃开椅子不想进行心理诊疗。这种两种逻辑共存的现象在很多方面都有所表现：她在谈论自己时使用的是阳性名词形式，但是却表现得充满女人味；为了迎合受男性特征控制的身体，她花了好几年的时间生活在女性中间。

在表现出她是勉强地生活在那里以后，当她回忆起她的一个老同事香塔尔和她联系的时候，她感到非常惊讶，因为香塔尔是个如此微不足道、卑微的女性，这让她一下子就振奋了起来。她能够回忆起早些年她和香塔尔相处的那段时光：她们俩都是难搞的性格，一个喜欢幻想，一个容易生气，香塔尔的出现让她们的同居生活变得异常痛苦。卡米尔在面对这种情况时，表现得喜欢奚落别人，而且言行恶毒。

治疗师注意到她恶毒的言行是为了逃脱同居生活。她失望倍增，因为这种同居生活让她没办法创造出一个只属于自己的空间用以逃离原来的生活环境。她将她的两个同事之一和她的姐姐做比较以表现出她是能够主观判断的。

卡米尔又解释说香塔尔教她学会喝李子酒……她担心在某些夜晚她会喝得烂醉而上了女上司的床。尽管有着详细严谨的规则，她仍担心自己会进入到一个崩塌的世界，酒醉后的激情会促使她想要拥有一个母性的身体，加速她内心的混乱。

暴食症就是一种症状，这让她能够去做心理咨询，但是她不能够承认自己同性恋的事实，直到十年后她看了另一个医生以后，她才能够谈论到这段同性关系。

卡米尔很悲伤，因为她不能放弃她难以满足的欲望。

被卡米尔分配在"王牌"位置上并不是一件让人觉得很惬意的事情。

在我和一位女性患者（她是我暴食症研究中的其中一位患者）的对话中，我谈论到了怎么治疗暴食症：吞咽、坠落、加速。她告诉了我她的想法。这种亦男亦女的双重性诠释了男女分化的经历的内涵。这解释了为什么患者和医生总是难以区分到底是男性性格占主导还是女性性格占主导。这种双重性是主动的还是被动的？如果比喻成一盘国际象棋，那么它扮演的是象的角色还是皇后的角色？这让医生在面对患者时难以分辨。

对于无法吞下去的母亲的疯狂热望

暴饮暴食时，暴食症患者内心的混乱是不是会不断累积，然后变成对于母亲的热望？因为她无法把母亲吞下也无法将母亲保留下来。卡米尔总是同时感受到男性和女性对性爱的欲望以及无尽的孤独感，然而她仍然非常渴望能够重新充满信心地生活在人类集体中。卡米尔的一个同事跟她说："哦，卡米尔，你开始和我们一样会笑了，你笑的原因和我们一样，你变成正常人了……。"她的精神分析师试图和她建立起内心的桥梁，让她觉得她不能停止治疗，因为一旦停止她会为此后悔的。精神分析师还试着告诉她爱情的价值，以及在治疗暴食症的过程中坚持自己的方向和努力的必要性。为了让卡米尔摆脱暴食症，精神分析师会不断地向她提问关于暴食症的问题，即使卡米尔非常希望能够轻松地摆脱它。医生通过观察她的身心状况，已经确定暴食症在卡米尔身上变成了一种身心疾病，而且它的发作在不断地加速。

加　　速

　　暴食经历其实就是把深深扎根在我们每个人身上的欲望付诸行动，我们所有人都曾经经常体验到这种感受：想要把他人吞下去并保留在体内的欲望。但是从幻想过渡到现实并付诸行动，这有可能会让我们脱离人类世界。因为禁忌和恐惧，我们在深渊边缘停了下来。然而这只是我们的幻想。那些跨过了边缘的人会经历些什么呢？我们想要打开另一扇门来了解暴食症。这种混乱的体验让患者不断地重复发作暴食。暴食症并不只是要吃得很多，而且要吃得很快，并且变得越来越频繁。

　　在第一章中，我们发现患者的坠落感和病情的发作有着紧密而残酷的联系。我们也在暴食症患者和医护人员的想法中都观察到了吞咽和坠落的相关性。还存在很多其他的相关性，它交织着主观情感和集体情感。想要吃得更快更多跟人类难以满足的欲望相联系，人们就这样站在了十字路口，围绕着很多问题：走神、死亡、坠落和犯错。

在这新的一章当中，我们将致力于第二项任务。暴食行为尽管很可怕但对于某些人来说仍然是一种优先的自卫方式，我们要找出这其中的原因。

尽管这是一种极端的做法，我们仍然认为暴食行为是最有效的自卫方式。想要治愈暴食症就是要先防御激进而悖论的逻辑。试想，之所以暴食是可以让她们不顾一切地坚持下去，继续活着的最好方式，正是因为暴饮暴食是一种极端的解决方式。那么这是怎样变成可行的呢？

暴食癖

在暴食癖刚开始时，是不是有要掉入深渊的感觉？这是不可预知的。人们仍然能够在即将跌入深渊前停下来，并重新获得身心的平衡。暴食症的发作仿佛大地断层裂开要吞噬一切一般，而暴食症中这裂缝就是混沌翻涌的嘴巴。暴食症的发作看上去难以应付，因为它有两种形象：能够吞噬一切的、如深渊般的嘴巴，即暴食；同时这也是其中混沌翻涌的嘴巴，也就是呕吐物或者说排泄物。

呕吐的生理现象

灾难的上演包含了对于过度和暴食发作加速的体验及其影响：患者失去了时间观念和主观性。不再有去心理咨询的时间，失去了深入了解自我的机会，也失去了和他人接触的机会。走神让人难以忍受。时间被撕成了碎片，甚至找不到任何痕迹。在走神或者夜晚所带来的孤独中，暴食症的发作演变成了巨浪和海啸，变成了一种毁灭性的灾难。躯体和精神的生命在它们面前受到了威胁。但是至少,空虚和会诊时的走神已经不再被倾听到了。

我们想起了在第一章中马尔基的噩梦:

马尔基:我当时在海边,看到迎面卷来了一个巨浪,我开始跑起来,我光着脚跑在鹅卵石上想要逃跑。后来我看到了一间屋子,于是我跑了进去。

巨浪暴发了,意识被巨浪所颠覆。个人的、家庭的或者集体的各种事情,以及女性受到的伤害都被巨浪所吞噬,但是这一切看上去就像是虚荣心在作祟。我们必须在治疗中处理好这些不断上演的画面以达到为她们减压的目的(根据比昂[1]的表述)。

暴食症汹涌地发作了起来,根本来不及提醒患者注意,就无法挽回地把一切吞噬进了深渊中。我们说"吞食进了嘴里",但是我们也可以马上换种表达,谈论一下深渊的出口。暴食症的发作就好像是一场自然灾难,它所到之处一切都会被摧毁,从自尊到身体的自在,从情感到和他人的关系,都被暴食症慢慢破坏。

这种灾难的上演(洪水、地震、火灾、龙卷风等)却起着防御的作用。因为暴食症而感到羞愧,失去了自尊,以及发作后的筋疲力尽掩藏起了另外一种作用:能够逃离原来的自己,摆脱在人生最初时刻情感上的孤独(例如新生儿早产住院、早产外科手术、母体死亡后的新生儿),或者是由于童年时遭受的暴力对父母的保护失去信心(例如虐待、猥亵)。童年时所有造成其精神创伤的任何情况都会滋生出她们的空虚感:在没有父母的保护下,自我无法避免遭

———————

[1]　译者注:威尔弗雷德·鲁普莱希特·比昂(Wilfred Ruprecht Bion,1897—1979),英国精神分析学家,群体动力学研究的先驱。

遇不幸。

因为暴食紊乱中的坠落是在对自我唯一依赖的情况下发生的，所以患者仍然能够很好地控制这种坠落感，即使这种控制只是幻想出来的。这种灾难目前还无法挽救。我们也许能够阻止它的爆发。这可能是想要证明自己有能力在遭遇不幸后重新站起来的一种自相矛盾的方式。因此暴食症的发作有可能是一种最后的救赎，它有可能是保守的，也有可能是对付失望的一种策略。

暴食症发作的过程是很难用言语描述清楚的，也很难表现出来的。只有走出了台风眼的暴食症患者——有时需要几个月，有时要几年，有时却只需要几个礼拜——才能够找到语言和画面来描述暴食。她们谈到自己的恐惧，害怕自己才是造成身心俱损的始作俑者和自动化执行者。以前，在病情危急的时候，她会感觉自己被关了起来，被囚禁了起来，尽管她不愿意，她还是像一只被蜘蛛网粘住的蝴蝶一样被困住了。我们不能忘了，如果个体被囚禁起来，那么就会把另一个已经被大家所遗忘的自己也藏起来，也就是压抑的客体；或者藏起那个离开个体的另一个自己，这样远离自我的内心深处后他才能继续生存下去，就好像在他人的内心深处被分隔开来。

有一些患者在发作后会梦到这些。暴食症就好像是爆炸一样。她们毫不犹豫地点燃了炸弹的引线。

爆炸是否会炸毁原本一成不变的生活？而这种爆炸似乎还是一种安慰。

或者说暴食症是否预示着会有原子弹爆炸那样阴险而毁灭性的破坏？并且这种破坏会持续很久。即使一开始这并不会过度地让人感到担忧。它往往是在感知紊乱的掩饰下伴随着身体紊乱发作的，因为身体的生理状态和应激反应会影响到患者的心理状态。暴食症就像冷酷爆炸的原子弹，爆炸后具有极强破坏力的蘑菇云仍然在慢慢地向远处扩散，所到之处有可能会受到影响很多年，甚至是永远。因此我们必须敏锐而详细地了解暴食症的过程才能治愈它。只有辨别了暴食症每个复杂的阶段，才能缓解患者对于暴食症一无所知的焦虑，而通常她们正在承受暴食症的折磨，并因此筋疲力尽。

恐怖主义

让我们来听听亚力珊德拉对她的经历的描述。亚力珊德拉是一位四十多岁的女性恐怖分子，她策划了一次爆炸案，但对于她的所作所为她并没有任何的忏悔之意。

亚力珊德拉一直不知道她患了暴食症。她身材消瘦，但是她用合适的衣服掩盖住了她的消瘦，我们从她的脸上和手上都看不出她的消瘦。她不是来进行暴食症的精神分析治疗的。暴食症就好像是声乐中的"半声"[1]，如此得轻以至于她忽视了暴食症的存在。她之所以坐上这张诊断长椅是为了走出过度的焦虑，摆脱她在亲密关系中感受到的威胁。当她的孩子们都长大以后，她觉得暴食症所带来的威胁越来越强烈。在为她进行精神分析的一段时间中，因为饮食紊乱有所缓解，她才发现了这种紊乱；她可以感觉到身体机能的生理状态和身体消失的机能之间的差异，因为她正在恢复健康，所以她可以感觉到这种差异。下面是她梦到的内容：

---

[1]　译者注：声乐中的发声方法，也就是用半分力量发声。

> 亚力珊德拉:我梦见一个男人指给我看一个按钮。我想
> 到了核战。但是我很生气。可是此刻对于这场战争我却没什
> 么可说的。

为什么会有这样的梦呢?是不是她的职业生活塑造了她隐忍的性格,她的职业要求她对于负面结果也要保持平和的心态?她把脾气暴躁归因于男人对她的影响。这是不是她表现出来的男性化的一面?或者她是否谈论过她和男性之间的关系?她无法评判这两个问题哪一个更重要。我们可以想到暴饮暴食其实是她无意识的一种投射:暗示着欲望的爆发,以及能让她忘记一切的性爱带来的梦幻快感的爆发。但是天真的她却并没能想到这一点。因为很难描述出她隐约体会到的感觉,她忙着找到合适的语言。她很难清楚地表达自己的感受。

> 亚力珊德拉:我口齿那么伶俐,却不知道怎么用语言来描
> 述我的感受。

> 医生:这很有可能是你不太会表达的一面。

> 亚力珊德拉:我觉得我需要很长的时间去梳理我的想法
> 和我的感受。我需要很长的时间来让我的想法和感受统一起
> 来;这让我不得不去寻找合适的表达方式。

亚力珊德拉沉默了很久。在她不说话的时候我想:慢慢来吧。我们要怎样利用语言来界定暴食症患者所不了解的危急情况呢?的确对于这些危急情况,患者是难以辨识的。我们可以想象她渴望的一百八十度大转变所带来的兴奋。我直觉地认为她渴望从厌食转变成暴食,虽然她不承认她有厌食,她试图想要想象出饮食行为严重失控时的感受,目前为止,这种感受仍然很模糊。既然现在她能够摆脱暴食的束缚,那么这种感受也变得越来越清晰了。

我们应该去追寻那隐约可见的踪迹,去追踪已经作茧休眠的暴食症状:暴食症患者会有呕吐或者腹泻,或两者兼有;或者伴随着体重增加,甚至是肥胖症。为什么明明症状已经出现,但是患者还是一无所知? 很有可能是因为患者的感知能力和语言表达能力都出现了退化。我们注意到"症状"(symptôme)这个词的词源:在希腊语中,疾病的症状就是身体健康的人的人体性能有所下降和退化。

我们必须完整地去看待症状,考虑到各种不同的情况。换句话说,也就是我们要找出和亚力珊德拉谈论症状的办法,在谈论的时候找出怎么样进行治疗的方法。

亚力珊德拉又说起来。我非常注意她话中所包含的想法。

亚力珊德拉:我发现在我接受治疗以前有一些情况是没有的:我会开始自问自答,这在以前是没有的。另外,我以前不能用语言表达我在吃饭方式上面有问题。其实这个问题早就存在了,只是我自己不知道而已。我只是告诉自己是消化不良而已,因为我父亲家族的女性几乎都有这个问题。

当我不吃或者不想吃的时候,我都会问自己一个问题:那玩意儿是什么? 以前我是不会问自己关于食物的问题的。但是现在我会问自己。昨天,我心里想着我没有时间了,然后我又想:"你做的这是什么鬼东西啊?"已经是正午了,时间过得可真快啊,我还是吃一点儿吧……以前,我不会意识到这有什么问题的……其实也有想过……但是我没想过这和紊乱症有关……

医生:当你沉默的时候,我竟然反常地想让你慢慢来好了,因为你正在思考自己是怎么开始暴食的。但是现在,你意识到你能够冷静地思考自己的情况了，而且能够跟我说出你的想法。我一边听你说一边总结你此刻的情况。我思忖着暴食症其实是强行的应急措施，这是塔列朗以前用过的方法：当时他有一个紧急的约会，他跟他的车夫说："车夫，我很着急，所以你可以慢慢开！"

这时候你有了另一种想法"我没有时间了"，因为你想起了你的紊乱症。这种想法变成了暴食症的导火线。就好像按下了紊乱症开始的开关。

亚力珊德拉：是的，是这样。是的，我觉得就是这样。我觉得自己做得很好。这是我唯一做得好的事情。更确切地说，一直以来我是别人吃饭的组织者，然而事实上更确切地说，我是喜欢交际。但是那顿饭，我并不是一定要去的。但是是我组织了那次饭局啊，没有……但是，我记得要让所有人都看到我的过度行为……让我忘记所有人的存在……

寻找主体时被摧毁

慢慢花时间去思考这是什么——尤其是自己逃避的东西，病情恶化和相异性——就是衡量什么是事实，什么不是事实。同时在吃饭的时候，发觉内心世界和人际关系正经历着冲动的停滞时期，尽管社会生活从表面上看很可笑。

让我们重新听一下亚力珊德拉说的话。我们倒过来回忆一下她的叙述。"我记得要让所有人都看到我的过度行为……让我忘记所有人的存在……而事实上我自己更喜欢宴饮交际。但是那顿饭，我并不是一定要去的。更确切地说一直以来我是别人吃饭的组织者……这是我唯一做得好的事情……"

她的主观性显露了出来。亚力珊德拉找到了属于自己的道路,她回忆起了难以恢复正常饮食习惯的艰难时刻。没有什么是出于本能的。在倾听她真切地讲述着她对于暴食症的体验时,我们注意到她的心理作用的形式很多样化。为了治愈暴食症,我们要找到方法"重新走上通往自我,通往自我和主体之间的联系,以及通往自我的多元化结构的道路"(Green, 1993)。当主体出现时,她就重新走上了这条路。也就是说,当说话和学会被倾听统一起来的时候,尽管有讲出"我"的风险,个体也可以准确地感受到第三者的倾听。在这些情况下,主体出现了。这正是她在吃饭的时候不想要发生的。

在刚刚描述的这个治疗阶段,亚力珊德拉冒险地取得了进步。但这是勇气的回报,也是坚持把被分化了的自我和他人、自我和躯体,重新组织到一起的结果。在暴饮暴食的时候,她的身体被分化到了他人身上。她说的话中有否定的修饰,这种否定慢慢地磨灭了她身上主体的存在。要重新找回主体就得先征服她话语中的否定。

主体地位分化的消失说明了什么?对于亚力珊德拉来说又说明了什么?我们鼓励她去观察她所感受到的模糊的感觉。亚力珊德拉观察到:她把注意力都放在了他人身上,让他们可以避免混乱,却把自己给忘了;她甚至忘了最简单的——怎样坐在饭桌那儿吃饭。她觉得当她在做这些的时候逐渐失去了主体。因此她经历的一切的主体不再是她。

这就解释了为什么她很难找到确切的话语来描述她的感受,解释了她需要用沉默来摸索确切的表达:她在她模糊的精神世界中探索着这个未被开拓过的区域。

什么样的治疗才可以重获主观性?

什么样的治疗,我们要起到什么作用,才能够帮助个体重新找回主体? 我们发现只要个体能够恢复确切的表达能力就能够找回主体。我们要做的是在患者的表述中弄清楚那些言外之意,因此要鼓励患者多说,就好像激活一口自流井一样,这样才可能让患者有一天可以说话如流水般流利。所以我们在倾听她们的叙述的时候要注意那些容易被遗漏的话中话。

现在亚力珊德拉注意的重点不再放在白天的暴食症发作上,她更注重她的日常生活,我们再回到她的梦上来看看。我们把她做的梦和这个背景联系起来,我们可以注意到:

医生:"我没有时间了"的想法是紊乱症的一种表现,也意味着紊乱症的发作。这是你按下暴食症发作按钮的一种方式。

我们的分析可以帮助患者学会理解她对日常生活的描述,就好像帮助她理解晚上梦中的想法一样。她通过倾听心理医生的分析,利用这个推动力排除一个又一个阻碍她的疑惑,找回自己的主观性,于是她有了下面的表述:

亚力珊德拉:是的,是这样。是的,我觉得就是这样。我觉得自己做得很好。这是我唯一做得好的事情。

这种治疗措施旨在创造一个自我的先驱(précurseur de moi)。这种先驱被称为"反身性身份",在说话中使用到反身代词:"我觉得自己(je me vois)……"等等。现在我们明白了怎样做才能让那些没有精神分析师的倾听就不会显露出来的内容摆脱阴霾,大白于天下。

原子弹的爆炸代表了呕吐,"按下……按钮"就是压在喉咙深处的小舌上,这象征着暴食症的爆发。但是怎样探索这条路才不会影响暴食症的爆发呢? 这是精神分析治疗中时时刻刻都会遇到的问题。因此亚力珊德拉只能够在梦中联想,但是她并没能在梦中看到她所期望用于表达的词句。暴食症的发作扫清了所有的词句。只剩下空虚。

给予患者一些辅助是必要的,但是我们的帮助必须谨慎小心。我们的帮助必须是暗示性的,不能束缚患者,要给她留有自由空间。因为如果她不希望或者感觉不到这种引导,她可能会拒绝这种引导。我们引导她注意自己难以表达的方面,而且是她想不到的方面。为了满足谨慎和恰当这两大要求,我们提的问题都是开放性的问题。下面举一个例子:

医生:你就是在这天晚上呕吐的吗?

亚力珊德拉:这晚之后我才想起来我还没有吃……或者更确切地说我饮食不周,是饮食量的问题。所以才会有"紊乱症"吧。我以前也没想过"这不行,你不能这样",但是现实并没有任何改变……但是我还得继续……

医生:是想着要吃得适量吗? 但是你还要检查什么呢?

亚力珊德拉:定时炸弹,预知的炸弹。

减压

我们要利用对于梦境的认识和理解,让那些被压缩的内容解放出来。梦中有一个按钮,有一个男人要求她按下这个按钮……但是联想没办法进行下去。这说明她既不能将一个个词语组织起来,也没办法把词语聚合在一起。一个多义词有可能表达什么意思?

　　亚力珊德拉不能自主地从她的梦中提炼出任何东西。如果我们不帮助她去寻找梦中的东西，她自己是做不到的。因此我们要借助各种不同的提问，一切可能是有效的也可能是错误的提问。在某个特定的时刻，这些表述连续地累积到了可以松开一直紧压着的阀门。这些连续的表述很有可能会帮助亚力珊德拉注意到我们的倾听能够忍受的极限，明白在哪儿她应该打住。这些提问是我们彼此认同的保证，这种精神分析让我们和患者结成了治疗合作的关系。

　　以下是可以释放联想的连续性提问。

　　医生：你梦里见到的那个按钮有没有可能是带来光明的按钮？或者说有可能代表了你想要看见的欲望？

　　亚力珊德拉：我想不起来了。我觉得我当时醒了。我当时想到了和这个梦有关的东西，但是我想不起来了。

　　医生：那个男人指给你看的按钮是什么呢？

　　这就是开始促使亚力珊德拉主观化的过程：一系列的印象提问是为了让她摆脱密集的回忆。于是轮到她时她就可以放开说了。

　　亚力珊德拉：看着像是自动化的按钮又像是遥控按钮，因为我按在上面，所以我也不清楚。应该是有自动化的，某个东西正要启动。我四处看，看到对面有个东西。有一个自动化机器在运作。但是很暗我看不清楚。

　　医生：很暗？

　　亚力珊德拉：是的，梦境里面很暗。

计划

　　短短几句话，我们的计划就展开了。这让我们看到了治愈的前景,也看到了治疗中的挑战。亚力珊德拉找到了并能够明确地表达出在此之前还很模糊的印象。按在按钮上的手指的感觉让她想到了"自动化按钮和遥控按钮"。她成功地用实物描述出了她所体会到的感受。当暴食症开始发作时,某个人从外面突然进来了(这是另一个自己),而且她在这个人的影响下行动。因此,她的行为都是主动的(她遥控着暴食症),然而又变得自动化。"这是自然而然就来的",这样的表述让我们不得不想到亚力珊德拉的呕吐,因为呕吐是向暴食求助的一种表现。

呕吐? 她仍然在否认这一点。她在过去的几年中一直否认呕吐的严重性,她把呕吐当作是家族遗传性的消化问题。但是,这却像是按在她身上的一个自动化机器。她终于梦到了这个自动化机器。梦中的画面因为找到了合适的表达(遥控和自动化)而变得不再模糊,我们都明白在梦中患者将对暴食症加速的感受形象地表现出来,暴食症的加速发作让她变成了一个自动化的机器:无论是呕吐还是暴食都变得自动化,从呕吐到暴食,再从暴食到再次呕吐,然而很显然是她下意识地策划了在白天发作暴食症。

在描述日常发作暴食症的时候,她发现她明白:暴食症的发作既是远距离遥控也是自动化爆炸的结果。这是怎么开始的呢? 亚力珊德拉终于能够用可靠巧妙的语言来描述这个开始,这是爆炸后的灾难现象,而且灾难的发展是无法终止的。她几乎已经可以理解她做的梦的含义了。这个梦就代表了暴食症的发作:这是一场"原子弹"爆炸,而爆炸是以黑暗作为结束的。原子弹加速爆炸和爆炸后的蘑菇云切断了生活中的光明。因此当她结束呕吐时,她的脸变得黯淡无光,看上去很消沉。她已经身心俱疲。让她变得黯淡无光的原因是她犯错了,她因为向自己的冲动让步而感到羞耻。这让我们想到了圣经中的表达，当该隐的表情里蕴含着扑上去杀了亚伯的冲动，他本应该是可以忍住这种冲动的。上帝说："为什么你的表情看上去如此消沉？"然而他当时还没能真的成为一个杀人犯。于是他说："还有时间。"一旦杀了他的兄弟之后，就触动了该隐心中理想和禁忌之间的关系。这让我们联想到了维克多·雨果在《惩罚集》(Les Châtiments)中的隐喻："眼睛已经进了坟墓，在注视着该隐。"

呕吐或者增重，恶性循环

当过度的暴饮暴食和另一种过度行为同时发生时，暴食症的爆发就会疯狂地加速。另一种过度行为可能是呕吐，或者腹泻、体重超重、嗜酒……暴食症剥夺了生活中的光明。

暴饮暴食的欲望就是对于自体性欲快感的渴求。从某种角度看，梦中的按钮暗示着阴蒂，而对于遥控和自动化的联想则暗示着患者追求手淫快感的行为。

吃得太多太快有着复杂的意义。这代表了两种特征：过度和加速。我们不能忽视暴食症的重要性，不能忽视它在现代文化中出现的意义。这不是缓慢和有度的文化，正好相反，从功能上看这是代表了速度、数量、过度和强烈的文化。文化中的危机部分表现为暴食症的发作以及发展暴食症的方式……

从心理动力学的角度来看，在这些过度行为中，吞咽使人坠落。事实上，新危机的出现往往可以代替抑郁的危险。暴食症的连续发作必然会导致发作的加速，于是这变成了一种恶性循环：一开始是在一个月里变得越来越频繁，接下来变成一个礼拜，最后在每一天里都变得频繁。暴饮暴食归根到底是因为内心的爆炸将那个保留在患者内心深处的人连根拔，这避免了患者的加速坠落。但是根据我们的观察，我们还是无法确定暴食症的加速到底是患者在坠落的原因还是结果。

我们只知道我们需要探究冲动的源头，这对于研究暴食症非常有必要。暴食症的加速导致患者最终坠落地狱。为什么会加速？为什么会坠落？为什么这会使得越来越多的人去了地狱，或者更糟的情况是他们变成了活死人……？

此外，我们进入了一个与我们有关的迷宫。因为这个迷宫有其文化中最隐秘的部分，因此这是我们所熟悉的迷宫。这让我们联想到现代经济社会中不断在加速、理想化的，并变得越来越疯狂的工作节奏……

治疗暴食症就是要让患者接纳她们自己身处不断加速的恶性循环中的样子：吃得太多太快，太过主动，太多的呕吐，太多的腹泻，或者体重超重太多。

加速似乎是患者能找到的唯一能够逃避抑郁的方式。但是加速到过度就是在冒险，每天都会坠落得更低，然后还会失去身心平衡，变得越来越严重。

被打断的时间

接下来我们来看看海伦的病例。在她治疗暴食症和呕吐的时候，我们采取的治疗节奏比较慢，而且间隔时间较长。当她能够用语言来描述暴食可怕的加速的时候，我们才会对其进行治疗。她发现这种治疗方式所带来的影响是：在被打断的这段时间里，她感觉自己离开了人群,生活变得毫无魅力可言。

快一点,快一点……高低起伏

　　海伦:我还是会发作暴食症。这不是件好事。

　　医生:你想想看你自己说的"这不是件好事",说明你在暴食症发作的时候是有所犹豫的。你身上追求理想和完美的那一面在帮助你治疗。所以你并不认为这可以被称为是一种欲望。

　　海伦:的确是这样。我的暴食症发作变得很快,然后到某个时间又停滞了,我感到自己又在重新往下掉。

　　医生:所以你说感觉到高低起伏?

　　暴食症发作得越来越快,直接导致她对于痊愈的时间的体验方式变得太快,并且定位得太高。治疗和继续发作都让人筋疲力尽。痊愈就好像是享用一道菜肴,一开始吃得很夸张,然后变成大量地吞咽,再到不断地加速,直到有坠落感。这就代表暴食症复发了。我们想到了坦塔洛斯所受到的惩罚,苹果就在他头顶上,看着很近手却够不到,永远都吃不到苹果,这种永远都实现不了的渴望就是对他的惩罚。而这种惩罚在拉·封丹(La Fontaine)寓言中演变成了愤怒和怨恨。狐狸吃不到葡萄架上的葡萄,所以就说:"这些葡萄对于那些粗鲁的人来说都太青太好了。"于是我们的患者只能告别那不能实现的痊愈。我们知道,患者之所以无法走出语言表达障碍这个迷宫,更多的是因为不脱离现实的超我(surmoi)。

　　想要很快好起来,马上能够痊愈,这种几乎不可能实现的要求让治愈的希望变得微乎其微。为什么这种不现实的焦虑感如此强烈？我们接触到的是超我受到的影响。超我是我们精神生命的决策者，是我们内心理想和禁忌的全部。超我在内心世界中专断蛮横。如果我们仔细地研究这个问题，就会发现事实上治愈是一个理想化的结果，也是一个圈套，痊愈的想法本身就是暴食症的原型，因为痊愈的要求就是完全康复以及马上康复，这恰恰是暴食症的特征：全部吃掉，马上吃掉。因此痊愈的过程就好像是自我折磨一样。这种看法肯定会影响治疗的决定，是否需要鼓励她拒绝治疗或者暂停治疗。我们很有可能会选择放弃痊愈的这个念头。

然而让我们感到最惊讶的是暴食症竟然是痊愈的载体。把暴食症看作是患者想要变得完美的要求和期望，这看上去是多么自相矛盾。但事实的确如此，暴食症的现实就是：对于是否完美的担忧极端强烈，正是在这样专横的情况下，反而显露出了暴食症的症状。

暴食症看上去和理想没有丝毫关系，然而，我们发现事实正好相反……在心理领域，暴食症的症状是非常复杂的。

除了导致患者堕落（吞咽—坠落）的行为外，还有另一种动力，那就是创造高度。对于患者而言，他们发现的解决办法是不断地加速……并且持续加速……在发作和不发作之间的左右摇摆给患者带来了欣快感，这可以抵御堕落和抑郁。但是这是一个和时间赛跑的过程，患者会不断加速直到脱离了时间。

这种加速的方法还包含第三种动力。快一点，快一点，这恰恰让患者更容易选择放弃，选择无视生命，甚至有的时候选择失去生命……名为理想化，其实是反过来攻击自己，打断了时间，也切断了生命的延续。

让我们继续通过倾听海伦的诉说，研究一下她对加速的感受。

医生:快吗?

海伦:是的,我一边看着手表一边让暴食症的过程变快……我对自己说:你有两个小时的时间来把这些全吃光再吐掉。即使这持续了五个小时,因为有的时候我会重新开始,这是在和时间赛跑……就这样一天就过去了。这一切都毫无意义,我根本就没能做其他事情,因为时间过得太快了……时间的加速占据了我所有的思维。我总是在尝试变得更快。当我变得慢下来的时候,我就会忍受不了然后停下来。我知道这样子生活并不现实。

坠落,上升,继续坠落,暴食症的发作是这样一个循环往复的过程,治愈暴食症也是这样的一个过程。暴食症的发作可以比作什么样的变化呢? 可以比作是一种疯狂的加速,直到筋疲力尽,直到这是为了生存而不仅仅是为了生活。

恶性循环让他能够继续生存

但是为什么要继续这样呢?

医生:那么这对于你来说是最好的自卫方式吗?

海伦:当暴食症发作时,我觉得自己低到尘埃里去了,但是一旦开始发作了,我就不能阻止自己,一切发生得太快了。当我觉得不妥的时候,我找到了这个方法。

医生:你之所以这样是为了不要去体验什么呢?

海伦:我不想体验那些痛苦的感受。我知道生活不应该是这样的,生活也不会这样继续下去。当我想到"欲望"这个词时,我想到的有可能是前进而不是上升。当我停止向前时,我有可能会认为这是一个暂停，而不是重新坠落。

我们发现暴食症的加速给患者带来了欣快和麻痹，也让她嗜此成瘾。与此同时，还有一个失败的事实，那就是患者对于情感波动的不适状态，并且这正变得越来越严重，原因或许是发作节奏的加快，或许是暂停到再次坠落的循环。为什么会这样呢？水平方向的前进基本上是毫无可能的。

就这样精神和身体一遍遍不断地经受着这样的循环。

接下来让我们来看看暴食症的生物活化剂。激素是生存的信使，它的作用是改变暴食症的命运，改变与其相随过度症，尤其是呕吐。肾上腺皮质激素氢化可的松是一种常见的生存加速剂。它可以纠正患者对于情绪的不可抵抗。在日常生活中遭遇不测时，它对我们来说也是非常有用的，比如说遭遇车祸时，或者受到精神打击时；或者要面对竞争，各种等级考试时。但是它每日的分泌比率是有上限的。一旦超过了某个极限值（比率比正常生活中增加了一倍）就不能够再提高它的使用剂量了。在这种情况下我们就会开始暴饮暴食。

当发作很严重并导致压力增大时，如果患者遭受到了打击或者情感波动，她会觉得她不能再坚持下去，因为氢化可的松的分泌已经达到了极限值。她就会变得异常敏感，开始"越位犯规"。唯一可能的求助就是开始新一轮的暴食，或者不吃不睡到筋疲力尽这样才可以继续维持她的暴食瘾。精神上的解决方式就是慢慢加大身体的生存难度，因为这是患者在遭遇无法抵挡的情感波动时，唯一可以使用的加速剂。

这种恶性循环解释了另一个观察到的事实：在经过了一段时间的心理治疗以后，或者刚刚完成了一次成功的会诊，情感波动一旦发生，还是可能发作暴食症，因为暴食症的发作是为了缩短患者被情绪所控制的时间；被情绪控制的时间越久，患者就越会觉得，除了呕吐和吃以外，没有其他可能的方式能帮助她消化掉这些情绪。

那么怎么样才能跟患者来谈论这些模糊的验证结果呢？怎么样才能跟她们谈论发作节奏加快所导致的身心循环呢？我们必须要使用一些隐喻使得躯体的加速现象被形象化地表达出来，在给她们灌输一些生物解释前，应该先帮助她们形象地理解这些内容，当然生物解释也是必不可少的。最重要的是患者可以在形象的解释中认识自己，而且她们可以尝试提炼出自己的理解，一旦找到了我们的理解来作为支持，她们就能够朝这个方向继续前进。她会在我们形象化的描述中记住我们对她说得最多的词，这样可以帮助她使用自己的语言来重新表达。我们的表达目的在于帮助患者走出之前失败所带来的沮丧，鼓励她们继续寻找成功，不断前进。

医生：生活的特点就是动荡和情绪化。然而因为暴食症的干扰，你掩饰自己所有的感受，隐藏起让你的生活变得动荡的一切。因此你再也感觉不到，也再也听不到。情绪不光是精神上的也是身体上的。暴食症的发作也是一样，既是精神上的也是身体上的。暴食症屏蔽了身心受到的情绪影响，这就好像一台收音机屏蔽了其他所有的乐曲声一样。

海伦：是的，我可以清楚地感受到收音机屏蔽的画面。就好像我盖上了一个盖子，并用力地按住它，直到我再也感觉不到任何情感，直到一切情绪都停止了。而且我盖上盖子的动作非常快。

我们来看看海伦是怎样盖上盖子作为掩护的。

屏蔽情感

海伦记住了这个掩盖的画面。在听她叙述的时候,我们想到了希腊神话中的迷宫,那里本来是用来跳舞的露天广场,地面上还装饰着阿拉伯式图案,后来变成了一个有屋顶遮掩的幽暗迷宫。之所以用屋顶来遮挡,我们认为是为了让脚下的路变得更复杂更昏暗,让人看不清楚前路。那要怎么办才能重新找到出口,重见光明呢?

跟加速的时间的关系让活着的人可以远离复杂的生与死,爱与恨,善与恶。最终,加速和过度融为一体。当人们在内心深处对自己和他人都感到无比失望时,加速和过度就会毫无防备地突然出现。菲利普·亚麦(Philippe Jeammet)一直坚持认为失望是女性青少年的问题根源所在。加速和过度是不可分割的,对于饮食行为紊乱成瘾似的渴求只是一种不可靠的救助而已,因为饮食行为紊乱并不能帮助她们吸纳失望。加速和过度所带来的欣快只是从表面上消除了她们的失望,因为这种越位似的逃避让她们不能感受到活着的真实感,也不能体验一切的情感。

因此求助于神话故事可以帮助我们理解那些被掩盖的东西——那些在加速进程中不易被察觉到的东西。神话故事向来是研究人类生命的有利资源,为了解决人类生命的未解之谜:生命的不规则性,人们不恰当的言行,是什么激怒了我们,是什么让我们忍受不了。神话故事构筑了一个想象的保护区,这个保护区最适合让复杂的人类逻辑在那儿工作。从某种意义上来说,神话故事助产了人类天性中不理智和难以理解的一面。

"只有当我们在一些不相容的因素间感受到了某种一致性时,神话才不再只是神话。"(Calasso,1991)

只有当我们能够不借助神话故事去解释饮食行为紊乱的原因并了解怎么治疗时,我们才能够感受到这种潜藏的一致性。通过每个神话的异文,我们可以在精简的神话故事中看到那些聚集在一起使得我们无法获得一致性的内容。我们在神话故事中找到了那些最适合用于探索暴食症复杂性的内容;为了找到这些内容,我们找到了和加速相关的神话故事:比如说关于伊娥(Io)的神话,这是弥诺陶洛斯(Minotaure)迷宫神话的其中一个异文,弥诺陶洛斯是一头贪吃的猛兽,隐藏在迷宫深处。伊娥是阿里阿德涅(Ariane)的祖母,阿里阿德涅保护了要去迷宫中杀死弥诺陶洛斯的忒修斯(Thésée)。

在治疗身陷暴食症迷宫的患者时,我们会表现出痛苦、愤怒或者失望,我们认为很有必要把这些感情联系起来。现在让我们回到神话故事上。

我们试图在迷宫中重新找回迷失方向的患者,但是她们不会告诉我们在哪儿可以重新找到她们,也不会告诉我们去哪儿可以找到她们。我们觉得进入到这个让人遭受苦难的迷宫是非常简单的一件事情,像她们一样迷失在这个迷宫中也很容易,但是要找回她们非常困难,要把她们带出这个迷宫则更是难上加难。

迷宫

那我们来研究一下这个关于迷宫的希腊神话。然后我们利用其中力量的隐喻意义来研究暴食症。

这个神话故事有两个异文。一个版本是,这个迷宫是露天的,所有人都能看见它,这是一个让年轻男女跳舞的广场,这是一个有阿拉伯图案装饰的广场。另一个版本是这个迷宫是有屋顶遮掩的,这个建筑物是为了藏起一头可怕的猛兽。米诺斯(Minos)国王在那儿藏起了他的儿子。米诺斯和帕西法厄(Pasiphaé)生了两个女儿,阿里阿德涅和淮德拉(Phèdre),还生了一个儿子,就是弥诺陶洛斯。可是这个儿子是个半人半牛怪,因此他被藏在了迷宫深处,等着雅典进贡来的少男少女走进迷宫,迷了路,这样弥诺陶洛斯就可以偷偷地把他们吃掉。(Graves,1992)

在神话中和在现实中是一样的,"当外形一旦发生改变时,外形就显现出来了"(Calasso,1991,p.21)。身处在迷宫中的感觉就是从在露天的感觉过渡到被遮掩起来的感觉。

而暴食症就让患者体会着这双重的感觉,那么怎么样才可能从阴暗过渡到光明呢?

结合这两个异文看,这个希腊神话讲述了为了藏起怪物而把跳舞广场改造成阴暗的迷宫,这样怪物可以在里面吃掉在迷宫中迷路的人。为什么要用跳舞来掩饰吃人怪呢?因为在那个时候,古老原始的史前文明就是把秘密埋藏到人类灵魂的最深处,有秘密是件非常羞耻的事情,所以必须把它们埋藏在每个人的内心深处。

暴饮暴食的经历(贪婪贪欲的一切经历)让我们体验到了身体的快感(跳舞,庆祝活动),带来本能的恐惧以及对性爱的恐惧。

神话故事是将历史定位在一个家庭当中。我们不能忘了一直以来说到我们心坎里的这些神话。在他们面前吞掉那些有将来的人是非常可怕的。这让我们想起了我们特别了解怎样囚禁他人……唉。这种吞噬掉有前途的孩子的生命的行为是非常常见的,但是是赤裸裸地吞噬掉还是遮遮掩掩,那就要根据实际情况了。

厌食症转变成暴食症就好像是阴暗的迷宫起到的掩饰作用。一开始厌食症是比较轻微的,就好像是踏着舞步,体态轻盈,更确切地说这像是一场舞会,展现自己的魅力,我们将之称为"现代时尚"。然后厌食症变得让人感到担忧,当人们想要逃离它时,它就会被笼上一层阴影,厌食症经常会转变成暴食症,如果没有治疗预防这种突变的话,那患者就会情不自禁毫无束缚地吃东西。

这个迷宫让患者失去了通过饮食汲取能量生活下去的本能,并且自己或者连同家人都无法正视这个问题。为了一天的能量,人们必须要吃东西,为了无视已经失去了这种生存的尝试,患者肯定在家中会有其他的奇怪行为。约束型厌食症的迷宫是露天型的:因为消瘦的身材是触目可见的。很明显她的身体状况有所不妥。但是在暴食症呕吐或者腹泻的伪装下,我们不会十分确定地说患者有厌食症,因为这种暴食症掩饰下的厌食症患者并不会身形消瘦也不会体重超重,这种情况下厌食症筑起了一座遮掩了内部真相的迷宫,神秘而羞愧。正是这种神秘让厌食症没有被人们所察觉。在周围人看来,患者已经完全康复了。

因此患了暴食型厌食症(l'anorexie de forme boulimique)的患者更容易感到孤独。无论患者的自我识别能力如何,这都是一个最难探究到真相的难题。那如果是体重正常的暴食紊乱症呢?神话故事还让我们注意到在今天"秘密对于人们来说是一种羞耻",因为只有人类才会对秘密和羞耻有所混淆。于是人们把羞耻埋藏在暴食症迷宫的深处。

出口，女性……

我们注意到了这宿命般的确认。患者到底是暴食症还是厌食症，这种识别困难之所以会妨碍治疗，是不是因为我们混淆了难题和羞耻？为什么有些人会用这种方式让自己的生活变得不能自理，而其他人就不会？这是难以理解的。但是我们还不能做出评判，仍然有待确认……

让我们继续来看看神话中忒修斯是怎么走出迷宫的。故事中出现了另外一个人物，阿里阿德涅。阿里阿德涅是半人半牛怪的姐姐，我们可以认为她是他的女性化身。阿里阿德涅代表了蜘蛛，是否意味着她也是一个贪婪的禁锢者呢？接下来我们看看她是怎么和自己的情绪进行抗争的。她跟她的姐妹淮德拉一样，在爱情方面是个多情而不幸的女人。

我们可以通过神话追溯这些女性的世系。从阿里阿德涅、淮德拉，到她们的母亲帕西法厄，再到一切的开始，她们的祖母伊娥。伊娥受惩罚一直在拼命地逃亡，生活在永恒的加速中。我们最感兴趣的是神话是否解释了为什么。

为什么会有流亡的惩罚？伊娥是宙斯之妻赫拉最亲近的人。赫拉一直对自己和宙斯之间的爱情感到骄傲，她总会去伊娥做女祭司的寺庙中祝祷她的爱情。然而有一天，宙斯第一次背叛了赫拉，他变身成了一头白色的公牛去勾引伊娥。因此伊娥的女性后代都会遇到公牛，阿里阿德涅也不例外。公牛是男性力量的象征，而且所有的女性后代都会遭受被抛弃流放的命运。阿里阿德涅想要改变这个恶性循环，现在当我们说找到并沿着阿里阿德涅之线走(suivre le fil d'Ariane)，指的是当人们在遇到一团糟的情况时能够成功克服。

忒修斯是弥诺陶洛斯的下一个猎食目标，这是一个非常有前途的年轻人。但是命运让他不得不面对这个致命的危险：如果他能够生还，他就能成为雅典的国王。阿里阿德涅希望他可以活下来，于是她向忒修斯献计，让他能够杀了贪食的半人半牛兽，并且毫发无损地走出迷宫。这场斗争是十分艰苦的，因为只有两种可能的结局：生或者死。阿里阿德涅给了忒修斯一个线团，滚动的线团可以帮助他找到半人半牛怪也可以让他找到迷宫的出口。只要沿着这根线就可以了，只要有信心并有能力沿着线走出来就可以了。

阿里阿德涅就好像是象征着女性力量的蜘蛛一样，她提供了自己的蜘蛛丝。只要能够使用这根线，就能够克服女性的恐惧。但是展开了蜘蛛丝，就有被粘在蜘蛛网里的危险，很有可能会把自己囚禁起来。在那里有遇到女性的可能。相反，如果男人能够展开蜘蛛丝而且不被网住，如果他能够永远让蜘蛛丝向前铺展开，因为他能够让女人向着自己的欲望前进，而且他能够在自己身上控制好女性特征，那么这根线会给他以女性特征，并且给予他更有价值的男性力量。忒修斯最终毫发无伤地成功走出了迷宫。但他却忘了自己之前答应迎娶阿里阿德涅的承诺，他还忘了通知他父亲他的胜利，以及他征服了女性这件事，以至于他再也不能够照顾他的父亲，因为他的父亲以为他死了所以自杀了。这是多么悲伤的结局。

我们可以由此联想我们能够借助同样的方法打败贪婪的欲望走出迷宫。我们必须学会使用女性的线团：我们的线和患者的线。神话告诉我们，为了战胜暴食症，必须先要克服女性的恐惧，忘记退缩。

这个神话另一个版本讲述了，为了杀死弥诺陶洛斯，唯一有效的武器是把他的一个牛角翻转向自己……我们也可以使用其中的隐喻。暴食紊乱会导致心理上的贪欲，让患者永远都感到不满足，当这种贪欲和不满足不断反过来对患者自己造成伤害时，那么患者就会开始自我克制。因为这种改变，失败和复发肯定能打开一个关键性的出口。

我们回到海伦的病例上。海伦已经经历了多次复发。她在住院以后来我们这儿会诊，我们的治疗联盟为她开辟了一条能够走出暴食迷宫的出路。她所接受的精神分析并没能让她摆脱暴食症的反复发作。在她出院后一年，她觉得她又复发了。暴食症又开始发作起来。时间间隔比较长的治疗节奏是为了让她减慢暴食发作的节奏，因为间隔久一点可以让她好好倾听自己身心的诉求，而不必因为太紧凑的治疗节奏而感到恐慌。减慢治疗节奏就是减慢发作的节奏。海伦认为她已经准备好了面对这种复发的威胁，准备好了与之斗争并取得胜利。在经过了 18 个月的跟踪观察后，她并没有再次住院，她现在处于一个稳定的满足状态。于是我们考虑再次让她来到诊室进行精神分析。

海伦再次坐上诊断长椅，感到震惊，心神不宁，联想的线团滚了出去，泪水潸然而下，因为关于父亲的回忆一下子涌上了心头，这是她以前从来没有谈到过的内容。无论她自己是怎么想的，她发现她喜欢丰满的体态。她情绪太过激动，因此她要求离开长椅，就好像想要走出迷宫一样。她对自己的女性认同受到了阻碍，而要摆脱这种对于女性认同的无知是非常痛苦的，当看见自己变成了自己一直不敢成为的女性时，她为此感到高兴：成为曲线圆润的女性，就如拥有圆润的臀部一样。

然而当她情绪波动太大时，除了选择复发暴食症和不断加快发作以外，海伦没能找到其他的自卫方式。怎么办呢？我们重新用时间间隔比较久的会诊来限制她情感的积累，因为没有暴食的保护，她既不能抵挡痛苦也不能承受快乐。

尽管我们了解到了她的沮丧，我们仍然坚持不间断地为她进行治疗。只不过对她的暴食症开始了另一种形式的探索。如果我们可以把治疗的重点放在研究暴食症发作一直重复发生的时间问题上，我们很有可能改变患者的沮丧和失望。

> 医生：你总在同一个地方里转圈圈。你没有想过怎样开辟出另一条防御的道路吗？但是这不能太快，因为路不可能一下子被全部开凿出来。其实你心里面很了解暴食之路。你走上了这条路，这样你就可以毫不犹豫地掉到这个沟里。

> 海伦：你跟我说，与其说我是要开凿出另一条防御的道路，其实因为欲望，因为我的欲望？

> 医生：你好像是想告诉我，太快也许是一种想要快速到达更高处的一种表现形式。这是否和你追求完美的理想有关呢？

> 海伦：是的，当我着手做一件事情的时候，我总是想要做得很快很好，我工作的时候是这样。但是生活中我并不这样。

充满野心的竞争

海伦磨灭了让父亲认同她女性特征的一切可能性。她在暴食症的迷宫中用减重和严重的呕吐埋藏了这些可能性。她是怎样忍受这种女性特征的变形的？我们明白她的加速是为了和父亲世界中的女人们保持秘密的关联。在父亲的世界中，这些女人随着年龄的增长会发胖，这让她因为极度的消瘦而备受煎熬，她的消瘦带走了身体的活力和生气。对此她的态度含糊不清，既不接受也不抗拒，这使得她认同身材丰满圆润才是魅力所在。在她看来，她的母亲反对她这种圆润的女性特征。但是她自己偷偷地在隐秘阴暗的迷宫中追求着这种丰满，并为此感到羞愧，而这个迷宫正在慢慢地摧毁她身体的活力。

暴食症的爆发把她连根拔起，她的父亲也被她流放了。但是她吃得那么多，那样摧残着自己的身体，其实是为了秘密地保留住父亲所认同的女性特征。她和母亲的世系要订立怎样的约定呢？她的母亲曾经为了能够移民也订立过这样奇怪的约定，她通过结婚的方式移民来到这里，为此她还抛弃了自己的长辈亲人。

如果精神分析间隔短的话会让她变得更复杂。海伦是这个故事中的孩子。为了很好地解释他父亲和他祖父移居国外的原因，她坐在长椅上讲述了自己被流放的故事，这是一个属于她自己的贫困而悲惨的故事。她因为感到羞耻而掩藏了她作为父亲的后代偷偷地留在这里的这个秘密。但是她的解释完全是想象出来的。在和她的父亲交流时，她发现他们移民的真实原因是为了做生意。

暴饮暴食是她出错的原因。暴食型厌食症让她变得很痛苦，以至于她联想到了父亲的母亲。她被自己虚幻的联想所织出的蜘蛛网给网住了，这些虚幻的联想让她变得不像她家族的女性那样，她把自己的身体困在了她以前习惯的牢笼中，她变得不幸，不会去爱……这是否是给她母亲的礼物？

　　因此出现了两种格格不入的命运,这和身体的快感相混淆——在这种意义上迷宫就是跳舞广场;在另一个神话版本中,这些女性的命运被笼罩上了不幸的阴霾。为了保护自己的女性特征,这些女性世世代代都在为之努力抗争,就好像所有女性都在和她们母亲的女性特征竞争一样,与其说这是一种折磨,不如说这是生活给予的启示,爱与恨的启蒙。

　　海伦在治疗中选择了这样一种方式:怎样才能在竞争中幸存下来而不会迷失了自己。几年之后,海伦成了几个孩子的母亲。她已经能够找到自己的出口,那就是变成女人,不必为了将来要和她的女儿们竞争而感到恐惧。通过治疗实现了转变,尽管这个转变的过程是如此真实而痛苦,我们成功地度过了这个阶段。从那以后,海伦能够让她的身体投入到爱情中,从一开始追求激情到追求两人的亲密,这种亲密感让她能够承受住为人父母所带来的冲击。

伊娥的快乐

　　对于亚力珊德拉和海伦的治疗鼓励着我们继续探索研究迷宫的神话。接下来我们要研究一下最难的一个故事,那就是关于伊娥的异文。我们一代一代地往上追溯,直到阿里阿德涅的祖母伊娥。坚持不懈能够让我们继续努力直到亚力珊德拉和海伦痊愈为止。

　　伊娥的故事充实了我们对于暴食症发作催化剂的理解。一想到引起发作加速的生物调整机制,我们就想到了伊娥。伊娥被牛虻叮咬逃走,她被牛虻不断地追来逐去以至于不能够有片刻的休息,也没有时间和人相处,更不能在一个地方安定下来。她被惩罚在地中海附近漂泊流浪而得不到安定。

在借助了弥诺陶洛斯、阿里阿德涅以及她整个家族的神话故事来做心理会诊后，我们开始探讨暴食症的生物钟数据会更容易一点，我们也更确信了加速和发作状态作为暴食紊乱催化剂的重要性。暴饮暴食的过度、爆发以及加速最终演变成了烦躁不安和恼羞成怒，这让她重新找到了想象中的按钮，亚力珊德拉的按钮爆发了暴食症，至于伊娥的按钮，不断地刺激和生气才能够维持发作时的狂怒。

伊娥的神话中涉及了性享受的问题。我们想到了亚力珊德拉梦中遥控和自动化的按钮，这让我们想到了自体性欲。伊娥神话始于赫拉和宙斯关于性爱的争执。二十年来赫拉一直享有宙斯无与伦比的爱。在阿芙洛狄忒（Aphrodite）出生之前，赫拉才是爱之女神。有一天，宙斯在和赫拉争论，在性爱生活中是男性更快乐还是女性，他想知道赫拉的意见，但是赫拉拒绝给出她的答案。于是宙斯去找忒瑞西阿斯（Tirésias），因为忒瑞西阿斯是后来帮助了俄狄浦斯（OEdipe）的先知。事实上在过去七年中，忒瑞西阿斯变成了一个妓女，因此他熟知男性和女性所体验到的快感[1]。他向缄口不言的赫拉揭露了女性的感受："如果爱欲的快乐是十分的话，那女人享有九分，而男人只享有一分。"赫拉很生气，因为他既了解男人的内心也可以洞悉女人的内心，于是她弄瞎了忒瑞西阿斯的眼睛作为报复。

---

[1]　译者注：之所以忒瑞西阿斯能够了解男性和女性的感受，是因为他曾经是个男人。他在基利尼（Kyllene）山看见两条大蛇正在交配，两条蛇对他发起了攻击，他用手杖杀死了其中的雌蛇，然后他就变成了女儿身。后来他成了妓女，因此他能够了解男女双方的感受。

宙斯决定要报复赫拉背着他弄瞎了忒瑞西阿斯,于是他第一次背叛了赫拉。而更大的报复是他选择了赫拉最亲近的朋友伊娥作为出轨的对象。因此是宙斯引发了世世代代女性不幸的命运:她们的内心中无法满足的竞争欲。

男人的感受是怎样的呢?为什么宙斯选择了执掌神庙钥匙的女祭司,而且这个神庙还是赫拉祝祷他们爱情的地方?这个神庙颂扬着赫拉的爱情。在神庙中有一座赫拉的雕塑,她的嘴深情地亲吻着宙斯勃起的阴茎。

她的嘴完全变成了一个性器官。

差异的魅力

宙斯的这个选择想要表现出人类的什么特质?人类的复杂性,以及人类难以并存的事实?下面是罗伯特·卡拉索所说的:

> "伊娥无论从外表,还是服装上都会让人联想到女神赫拉……因此宙斯是选择了一个赫拉的复制品,他希望这是最小化的差异,这细微的差异足以瓦解等级差距,足以产生新的感觉。他想要伊娥,正是因为她是一个有着些微差异的复制品。然而复仇的欲望太过强烈以至于让他无视了这些差异。"
> (Calasso,1991)

这个秘密的故事是否揭示了暴食症的秘密?我们要试着说服自己相信故事中无意透露的真相。

神话的后续发展是赫拉的复仇,她把这个和她极为相似的女人变成了一头母牛。她让牛虻追着这头母牛,对于伊娥来说这只牛虻仿佛是让人难以忍受的一个刺激她的按钮。我们很容易联想到这是一个性暗喻。这让人难以忍受的刺激让她在地中海四周到处逃窜，永远无法休息，永远不能够和他人结合。伊娥没能够"掉入"宙斯的怀抱。

我们迫不及待地想要开始着手研究因为加速，暴食症会不断复发的这个问题。

暴食症就好像是一直叮你的苍蝇，这是怎样的一只苍蝇呢？是不是很像你的母亲？你是否想要成为她的复制品，这样就可以不用离开她的床，你是否想要夺走她的一切，包括父亲？是否成为了她的复制品，就可以跟她情感同化，和她相似到融为一体，是否选择认同类似于复制品的她，就是认同自我的集体心理？她是否就会成为和她先祖一样的女性？

过度的到底是什么？想要变快是否就可以没有时间去在意那些差异？变快是否就可以逃避和他人亲近，这样可以快点成长为穿着成衣时装的相同复制品，并且没有个性化到足够去和其他女人竞争？就好像伊娥那样，她经历了失望和复仇但是不能够从中恢复过来。于是她开始加速逃离，陷入了混乱之中。

这是否是为了让她能够不再受这些细微差异纠缠和烦扰，这是只有男人才会注意到的细微差别？这是否真的是为了她的母亲不再怀疑她？或者这是否是因为她害怕体验新的亲密关系？因为这种新的亲密关系会辨认出真正的不同，男女之间的差异，两性体验的差异，以及这种身心极端差异的神秘诱惑力。

不，永远不会是这样！与其说是感觉到爱情带来的痛苦，不如说是贪欲的加速，是一种逃避，也加速了被迫害妄想症。她不再是她自己，她处于一个难以忍受的兴奋状态，这让她仇恨自己，让她远离自我。这让她觉得自己和母亲是最相像的，但是没有不同也不能独自前进,相反,她在暴食的迷宫中,在暴食症发作而织出的蜘蛛网中,变得和她的母亲一样。

永恒的出口

我们再次把话语权交给亚力珊德拉。就好像我们两年后给了海伦话语权一样。暴食症难以觉察地屈服了。暴食症渐渐放慢了它的频率。不再有暴饮暴食,也不再有呕吐和约束。身材有点发胖。她担心她失去了活着的强烈感觉,但是她还是适应了这些改变,之后就不会再发作暴食症了。她是怎样重新看待加速这个问题的呢:放弃加速其实就是要找到时间的极限,并找回当我们失去所珍爱的人和物时的害怕。

医生:你以前觉得时间过得快……后来时间慢了下来,现在时间很重要……

亚力珊德拉:我曾经觉得时间过得很快以至于这变得和时间无关了,因为太快所以没有了时间概念。是的,后来时间渐渐地慢了下来。时间的加速是因为过早地遇到了难题。我的母亲在几个孩子夭折后又生育了几个孩子。因为过早地了解到孩子夭折的事实,我本应该会因此而倍感煎熬;时间仿佛倒退了回去。

我现在意识到了加速这个问题。我是在开车的时候意识到的。之前我并不认为这是什么大问题。但是现在我开始担心这个问题,所以我开车的时候会慢慢开。而且在其他方面我也能意识到加速这个问题。

在身体的痛苦上也是这样。以前我肯定就意识到了,因为都没有停下来过。现在,我问自己:"我怎么了?"以前我会说"我不舒服",但是没有焦虑不安。而现在我却觉得"我怎么了?",这是一种焦虑的表现。

就好像你是不会在乎你不关心的东西碎了的。我父母曾给了我一枚戒指,一年后我丢把它弄丢了,我只是走形式地稍微找了一下。

后来我弄丢了我领圣体时用的金项链,这让我很在意,我四处找它。

我曾经因为学习很重视铅笔橡皮,但是我并没有对它们投入感情。即使是我的小熊,我的自行车,我也并没有对它们情有独钟⋯⋯现在我把这些记忆的碎片重新拼接起来。我以前有着我所不了解的恐惧和焦虑。现在这些焦虑变得明确起来:是对于死亡的焦虑。我再次意识到了消失,意识到了结束的可能性。现在我能够辨别出来这种焦虑。我以前并不觉得死亡和我有什么关系。

医生:你不再受身体的影响,控制住了身体,这让你觉得焦虑却不再觉得恐惧。

亚力珊德拉:控制住身体,也就是控制住时间。我在人或物身上投入的时间越久,我就越会害怕失去他们。以前我从来没有在物质上花费心力,因此它们是碎了还是掉了,或者我无意弄坏了他们,我都无所谓;但是现在一切都变了,我开始有迷恋的东西。

比如说今天早上,我必须要洗一块带花边的桌布来用,但是桌布上贴着洗衣店的标签。我想把标签撕下来,但是我发现这会弄坏桌布的,于是我停了下来,在以前我从来不会在乎这块桌布发生什么事情,即使我撕烂了也没关系······我并不是故意那么暴力的,但是我现在会想到如果我继续这么撕下去"这会弄坏桌布的",所以我不会再做下去。

医生:一想到会在转变的过程中失去一切,你控制住了这种粗暴的想法······

亚力珊德拉:是的,我不会去看自己的身后。我不会回过头去看引起的结果。现在我会害怕花瓶没有放好位置而摔碎,我会担心损坏,破碎,失去。

身心医学和生物钟学

加速的目的是为了去除那些不同,那些细微的差异。生物钟时间的打断导致暴食症一直重复发作,仿佛在播放一张唱片时,它永远都会转到同一条声槽。

暴食紊乱刺激了患者走出时间的束缚。当时间变成了毁灭者,人们会使用毒药让自己走出来。而暴食症就是毒药之一。暴食症的身心治疗应该致力于解释暴食症是怎样突破身心的界线发作并自动持续的。接近患者的身心可以放松暴食症的防卫,因为我们不会做出任何评判。当痊愈的意愿不再只是一种信仰,可以帮助患者使用方法来面对饮食行为紊乱带来的身心影响时,这会让治疗效果变得更有效率(我是如此渴望能够痊愈······)。

心理医生和患者有规律地一起投入到康复计划中,这让她们走出了和超我之间绝对的关系:要么全部是超我,要么什么都不是。她们"逐步地,一点点"变成了超我,这不同于"要么全部是,要么什么都不是",也不是"马上"或者"永远不"。

我们注意到"逐步地"并不意味着是有规律的进展。在阻断暴食防卫的过程中，我们建议定位每个进展的过程。"一点点"在某种程度上意味着一步一步地，一个阶段接一个阶段地。当前一个阶段完全完成时就进入到下一个阶段，这样可以增强我对于"自我"的信心，"自我"一直领导着个体的前进。

因此我们可以说时间在治疗中是一个十分重要的因素。要强调的是暴食成瘾的人是没有时间概念的；相反，对于要戒掉暴食症的人来说，时间就是现在，就是参与会诊治疗。提前预料到危险可以让我们变成深谋远虑的人，让我们变得注重治疗的生物效果。

提前，推迟

在给暴食症患者进行每三周一小时的治疗时，我们想到了一种意想不到的想象方式。我们发现在治疗时，对于患者身心的研究会默默地变成两个人的幻想，在幻想中无意识可以直接交流，在想象中无意识开始编造故事，虽然表面上这是一种认知疗法。认知疗法的重点在于采集信息，传达信息，并对其进行评估。在治疗暴食症的过程中，行为疗法和精神分析是不可共存的，更不可能的是同时实现，对戒掉暴食症及其影响进行生物性辨识，以及此过程中伴随的无意识过程的辨识。

朱迪斯是一位三十多岁的女性。在她进行第三次会诊的时候，她想起了她是怎样从为了汲取营养而吃饭变成为了吃饭而吃饭的：当她试图在饮食中汲取更多的淀粉性食物时，她开始觉得越来越累，其实她以前就已经觉得累了。但是暴食症隔三岔五的发作让她并没有觉得累，而每次暴食症发作后都会伴随着呕吐，这让她每天都觉得欣快和麻痹，以至于忽略了疲劳感。

这一天朱迪斯想要睡得比平时更好一点，所以她忍住了最后一轮的暴食呕吐，提前去睡觉了——这时候距离天亮还有三四个小时。往常这最后一轮的暴食带来的呕吐、头晕、汗水以及疲劳会让她在梦中从高处坠落。

在第五次会诊时，朱迪斯已经可以和心理医生一起考虑决定进展的新阶段，因为在第四次会诊时她没能决定新阶段，这让她非常不好受。少了这个新阶段让她想要倒退回去，想要毁掉一切。她的要求有着非常明确的主张，这个主张是突然想到的：她找了一个礼拜才找到了她想用的词"推迟"，这就是她想做的，推迟第一次的发作。这样的话，只要她能够不打破她的日常生活和秘密的暴食生活之间的平衡，她每天就只会发作两次。之所以说是秘密的暴食生活，因为没有人知道它的存在，甚至她自己也不知道。在下班以后，她总是在想空闲时候能够做些什么，直到突然就卷入到了暴食的混沌中，太过猝不及防以至于她没法儿推迟暴食的发作，只有在睡梦中通过从高处坠落才可以让她再次走出暴食的混沌。

那么心理治疗的关键是不是就是推迟呢？穿越回去有可能是为了重新体验由内而外的不同感受。因此很明显，戒掉暴食以后是压抑、适应的过程，也是面对差异的过程。

推迟就是向暴食癖妥协，妥协是为了一点点地瓦解暴食癖。

集中隔离和减速

最初的标准就是集体对个体进行生物观察和心理倾听，这样可以大致描摹出一个方向，一种连贯的感觉，并让勒得太紧的地方得以放松。

我们发现那些经历暴食症的患者一旦害怕放松潜意识的压抑作用，她们都会因为具有识别性的家族外貌而感到烦扰。她们可能和父母、尊亲属，特别是和母亲长得非常相像。就好像是风神艾俄洛斯(Éole)用所有的风吹开她们思想的城堡，城堡里风起云涌暗藏风暴。她们担心会失去理智，害怕混杂在一起的力量会被吹得四分五散。内心深处是和个体的外表有关的，所以她们的辨识其实根本就无法控制：因为这以一种不和谐的方式来得太快了。

因此会诊的目的就是渐渐能够区分这些相似的辨识，开始的时候应该慢慢来，因为如果开始得太快会让她们感到恐慌。这样可以恢复或者建立起内心深处和亲密之间的关系，可以有一个慢慢的发展过程，而不是一蹴而就：从内心到自我，到外在，再到他人。

想要吃得很快，想要吃掉一切，但是什么都做不到，就是一成不变地重复同样的动作：一直想要在很快的时间里马上吃掉一切。想要治愈暴食症必须了解耐心和延迟的重要性，以及自我的结构性力量。自我能够等待适当的时机，光明正大地向他人释放本我的力量。

想象一下，我们总是用同一个节奏弹奏弦乐器，从来不会强迫自己弹更慢一点，也从来不会慢慢地扫过琴弦，因此我们不能连贯地弹出音符来。比如说我们不能连贯地弹出 do 到 fa，只能断断续续。

为了实现改变，我们就要把不连贯转变成连贯。对于音乐是这样，对于慢慢转变到痊愈也是这样。减慢节奏对于实现这种连贯性是有必要的。

朱迪斯总是想要恢复那些过得太快而溜走的时光,那些很困难才作弊溜走的时光,但是像这样子她什么都没能实现,她没能在适当的时候放出风神城堡里的风,应该在适当的时候放出所必须的风,这样才可以开始着手任务,虽然可能是微风也可能是狂风。

改变已经说明她们接受了走出不变的相似性的混乱。减速是治疗的作用之一。那什么才能够实现这种减速呢? 心理医生的内心节奏,内心的平静,身体的放松以及他想要治好他的患者的愿望。仿佛节拍器打节拍时打得更慢,这样可以让从 do 到 fa 连贯起来,毫无罅隙地统一起来,心理医生会为参加治疗的患者制定适合她的改变梯度。

在第一次会诊时,心理医生就帮助患者实现了第一次的转变,这是她们第一次改变,这给了她们痊愈的希望。这既是第一次的提议,就好像是第一个音符一样。

必须要有对连贯的渴望,那么就是既要有 do 也要有 fa。或者更确切地说,从第一个音符开始,就必须积极地进行会诊。只要有了所期望的第一个音符,就会有 do 到 fa 的第一次连贯演奏。同时,第一次会诊开始就有了第一次做决定。从一个阶段到下一个阶段能够坚持做出的决定就是第一次连贯性的表现。

改变就这样开始了。但是在这时,饮食行为的混沌中还是一片废墟,改变并没有赋予混沌更新这一重要功能。

第一次的决定仿佛是带来光明的第一束阳光。

心理医生也在改变。他放弃常规的治疗节奏是为了观察什么样的节奏是适合他的患者的。治疗阶段的节奏并不是我随意决定的,因为随便决定的治疗节奏会被当作是一种外界的束缚而被患者所抗拒,或者患者只是表面上接受了,而她的内心其实是不接受的。

心理医生适应以后,为了能够让说话的环境与可以实现的渐进性相适应,他开始寻找,开始认真地倾听。合适的治疗节奏是不会导致治疗的自杀性进展的,也就是说患者不会主动放弃治疗,医生和患者之间也不会自动解除治疗关系。因此两者的自杀性进展指的就是两者之间的治疗关系被自动解除了。

心理医生能够适应,从某种意义上来说就是他能够解释。随着他找到了治疗进展每一步所需要的条件后,他就能够解释治疗中每一步的用意了。在这一点上,心理医生所采用的方法不同于传统精神分析疗法,他使用的方法中还有着教育的目的。

我们还能够借助对于免疫学的当代研究(Ameisen,1990)来明确这一点。细胞为了"抵抗"它们的自杀性规划,选择了自爆。但是,我们要设计怎样的一个环境才能够中断这个过程呢,才能够使得暴食—呕吐的发作表现出来的反抗是一种前进而不是停滞不前?

我们再回到朱迪斯的病例上来。

否定和生命力

在经过了很长时间的精神分析治疗后,朱迪斯有了很大的改变,但是暴食症的发作还是一如既往。暴食症仍然存在,每天发作五次。

在第二次治疗会诊时,她向我讲述了经过第一次会诊后的治疗效果。她回到家以后,她打破了气窗上的玻璃。打碎玻璃?我们的第一个音符给她一种决裂的感觉。于是她就变成了一块玻璃隔板,因为她曾经感觉暴食症把自己隔绝起来了?

在接下来的会诊中:

朱迪斯:我非常生气,因此我很犹豫要不要说。

医生:是不是因为我让她等得太久了。但是我在门口迎接你的时候,你还是面带微笑的。

朱迪斯:不是的,我并不觉得你让我等了太久。相反,我很犹豫要不要再来。但是我还是坚持来了。我并没有像我们决定的那样有所改变……

在接下来的沉默中我又重新思考了一下她刚才跟我说的话。不想来。决定了的改变是否并不适合她,以至于变成了来自外界的束缚,而她一直在反抗这种束缚,这个改变的医嘱是否有可能会使她失去在厌食暴食中获得的认同感?不想来,但最后还是来了。那么最后决定来是不是偶然发生的呢?

朱迪斯:除非更痛苦是为了实现改变……

医生:是的。这也是一种迹象,表明有东西把你和其他人分隔开了,比如说一块玻璃,或者是在一面镜子后面,透过镜子你什么都看不到。如果说暴食症也是这样把你和外界隔绝了,那么我们开始打碎玻璃就说明了你已经可以呼吸新鲜的空气了。打破隔绝外界的障碍并不能够减轻你的负担,也不能让你主动忘记曾经让你受伤害的事情,只会让你觉得痛苦。

朱迪斯:而且比以前更痛苦。

医生:是的。

我们观察到"什么都没有改变"是一种否定的表达,用否定来清楚地阐述最具活力的自己。否定才是清楚明确的。然后她用到了"除非……"，这里面包含着真实的感情体验："除非更痛苦是为了实现改变……"。朱迪斯的思考完全是自主进行的，我完全没有去干涉。因为她的思考是连贯的。我的认真倾听让朱迪斯很有信心。我最初的回答都是为了让她安心。因为她没有复发的危险，所以她敢于继续前进。因为很安心，所以她就敢于冒险。

> 朱迪斯：我没有改变，因为有考试，然后有假日，但是这些都是借口。可能是因为我总是在重复着同样的内容，我明天再改变，再晚一点，当没有……
>
> 啊对了，改变的是睡觉，我睡得更多了。从上一次开始，我早上可以睡到十点，或者十一点，即使我还要为了考试复习，我还是会继续睡觉。

这次的会诊，我们必须重复她刚刚的工作。这是一种诠释进展过程的方法，为了能够强化治疗主体的自我。朱迪斯也在思考她的治疗，并真诚勇敢地和心理医生沟通医生所不了解的基本知识，于是她和心理医生树立起对彼此的信心，并且构成了治疗联盟。介入治疗的目的是强化她的思考能力，思考是自我的先驱之一。然而即使朱迪斯已经明白自己已经可以支配部分的自我，但她还不知道隐藏在暴食症背后的那部分自我，也无法支配这部分隐藏的自我。

我的画外音："什么都没有改变，除了睡眠有了一点改变……。"我解释过要么全部要么什么都没有，这个"有一点"是不一样的。想要改变一切，比如说：明天不再发作暴食症也不再有呕吐，这是不可能的，因此就什么都没有。根据自己的所想去行动，那就应该对自己有信心，就不能够隐藏起精神生活。然而，一旦有了"一些——更少一些"暴食和呕吐机制的想法，能量就会重新变得可用。暴食和呕吐所产生的生物效应破坏了能量的循环。在发作后,她会觉得迷迷糊糊的。

> 朱迪斯:我必须跟你说……有的时候在晚上最后一次呕吐后——第五次——我会觉得头晕,不舒服。为什么会这样呢?

心理医生所选择的治疗方式是跟患者诉说一些让她能够认识自己的直觉治疗。在她不了解的暴食世界中,她对自己的认识改变了自我和超我之间的关系。她依靠的是自我观察的能力。她刚刚获得了新的自我定位,就能够告诉我她所不了解的,在详细地描述了她的体验以后,她问我:"为什么会这样呢?"我已经确信无论我们需要多少时间,我们可以有很好的进展。我不知道是什么样的无意识识别构成了隔绝她的障碍,我也不知道需要多久的时间才能够靠近这些无意识识别。

我直接回答她:"我想,这应该是因为低血糖……",这可以很大程度上缓解焦虑。为了进行生物性观察以及精神生活中的生理效应,我决定给她关于生存激素功能的基准,生存激素可以减轻营养不良包括低血糖的影响。

> 医生:在经过了五次连续的呕吐后,为了维持血糖需要借助生长激素,生长激素可以控制肌肉(蛋白质)通过糖原异生转变成葡萄糖的过程。呕吐导致了缺钾,这会降低心脏跳动的频率,因为细胞循环变慢了,还会减弱重要器官的机能,而心脏就是这些器官之一。

> 朱迪斯:我觉得我还有糖分的储备,因为我中午吃过了而且没有吐。

> 医生:如果在经过连续几次的发作以后,已经没有了糖分

的储备,但是至少大脑和心脏还需要糖分的供给,于是可以激活生长激素的矫正机制来保护这些缺乏糖分的器官。

朱迪斯:但是我没有厌食。

在这里,我们面对了一个技术型的问题,该怎么来回答这个问题呢。这个问题和反移情相关,和温尼科特在反移情中所说的"仇恨的能力"(la capacité à la haine)也是有关的。在我们看来,在这敏感的转变期要保持这种互信的氛围就必须能够保持真实性。因此重要的是不能够漏掉任何细节,不能够缄默不言,必须要回答她的问题。回答必须很温柔,而且要对她以及对我们的治疗表示尊重。回答是为了直接证明她反移情式的攻击性。

对于"但是我没有厌食",我的回答是:"是的,但是你的手是厌食症患者才会有的手。"

朱迪斯:别看我的手(她把手藏在了身后)。

医生:你知道你的手和别人的不一样。

朱迪斯:怎么会这样呢?

这在过程中和开始的时候很相似,开始的时候她使用了否定"我没有改变",而她刚刚问了"怎么会这样呢?",她希望听我定义并解释这种情况。她已经认同了会诊两个阶段间建立起的联系。她十分渴望能找到支持她前进的基准。支持这种渴望的是引导她的需求,也就是说让她感到可靠,这样可以使她敢于在接下来的疗程中冒更大的险。

表面看上去她的行动有可能比较笨拙,因为她在行动中有可能想要表现出她不承认自己生病的现实。"别看我的手"表明她因为她的手不同于其他人而感到惊讶。而我之所以这么做,因为在媒体或者不是这个领域的医学界都没有提到过这个问题。

生物学的媒介

我们之间的媒介是生物学的精神倾听。因此重要的是心理医生同时在两个方面上发挥作用。第一个方面是指学习和教育，这些是认知上的资源。第二个方面指的是对于治疗关系中无意识的检验，在基准移情和信心方面，以及妨碍了治疗关系和痊愈欲望的困难这方面。渴望继续生病既是一种自卫方式，也是对惩罚的渴望，是一种创伤性后遗症……

我决定重新详细地定义她想了解的内容：

> 医生：这是一种手部红绀病，天气一旦变冷手就会发红，这与四肢毛细血管分布有缺陷相关，因为心跳迟缓，血压降低。四肢毛细血管的血液循环问题还会导致其他的激素现象，尤其会出现部分甲状腺激素的不足，比如说 T3（缺乏 T3 会扰乱新陈代谢），最终由于外部供给不足而导致内源性坏胆固醇的升高。

然后我又回到了"我没有厌食"这个问题上，我再次保持着温柔但具有攻击性的态度。

> 医生：似乎在暴食和厌食中，你并没有想过要保护自己的性命。当童年时期并没有了解到要怎样保全性命或者怎样去治疗的话，在成长的过程中有可能会患上暴食症或者厌食症。

朱迪斯感到很惊讶，她问我所说的"保全性命"想要表达的是什么。我回答她："就是保存可供生存的能量。"

她跟我说我跟她说过很多次"一点，一点儿也没有或者什么都没有"，这个概念对她的帮助很大。然后她建议下一阶段对睡眠做出一个新选择。

朱迪斯：我可以提前睡觉的时间，这样可以避免最后一次的发作，也就不会让我感到头晕了，因为不想睡觉我才会吃。在经过了新一轮的呕吐以后，我会一直熬到深夜睡不着。

我跟她解释说她没办法直观地感受她病情中相关的生物机制。事实上，凌晨一点本应该是女性分泌激素的时候，如果晚睡一点时就无法分泌激素，从而导致激素失调。而另外有一些激素是在午夜前的睡眠中分泌的。

朱迪斯的骑术水平很高。于是我使用了相关的类比手法。

医生：当你想要训练你的马完成新动作，你得先放慢速度让它克服困难，成功地完成这个动作，然后你一次又一次地重复这个动作，再慢慢地加速，只有积累了经验才可能完美地完成这个动作。因此对于我们的治疗来说，必须要有些改变，但是得慢慢来才能成功，如果一下子进行很多的改变那么很容易会失败。练习骑术的方式和我们保全性命以及进行治疗的方式是一样的。

朱迪斯：即使一系列的暴饮暴食让我熬到很晚，我知道如果我从十七点或者更晚开始发作的话，我会一直持续到深夜，有的时候会一直到早上五点。因此延迟发作开始的时间并不会减少我发作的次数。所以这根本没用。我能做的是控制住最后一次不要发作。

"我必须要跟你说"表现出她对自己的治疗要求，以及自我和超我之间关系的改变：

朱迪斯：我必须要跟你说我早就认识你了。当别人向我推荐你的时候，我听到你的名字就知道你是谁了。我以前听

过你的一个讲座。当时我离你特别近。我觉得我应该要跟你
说一下这件事……

她认识我这件事告诉我们她是通过接触和思考来认同我的。
在她找回自我,寻求改变的过程中,了解别人对于她试图想要理解
的内容意义深长。

我从表面上回应了她的局促不安,从深层次上来说,其实我回
答的都是她了解的,但是这是在治疗过程中无意识了解到的。

通常来说,在治疗情况以外,患者最好不要去了解他的心理医
生,而心理医生也不能了解患者的周围状况,比如说他的家庭
环境。

有的时候,为了着手治疗,必须要了解一点点,不能完全了解
也不能完全不了解。对于患者的了解可以让患者在治疗过程中产
生对医生的信心,也可以让她对自己有信心。同时还可以帮助患
者认识到内心深处的自我,内心深处的自我是与世隔绝的自我,是
沉默的自我,是她完全不了解的自我。

无意识的男性认同

朱迪斯,在十八个月以后,无意识认同正在发生作用,她的状
态发生了彻底的改变。不再呕吐就可以证明这一点。

朱迪斯迟到了却没有为此道歉,这是很少见的。然后我告诉
她我今天没办法超时,因为我有必须要做的事。这让她感到很失
望。她跟我解释她是赶了很久的路才来到这里的,就为了让上次
会诊以后发生的改变可以连续下去,她因为自己能够看到这些改
变而感到很惊讶。

她正在经历"过渡期",身体状态所发生的改变表明了她受约束的改变。当她要求自己树立一个目标时,她并不认为这是实现目标的方式,反而认为这是一种来自外界的束缚,这让她不能够理解目标的意义。但是现在这似乎发生了改变。

一个密度很大的包裹正在解体。那些会被转移到暴饮暴食上的情感在发生改变。她不再担心跟别人一起吃饭,她不再觉得和陌生人吃饭会让她觉得像中了毒一样。在假期中,她接受了为期一个礼拜的邀请,她感觉很不错;她十五天里只吐了三次,而且在此期间她的朋友和她的爸爸都来看望她。当她晚上去这个朋友家时,在吃饭的时候她总是会想着吃完以后她会吐。

我说让人难受的情绪肯定会让她想吐,这是让她不想长时间留在别人家里的一种方式。

我们可以在下面的对话中看到这样的情绪:

朱迪斯:我不想谈刚刚发生的事情。

医生:你知道发生了什么?

朱迪斯:是的。

医生:重要的是发生了什么。谈论它可以推迟暴食症的发作,如果发生的改变能够帮助你摆脱暴食症,那不谈也是可以的。

朱迪斯:我希望你猜一猜。

医生:哦,我觉得应该是和性有关的。

朱迪斯:是的。吃饭的时候他经常会对我说他想跟我做爱。我会幽默地回答:我们会谈论,但是我一点也不想做。

医生:这和你觉得会中毒的想法有关……就好像是童话故事里面所讲的那样。白雪公主和猎人离开了,但是猎人没有杀了她。她的后母知道了这件事因为白雪公主变得更美了。于是她决定要毒死她。这是女人之间的嫉妒……也是母女间的嫉妒。

朱迪斯:是的,我妈妈也来了,多亏有她这另外一个女人的存在,我才没有呕吐。有三个人在会更好一些。如果我和母亲单独相处的话,我是不会在母亲家里吃饭的。所以我已经有很多年没有跟她一起吃饭了,而吃晚饭不呕吐至少也有十年了。有了第三个女人以后,就再也没有起床和吃饭的约束了,不会约束我能吃什么不能吃什么。我和她真的相处得很好。在那儿之前,我一直强迫自己,我总是会想:无论如何你吃晚饭会吐的。当别人问我"你确定?",我的回答是否定的,我仍然想要吐但是我没有吐。我的母亲注意到我重新开始投入到我的爱好中去。我已经有好些年没有骑马了,我告诉她我又重新开始骑马了。她问我:"一切顺利吗?"我回答:"这和你有什么关系吗?"。

医生:很有可能母女之间不可能亲近起来。或者她并没有找到亲近你的方法?

朱迪斯:应该让我来告诉她亲近我的办法,现在我做到了。

医生:那你的兄弟们跟你的母亲亲近吗?

朱迪斯:有一个一点都不好。当然,我的母亲都跟我说了。她跟他亲近不起来。

医生:你为什么会觉得和你的父亲在一起会觉得厌恶……

朱迪斯:当我单独和父亲在一起的时候我总是会觉得不自在。我不知道再怎么说下去。还有在改变的……

医生：你现在觉得轻松一点了吗？

朱迪斯：显然是的。我想是上一次的治疗让我有所改变。

医生：我也这么觉得。你不再觉得难以忍受了。现在你所列举的所有的这些不同是彼此相连的，只要这些不同不消失，那么暴食症就不会消失，这就是我们所说的物理上的过渡期，介于液体和气体之间的一种过渡期，发生变化的时候没办法用数字来表示出来，数字的表示有可能可以建立起来气体和液体之间的连贯性。这是一种极端的改变，当改变发生的时候它却不能和其他的时间连续起来。

朱迪斯：现在拼命吃蛋糕的次数已经少多了，我很快就被大量的糖分给恶心到了。我暴食症发作吃的蛋糕是我父亲和兄弟一块儿吃的蛋糕。

医生：呕吐不再频繁，这让你的胃变小了。食道和胃之间的贲门的炎症开始减轻了，因此它可以更好地闭合。呕吐从生理上来说就更不容易出现了，这对你很有帮助。

食道和胃的分开就好像是把朱迪斯童年和父亲兄弟在一起的甜蜜以及和朋友在一起的甜蜜分开来一样。这样我们可以看出来蛋糕想要表达的意义。她无意识地吞下了她童年时那些男人们所喜爱的味道，然后她又吐了出来。完全康复，需要她向家人以外的男人敞开心扉。而现在还有另一个遗留在迷宫中的困难。

饱腹感失常

饥饿和饱腹

暴食症的典型症状就是强烈的饥饿感，饥饿（limos）如牛

（bous）[1]。

从心理角度看，暴饮暴食是口与欲之间关系紊乱的一种迹象。但是要怎样才能抵抗住频繁的饥饿感呢？吞咽的渴望在频繁的饥饿感刺激下变成了实际行动。然而，这并没有从生物学的角度解释暴饮暴食为什么要发展成过度。为了更好地掌握这种紊乱的力量，我们应该从什么样的视角展开研究？

暴食症的生物催化剂

以下是三个主要因素：

——生物钟节律调整

——血糖起伏不定

——胃容量的膨胀

事实上以上三个因素扮演的主要角色是：

——饱腹感的调整

——暴食发作的恶性加速

它们互补的结果有着连续性的共同作用：同化过程中的生理排泄导致身体处于一种应激状态，这会引发身体出于生存的需求而调整激素，也会造成躯体应激。躯体应激（通过提高氢化可的松，减少甲状腺激素）会造成感知紊乱和睡眠紊乱，这两种紊乱会慢慢成瘾，并引起过度易感性和超敏反应。

---

[1] 译者注：limos一词意为"饥饿"，瓦罗在《论农业》第五章中所说："我们清楚牛的高贵，有很多大东西都是以公牛（bous）为名的，如 busycos（大无花果）、bupaida（身躯高大的孩子）、bulimos（极饿的）……"，因此这里将强烈的饥饿感比作了一头牛。

身心治疗的动力

患者必须了解激活身体的不同标准，明白这些标准复杂的相互影响，同时标记出激活心理的那些因素，因为对于生物方面的了解可以帮助她缓解焦虑。患者并不是自愿犯错的。这是一种恶性的连锁反应。有了这些新的标准，失望就会减少。加速明确证明了其重要性。减慢发作频率是治疗的一部分。

身体疾病的复杂性

生物钟的紊乱起到了加速暴食症的作用，最后导致患者无法自主地控制暴食症。因为患者会随着每天的暴饮暴食潜移默化地累计加速效果。长此以往，加速作用成为触发暴食症的导火线，并且是可以潜在重复使用的。暴食症的加速最终变成了自动化的加速，这变成了一种习以为常的结果；没必要再故意地发起加速。比如说呕吐不再像刚开始那样难了。

现在我们可以确信是患者饥饱感的紊乱导致了其身体上的暴食症。

血糖的波动

首先我们要通过摄入过多的快糖让血糖波动起来，这时就需要胰岛素来清除过多的血糖。

胰岛素的作用是巨大的，仿佛锤子敲在了大头针上：胰岛素可以在将近一个小时到一个半小时之后起到降低血糖的反应，这会造成新的饥饿感，或者低血糖所导致的萎靡不振的状态：出汗，颤抖，头晕，应激性，感到恶心。随着新一轮的糖分摄入，这些不适感会有所缓解，这是一个恶性循环的过程……暴食症发作后的呕吐也会导致低血糖。在经过了连续的暴饮暴食和呕吐后,低血糖的情况会更严重。而呕吐之后会导致钾的缺乏,缺钾最大麻烦就是会让心脏跳动变缓,疲乏垂绝,乃至呼吸困难。

胃部饱食失常

因为食量过大而引起胃容量的增大。

当胃容量变大时,就不能够用一餐正常的食量来填满患者的胃了。而在餐后也会感觉不到饱,于是大脑很快会接收到胃壁分泌的激素所传达的饥饿的新信号,并且提示大脑胃的饱食(再次饱食)状态。

在 2003 年人们就发现了这种被称为生长素的激素。

生物钟紊乱

因为患者没有饥饱之间的转换过渡,这就扰乱了正常饮食节律的生物钟。

患者没有饥饿到饱食的交替过程,也就意味着她们的饮食无法维持张弛有度,同时也会扰乱自我喂食的需求。

接着就会扰乱日夜的饮食节律,疲劳感也会发生改变。

女性每个月的例假和女性荷尔蒙机能也会受到影响。

当睡眠受到影响时,这种影响会更为巨大,因为在和入睡作斗争后患者通常会筋疲力尽,而且为了能够入睡她们往往会求助于低血糖,例如因为低血糖而昏厥。睡眠的时间也会减少。

疲劳的状态是非常特别的——人们往往会感到软绵绵的,而这种绵软的感觉往往是因为心脏跳动频率的减慢引起的,心脏之所以跳动变缓是因为呕吐而引起钾的大量流失,有时甚至会有心脏骤停的风险。

在正常的饮食时间,患者要么吃得很少或者甚至不吃,要么就是疯狂地吃，不停地咀嚼，这严重扰乱了其生物钟。有时甚至少吃几餐饭，表面上这是为了惩罚自己的暴饮暴食，但事实上是为了更切实地扰乱患者的饥饱感知。

由因及果，一系列的失调接连出现

这是让身心出现负协同作用的最可靠的方法。身心之间的负协同作用会不断加速直到陷入混乱。混乱引起的必然结果的特点是：

——无法预见它们的发展；

——多重的因果关系导致了身心之间正面或者负面的协同作用；

——从正面到负面协同作用的突然转变，或者因为互补因果关系的细微改变而突然发生从负面到正面协同作用的转变。

由于暴食症引起了巨大的加速力，起先它是让人觉得欣快的，其后因为不断重复的过度行为会让人感到恐慌。暴食症和暴食症患者仿佛是奔驰着的套车，跨过桥梁，离开熟悉的国度，如被魔鬼附身般疯狂地来到未知的土地上。加速到极限，从来不知停歇，套车终于到达地狱。

因此，通过观察每个患者对于加速力的临床主观判断，包括了身体方面、情感和感知方面的自觉表现，我们可以从中发现身心问题的所在。

通过这方面的了解，我们能够创造出相适应的治疗手段，也是包含身心两方面的治疗手段。因为从兼顾身心回到精神方面，我们要从自卫的角度研究加速现象，这种加速是为了掩饰患者对于坠落感的恐惧。通过爆发的过度饮食经历来再次掩盖住这种恐惧。

　　但是加速的结果就是自动回应各种情绪，以至于继续加速看上去是必不可少的，即使有摧毁身体的风险，有时甚至因为这种超速运行而有死亡的危险。这是一种越位式的逃避。

　　最后，加速力造成了饱食感的紊乱，我们必须要重视营养方面和生活卫生来缓解这种紊乱。有一些可能的矫正方法。

　　然而，要完全消灭饱食感的紊乱是不可能的，因为暴食症的发作不会有所让步。暴食症是抵御各种情绪的自卫方式：防御痛苦，防御一切靠近的恐惧。暴食症是一种抵抗力。

　　暴食症扰乱了饥饱感，颠覆了饱食感的日常体验，以致患者的饮食习惯遭遇了混乱，再也体会不到放松安静的身体，体会不到吃饱的感觉。

　　同样的一餐饭可以喂饱容量小的胃，却难以填满容量大的胃，以至于离开餐桌时仍然会感到很饿。事实上，当患者胃容量变大时，她们就无法体会到饱食的感觉，以及饱食所带来的胃膨胀。例如患者每天用填满它来让胃膨胀起来，即使这些填充物只是水、凉拌蔬菜、苹果、四季豆……总之就是一些用于缓解饥饿的少量食品，胃也会慢慢变形的。

　　因此，随着患者不断加大她的胃容量，让胃不断膨胀起来，这会破坏她日常的饱食体验。这些所谓的用于缓解饥饿的少量食品只是暂时用填满胃来阻挡住了饥饿感（因此它们马上停止了生长素的分泌），但是它们使胃部的环形肌膨胀了起来。用几天的时间膨胀起胃。随后几餐饭的食量就无法满足胀大的胃容量，于是患者离开饭桌时仍然会觉得饿。

　　血糖含量，也就是血液中的葡萄糖含量，会直接告诉大脑人体是否拥有了人体机能运作所必须的能量源。

所有的生物细胞都需要依靠葡萄糖的能量维持下去,无论是一棵树,还是一只动物或者是一个人,都需要葡萄糖的给养。从某种意义上来说,葡萄糖就是我们的实体。但是葡萄糖需要通过血液来运输给每个细胞。当血液中有过多或者不足的葡萄糖时,我们的大脑细胞就不能很好地运作。

但是其他种类的糖,尤其是果糖,不会引起血糖的升高或者降低。

因此要想体验饱食感,要么就填满胃,要么就让血液中含有 1 g/L 的葡萄糖。

但是如果经常不规则、过度、大量地摄入升高血糖的食物,让血糖不断上下波动,这会造成饱食感的紊乱。因此人们可以通过优先食用不会升高血糖的糖类来稳定血糖的含量:淀粉性食物、果糖、面包(除了白面包)……

此外,少量的淀粉性食物配合蛋白质就可以给人体提供足够的卡路里,这样有助于减小胃容量。通过早中晚的蛋白质配合淀粉性食物的摄入,患者可以重新体验到饱食的感觉。

升高血糖的糖类("快糖")是一些非常小的分子,它们可以快速地穿过胃壁,在摄入 20 分钟后就会让血液中充满葡萄糖:当然包括了口味很甜的果酱、糖果,还有面包干、饼干点心和小奶油面包。相反,以果糖为基础的谷物虽然口感很甜但是其中并不含快糖,比如说 muesli(由谷物、燕麦片、杏仁和干果组成的一种早餐食品)。

呕吐和糖尿病

不承认自己患有糖尿病和血糖不稳定有着直接的关系。压力情绪会消耗掉大量的能量，从而引起低血糖。

　　为了治疗伴随呕吐的暴食症，十五岁的桑德琳要求在内分泌科住院治疗。她从十二岁开始就患有糖尿病。当她情绪失控时，她就会调动身心的防御机制来应付这些情绪。

　　这些情绪的波动让她在十二岁那年就患上了糖尿病，并且七个月前开始了暴食型厌食症。七岁时她经历了第一次休克：在她的父母离异后，她的父亲不再积极承担其父亲的职责，因此缺少父爱让她备受折磨。在青春期前期时，就演变成了她拒绝见父亲，而她的父亲也并没有为此争取，直接接受了不见面，不再继续承担作为父亲的职责。糖尿病就是从那时候开始的。

　　从青春期开始，为了可以尽可能地减少注射胰岛素（糖尿病是因为胰腺出了问题无法分泌胰岛素，从而无法控制升高的血糖），她一直保持着低血糖。因此桑德琳经常会觉得饿。

　　桑德琳发现她能够通过自主控制饥饿感来自主控制住暴食症。她学着辨别在低血糖时常会出现的表现：意识模糊，很难集中注意力。她了解了自己感觉身体飘摇，一直想睡的原因。

　　桑德琳：啊，是的，当我看书的时候，我一直在重复看同一句话，并没有真正地在看书，不能够看下去，不能够联系上下文的内容，我没办法记住书上的内容，我的思想在别的地方……

　　医生：这和你建立联系的能力有关。你没法集中注意力，并且记忆力也不太好。

　　桑德琳：我发现在吃饭前这种感觉会更强烈一点。我没法集中精力；我在等着吃饭时间的到来；这种感觉太过强烈以至于我无法去想其他的事情。

114

医生：你是不是神经紧张，焦躁不安？

桑德琳：是的，我着了魔一样地想着食物。

医生：如果你不在这里，如果你是一个人的话，会怎么样呢？

桑德琳：我会急忙跑向食物，然后开始暴饮暴食。我知道如果我现在离开这里的话，我就会坚持不住，我又会开始发作暴食。这种愿望太过强烈。

因此，瘦了五千克以后，在下个月又会重新长回来，然后又开始减五千克，持续减下去，自动维持住几乎恒定的低血糖状态，于是持续发作了暴食型厌食症。身体上的生理压力和营养缺乏最终导致了氢化可的松的增高，以及她的停经。停经预示着女性器官被冻结住了：下丘脑、大脑垂体、卵巢、子宫。甲状腺激素 T3 的减少会减缓大脑的运作质量，这就意味着记忆力和注意力集中会受到影响。

而大脑功能的紊乱会引起定量估算的错乱，会让她感觉脱离了现在的时间，对于过去和未来的概念很模糊，也会扰乱睡眠和做梦，同时会扰乱言语能力（例如很难叫出事物的名字），这些都是大脑功能紊乱会引起的部分影响。

相反，戒除暴食症会导致激素和心理产生变化。

在戒除暴食症最初的三个星期，压力有所缓解。多亏了两种感知状态之间（在餐前低血糖达到极限时的感知紊乱状态，以及她感觉更好时的状态）产生了差距，桑德琳观察到她的感知能力开始发生了变化。

重要的是鼓励患者诉说她的感知紊乱，尤其是对于定量感知的紊乱。

医生:你是说太多了吗?

桑德琳注意到她对于数量的估算会有时有时无的感知紊乱。这个不同可以标记为饮食行为紊乱的一个特征。现在她可以更清楚地感知到数量的变化……

桑德琳:我想吃苹果,不想吃面条。但是我由于疏忽错吃了面条。这太让人难以忍受了,有太多的情绪压抑着我,于是我就开始呕吐。是的,我注意到这种情绪已经太多以致破坏了平衡。

医生:你想要控制住对面的另一个人。你希望他能够直接回答你所期望的答案。如果事情没有如你所愿的话,你就会表现得很激动、烦躁不安。就好像打网球,如果球不打回来的话,网球就打不起来了。如果你只是为了锻炼球技把球打向墙壁,那也行,但是如果你只是纯粹地打向墙壁那就不行了……

桑德琳:我不能吃东西……如果我不在这儿去了外面,我就会发作的。

医生:这是为了麻醉开始显现出来的痛苦,来自灵魂的痛苦……

在这个疗程之后,桑德琳大哭了一场……有一些什么消失了。在这个时候,护士和营养学家的作用至关重要。但是他们不能太过急切,治疗的互补性是基础,不应该再加入需要消化的情绪。不能因为她哭了就像母亲一样地照顾她,也不能因为必须要战胜病魔而纠正她让她不要哭。

当她越能够感知到自己的身体时,她的感知紊乱也会越严重。她坐在床上看着她的大腿,她觉得它们太粗了,然而现在在镜子前,她能够正确地看待她的大腿,它们还是纤细的。

最后她无法很好地感知盘中餐的分量。有的时候她觉得太多了,然而她每天只摄入了700卡路里。她知道这太少了,在午饭前她感觉到了自己因为低血糖而萎靡不振,但是她不能够在十一点吃点心,因为她觉得"吃太多"了。

因为害怕吃得太多,促使她担心暴食症复发。因此她就想在盘子里剩下点食物;要得更多这样就可以剩得更多。但是为了改变其定量估算的能力,她必须和营养师一起估算必要的食量,足够让她不会想让自己呕吐的食量。在和营养师合作的治疗中,她学会了主观地估算每次的食量,这样可以帮助她提前限定盘子里应该装多少食物,而这些食物不会让她很难控制。定量估算之所以能够成为她的同盟,是因为这是她所追寻的调整方法,有了定量估算以后她就能够让自己适应暴食症的改变。

这并不是外在的标准,不是合理的数学化标准,例如称重可以了解自己的体重,或者计算卡路里都可以有所帮助。对于身体的感知来说,这也不是必须成为标准的天平。这是内心的标准。是通过语言和治疗关系实现的主观估算。这是在书本中学不到的。这是一种互动,需要借助适量的情绪。通过语言组织表达,同时阐述对于饮食的体验,和其他人交际时的身心体验。然而她正是缺乏这种必须而足够的调整,这并不是因为缺少信息的沟通,而是因为没有父亲的陪伴让她备受煎熬,以致她忍受了太多的情绪。

尽管父亲对于她的情感投入出现了混乱,她对于这种父爱的需求仍然持续着。在结束我们的会诊后,她想要在新的一年中学习弹吉他。"当我小的时候,我爸爸就会弹吉他。"这是在她父母离异前，在父亲离她远去而扰乱了她内心的安稳平静之前，也是在父亲改变对她的情感投入前发生的事情了。

如果她一直存在定量估算的紊乱，那就表明她有重新发作的危险。桑德琳本能地知道这一点，她在刚刚的治疗中告诉我："我会好起来的，我感觉得到。但是我知道，如果我现在出院的话，我坚持不了多久，又会重新开始饮食紊乱的，重新开始暴饮暴食，重新开始低血糖。"

在住院治疗后的第三个礼拜，主要的治疗就是尽力减少压力。手部活动可以帮助减少压力，也可以缓解营养缺乏和餐前低血糖的情况，这样她可以更为平静地进食。营养师期望可以同时达成这两个目标。当她拒绝合作时，他们找到了一个解决方法：喝一杯果汁；这种治疗糖尿病患者低血糖的新方法非常适合她。

实现这两个目标也意味着在餐前的半个小时内创造出平静而集中精力的新环境：通过使用手和耳朵，例如画画、听音乐。

桑德琳注意到在这个时间段想要集中注意力读书（"我同一个句子读了有二十遍"）更为困难。我解释说这是因为她处于营养缺乏的状态，而且此时新陈代谢有所减慢，抽象思维的集中力和记忆力都会受影响和下降。具体来说，就是我们用手做的事情更为简单一点。此外，美丽的东西能让她更为平静。在这种平静的状态下，她可以很好地把握画画所需的油彩量。这让我想到可以通过创造患者的习惯性动作使得她的行为重新变得自然。如果她同意体验画画的话，那么使用画笔的动作，仿佛吃饭的动作，会重新变得自然，而重复这种体验可以创造出惯性行为。这样她就能够在十一点的时候吃点心。

医源效应

为了抵御太过强烈的情感,治疗会激起患者求助于暴食症状的欲望……

这也许可以解释暴食症状休眠的一部分原因。为了研究暴食症的本质,我们会对患者进行精神分析治疗,分析情感经历。在此过程中,我们通常会观察到暴食症状的休眠状态。被分享的情感是暴食病例中无法轻易消化掉的情绪的来源。然而,情感的分享可以在治疗中建立起信心,因此尽管很害怕改变,情感的分享也可以促发患者对于改变的欲望。因此,治疗有利于解决自卫型的暴食症。对于孤立和独自一人的渴望变得越强烈,症状也会随之变得越严重。连续发作暴食症其实是能够让自己独自一人的方法——尤其当暴食症的连续发作是一种秘密状态时。现在,为了更好地治疗暴食症,我们要探讨一下暴食症的秘密状态这个问题。

第三章
神秘的内心

在上一章中，我们对一些患者进行了细致的描述，这让我们了解到了很多。我们在她们的身上研究了暴食经历中的过度和加速这两个问题。我们能够理解这些爆发性的状态会引起什么样的后果。随着时间的变化，她们会产生一些生物效应和心理影响，我们可以对此采取相关的措施。暴食症发作的恶性循环的最终目的是：让患者没有时间概念，破坏时间性，主观地度过时间。临床倾听到的暴食加速发作现象向我们肯定了让患者接受身心治疗的重要性，身心治疗可以帮助患者打破暴食症的恶性循环，也可以帮助她们重塑主观性。

结合心理和生物这两个领域，可以为言语能力及营养方面三个必不可少的治疗准则提出论据：减慢速度，发现多样性，创造微乎其微的改变。因为暴食症发作的加速和减少时间是一回事，这种加速也会剥夺差异的乐趣，因此必须要以以下几点为目标：

——减速，

——改变，

——坚持。

从临床描述到神话故事,我们通过研究神话故事中富有隐喻意义的内容——迷宫的神话异文以及贪婪的力量(弥诺陶洛斯)——思考了加速的问题。伊娥的神话让我们注意到有迫害狂的被迫害妄想倾向,暴食症的躯体效应持续加速到极限:

——刺激到发狂;

——让身体受折磨直到苟延残喘;

——不断的筋疲力尽直到失去知觉。

我们还发现了另一种迫害,那就是内心的迫害,来自精神上的迫害:

——无法和女性特征联系在一起;

——内心深处有着莫名而残酷的对母亲/女儿的嫉妒,想要向她们报复;

——渴望男性却得不到。

从神话故事回到临床上,我们理解为什么在治疗暴食症时,无论对于患者或是心理医生,都需要很多的时间和耐心:

——为了慢慢重修一条反方向的道路;

——为了让患者走出无法和其他女性或者母亲竞争的迷雾。

然而,我们也预感到在暴食症的迷宫中,肯定有走出死胡同的方法,即使暴食症的发作是很隐秘的。

但是这也是非常困难的。这个秘密似乎被保守得很好,因此患者无法用语言表达。这就是为什么两张嘴没办法联系起来的原因,汲取营养的嘴和用来表达的嘴被切断了,断绝了和外界的联系。

但是私密空间去哪儿了呢?

在第一章中,暴饮暴食的混乱体验在我们看来是一种贪食的欲望:把另外一个人吞下落到内心深处。如果欲望太过强烈而让她有所犹豫,就会开始变成吞噬自己,让自己堕落到世界之外。

在第二章中,对暴食行为进行展望时我们也考虑了暴食紊乱的体验:暴食症的发作是怎么发生的,又是怎么持续下去的?加速让她失去了时间意识,让她掉入迷宫中……一开始是敞亮露天的迷宫,后来变成被遮掩起来的阴暗迷宫……

暴食的情况最后看起来就好像是一个怪物,但是就近观察这个怪物的话,这种"怪物"的感觉是不是只是一种主要的印象呢,因为暴食经历变得越来越隐秘而产生的一种印象?为了了解这个秘密除了怪物这层含义以外是否还有另一个方面,我们必须要先探索研究这个秘密。

事实上,答案似乎是有的:这个秘密还有着另一个方面,那就是反抗被过度占有。对导致她失去主观性的情感的反抗——内心就好像是一个被占据的领地,反抗周围对其个人领地的不尊重。因此患者进入了暴饮暴食的状态,这也意味着她开始了反抗。这是不是也代表着她开始隐藏起自己呢?

暴食症的混乱体验告诉我们,患者宁愿选择坠落到一个和所有人隔绝的空间,坠落到暴食症的隐秘空间,从而远离社会和家庭的集体生活,而不是生活在人性欲望的边缘。

隐秘的暴食症是不是想要不顾一切地创造一个私密的内心世界?通过暴食症发作这个隐秘的行为:让患者与公共空间隔绝,并让患者创造出秘密的主观性,暴食症是否能够变成一个只属于患者自己的空间,创造出一个知己?但是是什么样的知己呢?

最充满活力的人是沉默的

沉浸在沉默中，这让她很痛苦，但是她并没能死去。

在不能诉说的滔滔不绝的话语背后，患者是紊乱症的囚犯，秘密地生活在内心深处，把暴食紊乱掩藏起来。但是我们可以认为她之所以发作暴食症是因为她把这当作是一种保护。这就是为什么她日复一日地反复发作暴食症。她就像是神秘地隐藏在了铁皮面具后，所有人都不了解她，因为铁皮面具掩盖住了她真实的面貌。因为渴望痊愈，于是她选择揭开面具找回真实的自我。

加布里埃尔患有暴食症伴随严重的体重超重，她总是幻想自己是一个受惩罚的贵族，必须被割下舌头放在托盘上呈给国王。

事实上，暴食经历将她隐藏在内心深处，而这个内心深处的个体已经不再有真实的脸了。甚至对于她自己来说，这个内心深处的自己已经被抹杀了，只是她自己还不知道而已。因为内心深处的生命不再有明显的存在。仿佛是戴着铁皮面具的患者已经和面具融为一体了。她不了解暴食症的功能。她把暴食症和内心深处的自己混淆了起来。她失去了仅有的那一点自我认同。

她把面具和自己融为一体，她把面具误当成了自己的脸。在这种情况下，身心对于暴食紊乱的感受和体验让她有可能摆脱混乱。我们已经明白怎样通过对暴食症的生物功能进行精神倾听来恢复疾病和忍受疾病的主体之间的区别。

主观性是失窃的信

患者活着的状态难道不能表明内心深处的那个自己是活着的

吗？难道内心的那个自己不能找到信使来表明自己的存在吗？或者，难道我们不能找到可以和内心中的自己相遇的方法吗？每天的暴饮暴食让她越来越堕落，意志变得越来越模糊，以至于丢失了自我就好像失去了和他人相处的能力一样。她想要把一部分自己悄悄遗落在夜晚被扰乱的睡眠中，期盼着早上醒来发现什么都没有发生。

> 加布里埃尔：明天就不会发作暴食症了。明天，这一切就会结束了。这种自己一个人吃饭，吃得很快吃得很多的内心幻觉也会消失不见的，不是吗？

这什么都不是；除了遗忘和混乱之外，自我和他人的存在感也会变得越来越模糊，慢慢地被埋藏在隐秘的生活中，变得越来越让人难以置信。

对于其他人来说，暴饮暴食的世界几乎是看不清楚的，或者更确切地说，这个世界总是被人们所怀疑。即使它已经出现了，甚至我们能够通过它所造成的后果（例如体重减轻，厌食掩饰下的暴食症伴随着呕吐或者腹泻，又或者体重超重，有时甚至造成了肥胖症，比如说加布里埃尔就是这样）看见它，患者却仍然不能意识到它的存在。

暴食症是难以想象的；即使体重正常，这有可能只是一种掩饰，事实是暴食症就在那里，而且是在离你很近的地方。这和埃德加·爱伦·坡的小说《失窃的信》（*La Lettre volée*）很相似，这封失窃的信就被挂在烟囱上镜子上最显眼的地方，然而人们却并没有在这里找过，因此最终这封信还是没有被找到。

暴食症患者通常在职业生活和朋友交际中都表现得很正常。甚至在某些方面她投入了很多心力。暴食症被划分在了她的生活之外,然而暴食症就像那封失窃的信一样,其实它一直就在生活中最显眼的位置,却不为人所知,暴食症仿佛被分割自我的镜面隔绝到了另一个世界,然而它其实是无所不在的。就好像路易斯·卡罗尔的爱丽丝的内心世界是在其他地方,她的内心世界受到了其他地方的扑克牌城堡的撼动……于是她的身体穿过了镜子为了找到这个其他地方。

那么我们是不是就可以说患者感觉到自己是紊乱症的主体?这对于我们来说是很重要的问题。主观性似乎在其他地方。主观性开始进入反抗阶段。但是我们在思考是什么样的战争占据了内心的这块领地,使得主观性不得不留在阴暗中,主观性的行为就好像是被挖空了的实体一样。主观性变成了阴暗的武器。当个体因为暴食紊乱被迫与他人的世界隔离开的时候,个体就可以成功地抵挡住失望的情绪。

我们必须要解释这个充满活力的核心,生命的根源,以及抵抗混乱的力量。然而,这一切都是在内心深处,而内心深处就是制造混乱的根源所在,混乱给予改革以力量。

迫害者在哪里? 是周围的环境吗? 主观性的根源有可能因为周遭的环境而被深埋在内心深处。

家庭环境能够引起暴食症的发作,因为家庭环境是挖掘主观性的地方——例如在房间里:个人物品、衣服、信件、回忆都被挖掘了出来。这种对于个人空间的不尊重,侵占私密空间的行为导致个体的主观性如地下水般被深埋在心底,而且被越埋越深。这样子的话,新的主观性就很难穿过深厚的地层抵达潜水层,也就是储存着主观性的源头。

亲密从哪里开始？到哪里结束？

当一个人不能学会认同亲密开始和终结的地方时，无论是和自我之间的亲密，和躯体之间的亲密，还是和一个亲近的人分享精神上或者躯体上的亲密，都让我们明白，从长远来看，如果不尊重青少年的私人空间会导致严重的后果：她会阻止自己去接触内心深处的秘密。

此外，亲密的发展还没有找到一丁点儿的练习空间。但是，利用亲密获得步入成年的力量和权力是非常有必要的。人们是不是太过关注孩子或者青少年的亲密行为了？人们是不是侵犯了他们的隐私？

从某种意义上来说，我们是不是能说人们挖掘得越深，挖掘得越彻底，他们就会把亲密埋藏得越深，以致主体本身也无法得到亲近？

从出现青春期的初期迹象开始，到徘徊于恋爱和性生活的边缘，为了主体能够成长，这要求我们同时体验到亲密和孤独。显然在成熟的轨迹中，保守秘密是必不可少的；选择把秘密分享给一个或者几个享有特权的人也是必要的。另外我们还了解到公共区域和私人空间之间的差别。

当无法形成亲密感时，用来饮食的这张嘴又开始占据着独有的地位。如果我们对于个人和集体之间，内外之间的区分还是很模糊的话，那么初次建立起我们和自己，和他人之间的联系（也就是与嘴，与口欲冲动建立起联系）会变成一种侵犯。因此和他人进行口交是不可能的。当缺少其他的媒介时，饮食就不再完全是一种自发的宴饮交际和分享的文化行为，不再是一种让我们自己的外在和内心交流的一种体验,也不再是让我们的主观生活得到共鸣的一种方式了。对于男性的渴望必须排除在我们的幻想之外。这样就导致了亲密不能在家庭以外的其他地方被分享,不能和他人,和情人分享。

将身体障碍格式化

我们接触到的是空虚

然而,表面看起来暴食症并不明显,而且也不会被分享,更不必说跟他人诉说暴食经历了。这就是为什么暴食症是个秘密。甚至在精神疗法的治疗阶段,有时也不会出现暴食症。暴食症能够不浮现在脑海中,或者只是通过没有任何情感的空洞的描述浮现在脑海中。治疗过程中建立起来的关系也不能够改变暴食症。那么怎么办呢?我们经常会觉得我们无法接触到内心的暴食症,因为那里是一片空虚。

暴食症患者会这样来描述暴食症的出现:

加布里埃尔:如果我停下来,如果我倾听自己的内心,我感觉我整个人是空的(……)仿佛我的内心陷入了沉睡……

只要一想到这种空虚的感觉,主体就会对沉睡的事物很敏感。"磨坊主你睡了吗?你的磨粉机运行得太快了……。"仿佛身体的某部分死去了一样毫无生气。发生了什么事情?活力和生气为什么会睡着,因为暴食症发作得太快了。

内心的声音是不成形的

在对奥利埃尔进行精神分析的期间,她一直忙于应付暴食症,然而她自己仍然不知道暴食症的存在——在我看来，我默默猜测她是患上了暴食症，但我仍然在观察其他的迹象来确定这一点。今天她跟我讲述了她刚刚做的一个奇怪的梦。

奥利埃尔：我不明白这个梦想要表明什么。我梦见一个母亲在看冰箱里面，那个冰箱跟我父母的冰箱很像。她看到了一个盘子，盘子上有食物。她走到客厅，她唐氏综合征的女儿正看向窗外。她想起来女儿中午还没有吃东西，于是她走向窗边安慰她。这个梦对我来说没有什么，没有让我感到高兴，也不让我讨厌，就是有一点奇怪而已。

医生：但是这有可能正能说明你在担心什么。

奥利埃尔：对于食物我能理解，但是我不明白为什么会有这样的一个家庭：父亲因为癌症去世了，孩子还是唐氏综合征。

医生：21-三体综合征会让你想到什么？

奥利埃尔：21，有可能是指的年龄……21岁时有可能是我吃东西最少的时候，因为我吃东西的时候没有妈妈在监视着我。但是我现在越来越不想吃东西了……（沉默）。比如说昨天在餐馆里，我看到盘子上装满了食物，装得太满了，这让我想吐。

奥利埃尔想到了昨天的悲伤，也让她想到了她的姐姐。

奥利埃尔：我们之间的关系在改变，这是我在面对我姐姐时变得独立的一种方法。她的悲伤是不是会让我也变得悲伤？其实我觉得那个唐氏综合征的残疾孩子，是我自己。

啊！我想到了一个看上去很美的梦。

美学和视觉都属于过度投入。当嘴巴作为一种表达工具时更能够显出它的价值。"嘴、眼、手"被认为有美的潜力，但是这种美是建立在去掉了作为动物时它们原始的功能的基础上的:汲取营养的嘴,消化道,吸收功能,因为这些原始的功能都是"丑"的。

下面是她的美梦:

奥利埃尔:在一个朋友家里,有一个复古的聚会,那里长裙飘飘,还有四门轿车。她的房子朝向一个广场,广场上停满了车子。我看见男人只有很少几个,但是有很多装扮得姹紫嫣红的女人。两扇大门敞开着,人们进进出出。我看到了一个女同事,但是我不知道她为什么会出现在我童年的村庄里。然后我看到她在读菜谱。

医生:你看见男人只有很少几个?

奥利埃尔:他们穿着黑色的燕尾服,我看不清他们的脸,但是我能看清楚我认识的女人的脸。

医生:你看不清楚男人的脸? 那么你看到的到底是不是男人呢,这是个问题。

奥利埃尔:我不能说在那儿的不是男人,因为他们穿着黑色的西装,和鲜艳的裙子形成了鲜明的对比。

医生:以前你很快地提到过你的工作,有一次也是在这里,你还提到了一个同事……

奥利埃尔:真是令人费解啊,我记得我跟你说过我跟他相处得最好了,但是在这个梦里他并没有出现。

医生:那是因为你把我想象成了你的姐姐,你一直很依赖你的姐姐……但是你也会把好的东西藏起来不让她知道,我监督着你就好像以前你姐姐监督你一样。

奥利埃尔:当我妈妈不在的时候她就是我的妈妈。我是想过要隐瞒她。因为一些约定俗成的固有观念,有些事情是很难跟她说的。在我看来我的姐姐代表了规矩和习俗。她老是抓着我不放。我觉得是习俗规矩让我不能对她说出秘密。就好像我把我的秘密都藏在了一个私人的盒子里，最终这些秘密变成了暴食。因为我没办法和他人建立关系，所以我在这一切对暴食的投入中可以有所感受。剩下的就是让我去体验。

这就像是一种保护层。是的，就是这样。思想上的、感情的、性的秘密，就是一种格式的保护层。是什么在支撑着谁？我是怎么支撑着自己的？而我支撑的又是什么？

医生：在格式和秘密之间，如果我没理解错的话，有厌食症、暴食症和呕吐是吗？为了能够把它们联系起来，区分开来，那么内在和外在之间存在着什么呢？

奥利埃尔：除了呕吐，没有什么从体内到体外来了。

医生：在体内的隐秘的东西，意味着是被藏起来的东西，也意味着我们应该深入内在去寻找，这个内在就是内心深处，就好像是信箱的底部一样。这个地方的信件一直在等待着被寄出，等待着被收到时能够被阅读。因此，你有可能什么都没有表达出来，也就是说你并没有让我或者让你自己听到你自己想要表达的内容。表达就是挤压出重要的内容，表达出重点实质。离开这个位置，你就会呕吐，这其实是为了证明你还没有完全摆脱暴食症，你想吐出残留的病症，思考留下的是什么。你堵住的不光只是嘴，还是你表达的工具：用来让他人听到你的声音，来自你内心的声音。

奥利埃尔：唐氏综合征的孩子就是我内心的声音。

怎样在把死亡和活着衔接起来之前先摆脱死亡

医生：从 21 岁开始，你因为厌食在呕吐前把嘴巴堵住，然后你的嘴里除了暴饮暴食以外只剩下呕吐。嘴巴可以掩藏起厌食，既然你已经没有了症状，并且可以自然进食，那么嘴巴可能就会被用来隐藏其他的东西，例如不能说话，那我们的治疗就是失败的，因为我们只是暂时冻结了暴食症。暴饮暴食呕吐只是光明正大地让嘴巴没办法表达，以此来减退患者对厌食行为的热情。

奥利埃尔：我的确就是这样，但是同时我身上还有唐氏综合征的问题。这是一种缺陷，而且我的情况非常严重。

医生：你害怕暴食症没办法在 21 岁之后继续，就好像缺陷一样。亲密和活着的核心都是秘密，那么说到底，缺陷的核心是什么呢？

奥利埃尔：最重要的是在内心深处有这样的缺陷。因为这个秘密我仍然在这里接受你的治疗。虽然只是被麻痹了但还是很有效率的，不然我也不会在这里了。缺陷被麻痹在了躯壳中。

医生：如果有壳的话，你是否就像一只没了甲壳的蜗牛？你会变得软弱无力，变得坚持不了多久，就有可能会被轧死？

奥利埃尔：被轧死或许也是一种保护？我所缺乏的就是把生与死连接起来……这让我想到：在把死亡和活着衔接起来之前，要先摆脱死亡。

医生：活着不能和死亡衔接起来吗？

奥利埃尔：我们不敢把生和死联系起来。不为什么，就是不敢，我禁止把两者联系起来。在我还是个孩子的时候我就感觉到了我不敢把生和死联系起来。如果我动得太多，或者只是动了一下，我就会感觉到我的妈妈和姐姐觉得我一动就制造了很多噪音。活着就不能乱动，活着就是一个秘密。

杀婴和乱伦

奥利埃尔：我的舅舅跟我的妈妈说她的女儿失去了她的孩子。这是一个患有残疾的小男孩儿；我当天夜里就做了一个梦，梦中一切又重新开始了。我的妈妈说，这真令人难过，但是这样子的话，她（舅舅的女儿）也可以得到解脱啊。她的话让我感到很意外，这让我很寒心。她的确说话有点生硬，但在这个问题上，她平时还是会表现得很有人道主义精神的。

治疗的负面作用和失望就是对于杀婴的认同，这是希望可以作为秘密的同谋，来摆脱掉他人。乱伦是杀婴的一种形式。

同时，隐秘的暴食症是以一种断断续续的节奏进行的未实现的寻找，对于暴食症的研究、表述、症状和失望都是个秘密。

我们想到了卡夫卡在《城堡》中的一句话的隐喻，讲述了 K. 和弗丽达交欢的场景（昆德拉翻译在《被背叛的遗嘱》一书中）。

"她在寻找着什么，他也在寻找着什么，他们愤怒，一脸怪相，把头埋入另一个人的胸膛，他们在寻找，他们的拥抱他们挺直的身躯并没有让他们忘记，而是提醒他们寻找的职责，仿佛绝望的狗在奋力刨土，他们要搜寻他们的身体，但是无可救药地失望了，为了抓住最后一丝幸福，他们有时互相用舌头舔舐对方的脸。"

总之,暴食症创造了朦胧,它创造了最后一丝幸福,它是模糊不清的。暴食的朦胧掩盖住了问题,不让问题显现出来。

我们的研究让我们采取措施恢复被疾病打破的身心平衡:身心平衡的恢复会造成暂时的混乱,因为它改变了过去,因此也就影响了未来。但是当在治疗中注意到了这些混乱时,就能够让患者变成身体和情感的控制者。

事实上,在家庭生活中,自己对于集体产生认同时,这两种认同在反移情方面是很相近的:

1. 认同母亲对于她最初的支持:支持着仍然很脆弱的自我,对于激动和平静都很敏感的自我,如病弱孩童的自我。

这些患者最不能忍受的是自我解体。

2. 致命的认同。

当谈论到暴食症时,我们常常会说到患者迷恋死亡、体验死亡和渴望死亡有可能和他们体验到精神上的绝望有关,也有可能和对于身体痛苦的恐惧有关。这让我们想到了经常会发生的情况:孩子受到成年人过早的诱惑,刚刚处于发育期的少男少女经常会受到伤害。

似乎上瘾会伴随着死亡的威胁,这让心理医生担心自己也会受到死亡的威胁。然而,这和非常年轻的母亲认为自己会因为疏忽或者冲动而杀死孩子的幻想是十分相似的——例如,把孩子放在澡盆里或者婴儿床上,然后装作没看到孩子摔下来了或者溺水了。我们还会发现,以前没有意识到孩子或者青少年之所以保持沉默是因为受到了成年人的性侵,受到了他们无法反抗也无法言说的侵犯。结果就是他们失去了母亲的保护,在移情和治疗的过程中我们要重新发挥起这种母亲保护的作用,直到我们的耳朵能被他们的沉默唤醒,最终听到他们想要诉说却无法明确表达的渴望。诉说是为了减轻隐藏在身体某一个角落的记忆的沉重负担。有了信心以后,最重要的就是努力帮助能够诉说的自我。一开始患者会很害怕,害怕我们一旦知道了她童年时受到的伤害时,她就会失去我们的尊重。自我被童年时受到的伤害掩藏在了这些痛苦经历的阴影下。因此我们必须慢慢地用语言改变她,才能打败痛苦带给她的窒息感。让我们来听听罗曼娜和她的心理医生之间的一段对话。

罗曼娜:请允许我告诉你,我觉得我的腿和肩膀都很无力,我觉得它们非常的沉重,像被冻住了一样,一点肌肉的张力都没有,就好像我沿着铁路在严寒中走了很久,最后迷了路。因此当我看到一个孩子的时候,这个五六岁活生生的小生命都会让我的内心觉得很痛苦,这既是一种悲伤也是一种保护,我不知道是不是只有我自己觉得这是一种悲伤还是全人类都会这么认为。悲伤就像给我的脸上笼上了一层面纱,在面纱下我好像可以在他们的脸上见到真相,不公平,然后就再也没有其他的了。我觉得自己因为身体的支离破碎而感到筋疲力尽。你的声音仿佛是穿过了一圈又一圈的火圈才传到我这里,我觉得我被你的声音带离了某个地方,去到一个没有语言的地方。

医生:这就像是痛苦的分娩。我觉得你能够感觉到是什么离开了你的腿,你能够感觉到这个想要离开的重量,但是最后却没能离开你的腿,因为你需要腿继续在人生路上前进。

罗曼娜:不,我不觉得是分娩,充其量只能算是吐了一口化脓的痰。当我在跟你说话的时候身体里的并不是真正的我。虽然我在说话,但是是我身体里的另一个人在说话。我并没能藏住痛苦,真正短暂的剧痛麻痹了我,以致我不能够留在身体里。

几天后:

医生:这些时间的对话让你慢慢建立起信心,这让你能够说出你童年时遭受的侵犯,你想想看牡蛎是怎么长出珍珠的,珍珠是牡蛎被砂砾伤害后的产物。我不会忘记你在你的生活中所做的一切,你所做的是属于你自己的,你所做的也造就了你自己,同时你所做的也是暴食症的出口。

罗曼娜:我很感谢你用了珍珠这个比喻,但是我很担心自己,因为我对事物的感受跟你不一样。我感受到的是介于欺骗和冷漠之间的一种感受,就像你在套一件很紧的高领衫时必须要用力才能让头套进去。而我自己并不承认。我在逃避关于腿的一切回忆。我没有扎根在回忆中。我把回忆和自我分开直到回忆失去了它真实的样子,如果没有生活的痛苦,我会觉得整个人都干枯冷漠了。我感觉不到其他的东西,这是一种停滞的状态;必须要动一下才能制造疼痛,才能有意识,才能体会什么是痛苦。我无法和我的回忆同时存在,只要稍微尝试一下就会让我惊吓得跳起来。我不能接受安慰的话语,因为当我更平静时才需要这些安慰的语言,仿佛我被躯体的边缘抓得紧紧的,事实上已经被绑住了。我在往不真实中逃避。在童年用牺牲换来的沉默,嘴巴仿佛被沉默缲了边。与其说是干枯冷漠,更多的是空虚,这就是空虚。

医生:是的,你把身体内的记忆清空了。仿佛你不再是这艘船的船长,你只是一个俘虏,在这种突变中担惊受怕,你选择逃离,不再待在那里,但是之前你刚刚感觉到自己空荡荡的,走路的乐趣也没有了;因此我想象着不能行走的感觉,我想像着像脱掉羊毛套衫一样摆脱强烈的感觉,这感觉如此强烈以至于清空了你内心的一切,它占据了你的内心让你感到窒息。

一段时间之后,罗曼娜又想起了很多其他童年时的回忆,童年的游戏以及书上的褶子,还有有的时候很难和其他小朋友一起相处,当表姐妹受到妈妈的关注时她心生嫉妒:

罗曼娜:请允许我重新体验某些感觉,并有可能会被这种感觉所淹没。我觉得我不光能够说话而且能够充满生气地说话。在我诉说的时候,我已经能成功地让自己的身体处于放松的状态,我已经不需要他人用手来安抚我,也不想要他人拉我一把让我的身体准备好应对这种感觉,在想起以前的事情时不需要蜷缩起来以放松自己身体,仿佛我在心中想象着自己身体很放松,自然地放松,我曾经以为用沉默和冷漠才能获得放松,但是现在发现释放自己说出心中所想才能真正地放松。之前说到"俘虏"这个词,是的,我就像被阴暗的网给网住的俘虏,身体在拼命挣扎。我是暴食和厌食的俘虏,暴食和厌食就像是一对夫妻,暴食是丈夫,厌食是妻子。即使我找到了其他的方式,找到了其他可行的路,但是我依然想要在呕吐、在暴饮暴食、在厌食中得到片刻的休息,对此我是如此狂热。

医生:我很高兴你可以坦率地跟我交谈,并在跟我交谈的过程中找回自己的身体。我也很高兴在这一刻你能感到身体得到了放松;在这个重要的时刻,你可以用保持轻松的方式来庆祝你的胜利,只要你的身体重新感觉到了自然的放松,你就可以恢复内心的平静。我觉得你现在可以依靠这种感觉释放自我,别误解了你自己的这份狂热,那是你终于找回身体带来的快乐和喜悦。

但是对于男性的渴望去哪儿了呢?

我们可以把从戒掉暴食症到痊愈的过程定义为暴食活动的收敛和进展,边粉碎边统一:从放弃解决暴食症,拒绝认同女性身份,到认同接受女性身份,在更远的未来,甚至可以选择适合自己的爱情,可以接受亲密接近的关系。

终结暴食症,渴望人际交往,适应治疗

在以前,当主体变得没有耐心,不愿与他人沟通时,我们必须试着打开主体的心扉,这样才能够让她适应治疗,让治愈的希望变得更大。

安娜贝拉非常详细地讲述了她治疗的效果。以下的对话发生在让她放弃解决暴食症的阶段进行到了极限的时候。安娜贝拉今年三十岁,她在青春期体重严重超重,在小学时她患了少儿厌食症,即便如此,她还是很漂亮,有着一双乌黑明亮的眼睛。

她的内心现在变得强大起来,能够直面焦虑,并与内心对爱情的渴望作斗争,不再让自己沉溺其中。她也不再需要住院治疗,曾经住院治疗是她的"紧急出口",这个紧急出口有两层含义:首先在住院期间她可以戒掉暴食癖,而且这是一条笔直的求生通道,她不

需要在内心的迷宫中迂回曲折,走很多弯路。

曾经有一段时间她一直在迂回徘徊,仿佛人们让还在上幼儿园的她跳进水里,而她并不会游泳,人们也不施予援手。

她哀悼这些令人振奋、麻痹、欣快的效果,哀悼她故意毁掉的希望:她本可以成为某人的爱人,成为孩子的母亲。我们来听她诉说她的新观点和她的新绘画方式。她先是画牛、马,画它们的力量、粗暴和灵活,然后她画孕妇的乳房,最后画那些异乡人的脸庞,他们的眼神,他们的举止风采。

和男人的自然关系

安娜贝拉:有一次在一幅画前,我和一个男人聊了起来,聊着聊着我觉得出现了一些属于正常男女关系的火花。最近这些日子,我变得非常渴望爱情。有时我好几天不想吃东西,然后又突然想吃了,然后又不想吃了。直到目前为止,是暴饮暴食和我的体重帮助我和这种渴望作斗争,帮助我拒绝这种渴望……是的,暴食症是我的好盟友。

我明白我在逃避成长,在逃避变成一个女人。我必须要治好我的病,我来这里就是为了治病的。我需要一些时间来赶走病魔。怎样才能阻挡住病魔呢?我的回答是进行临床治疗,体验孤独,但是孤独意味着死亡。难道我必须要经历死亡吗?……当我无法控制孤独的节奏时,我就无法面对自我,于是为了重头开始,我选择放弃孤独。

医生:在我看来,你想要跟我说的是,你很难维持住告别暴食症所带来的悲伤,也就是说,你很难化悲伤为重生,是这样吗？

安娜贝拉：在我还在襁褓中时，只要我一哭我妈妈就觉得应该喂我喝奶了。而我的爸爸会说：快停下，她会变得太胖的。

医生：总之，你觉得吃东西是一种折磨？所以我们必须除掉这种想法，因为让你精神备受折磨的不是食物，而是他人的话语、眼神和手的触摸。当你和一个男人在一幅画前交谈的时候，你就意识到这一点了。以前，当你难受时，你会哭，然后你就能听到你爸爸对你妈妈说：快停下……于是现在你就能停下来。

安娜贝拉：当我要出发去遥远的美国生活时，当我代偿失调时，我可以感觉到妈妈抚摸我的头……这个男人善于交谈，吸引我的是我可以真切地感受到被保护的感觉，因为他是如此靠近我。

安娜贝拉的代偿失调症是在她远离家人后突然出现的，当时她正处于艺术生涯的顶峰时期，她觉得自己很成功。后来童年时期的回忆突然涌上心头：在六岁时，她被她的外公诱奸，面对这让她难以忍受的创伤性记忆，她一下子失去了平衡。

被成年人诱奸

她的画作展览给她带来的快乐让她突然想起童年时受到伤害时的感受，当她意识到自己暴露在家族男性欲望下时涌上心头的感情：和成人发生性关系所带来的无法预见的，无法抵挡的，以及对她这个年纪来说太过陌生的感受，如龙卷风般席卷而来，蹂躏着她……过往的记忆一下子涌上心头泛滥成灾……这是她情感最脆弱的时候——她有可能会体会到一切特殊的情感。敢于承受失去平衡这种不合乎常规的人类行为扰乱了某个人和人类集体"自然的"生活节奏。但是生活哪会没有任何风险呢？那样就太过索然无味了吧？

曾经，面对她的遭遇她的家人并有合理地去处理，她的母亲也没有给予安抚。面对童年的不幸遭遇，她什么都没有说，因为她被警告要保持沉默，当他人发现她表现出来的孤独时，她也并没有得到温柔的安抚使她恢复平静。现在，当她突然发现自己远离集体、远离近亲时，让她感到自我暴露、孤独和不幸，这种强烈的感知和以前的强烈感知形成了共鸣。但是她的身体状况并不好，面对身体的不适，她吃过多的东西……面对小姑娘的天真魅力，回应她的不是温柔，而是和成人的性关系这多余的存在……这让她感到混乱，失去了标准。费伦齐(Ferenczi)[1]说得多么准确：语言的混乱。

在安娜贝拉有着严重的抑郁代偿时，她也有过这种混乱。安娜贝拉试图让自己维持平衡站直。为了能够活着就得保持神秘，通过高处来支撑住，但是这让她变得忧虑，因为她所表现出来的荒唐的信念让她觉得秘密如影随形。这种荒唐的信念让她变得很焦虑，感觉有无尽的声音在耳边争辩着。这是幻觉。为了逃离幻觉她希望住院治疗。

今天她跟我说："我想要孤独，但是孤独，就是死亡。"我们也可以这么理解："我希望我的孤独可以被他人发现这样可以帮助我交

---

[1] 译者注：桑多尔·费伦齐(Sándor Ferenczi, 1873—1933)，匈牙利心理学家，早期精神分析的代表人物之一。

际,但是如果没有合适的回应,那么孤独就是死亡。"换句话说就是,人际关系的死亡和主观性的死亡。

对女性的暴力

为了让画展的经历变成她的一种主观体验,这次经历必须有一种可以承认的感觉,承认自己的选择,承认她内心的责任。现在每一次展览都是一次重新体验。安娜贝拉有过对于身份犹豫不决的时刻。一切在她看来都是愚蠢的。然而这种早期的对于身份的犹豫不决就是刚刚萌生出来的身份,是在哭泣的婴儿没有得到母亲的抱持时所产生的身份,母亲只想着喂她喝奶,通过咀嚼和吞咽让她闭嘴,而并没有给予她支持。于是她从那时候开始忍住眼泪。

为了度过暴食症结束时的悲伤,她必须要学会哭出来。然而被成功所扰乱的身份给了她另一个身份。她无法和之前的身份建立起连续性。过去的经历和现在的经历聚合在一起。这些经历也是相似的,既是一种死亡也是一种新生。是开始或是结束,我们很难判定。

六岁孩子被诱奸了,这让她突然体验到了身份的彻底丧失,这让孩子失去了天真,不再无忧无虑,这也是对童年的抹杀,童年本应该是不知道成人对于幼童的性冲动暴力所带来的折磨的。这也是对主体的扼杀。因此受害的孩子无法把前后发生在她身上的经历连续起来,这是一次彻底的非连续性经历。在经历了这个人生巨浪以后,在经历了如此可怕的性经历后,一切都和以前不一样了。她变得孤独,于是她的语言死了,对父母的信任死了,因为她的父母没能阻止不幸的发生。她会问自己是否母亲也曾经历过这种乱伦关系,只是她想不来了。她画了一棵她的家族树,父亲那一边,她一直追溯到了查理曼,但是母亲那一边,对于外公外婆以上的亲人她就一无所知了。母亲的那一族中是否有过抛弃孩子或者自杀?她的恐怖幻想总是能让她联想到这个问题:她幻想着幼儿园的自己没能抓住鱼竿而溺死在水里。她努力挣扎了。在她沉下去为了抓住鱼竿之前,她有时间能够看到水下的双腿。

她的外婆告诉她她的外公在成年之前经历了很痛苦的事情,但是他不想谈论这件事。但是外婆仍然保持怀疑这是他的幻想还是事实,她一直很担心,仿佛她只能看到她丈夫的后背。"如果这是真的话,那我就和一个怪物生活在了一起?"她对安娜贝拉悄悄说。安娜贝拉问自己是否也曾经受过成年人的诱惑以致自己情不自禁地犯下这灾祸。事实上,克劳德·巴利耶(Claude Balier)懂得倾听,并非常了解对于恋童癖患者的心理临床治疗,被判监禁的恋童癖患者随后都必须要接受治疗。克劳德告诉我们,这种谋杀孩子心理的行为并不是为了寻求快乐,相反这是唯一能让他们从钻刺性焦虑和噩梦中得到短暂的安慰的方法。从他们被强奸开始,他们就忍受着焦虑和噩梦,这些噩梦会让他们从惊汗中醒来,而且这些噩梦每天都纠缠着他们。

沉默的话

安娜贝拉希望有一天能和她的外公谈谈,然后问问他是不是童年也有过这样惨痛的经历。目前,如果她为了交谈,他说她什么都说。

安娜贝拉觉得她小的时候什么都没说,她认为自己的恐惧是一个秘密。也有可能她所说的家人并没有当真,他们并没有从她传递的信息中听出她的恐惧和骤失的生命力。站在这样一个人生的十字路口,一个普通的孩子本应该跟他一样变得神经错乱,但是安娜贝拉选择了另一条路,一个近乎家猫似的动物本能的奇怪妥协,她把自己分裂开:她同时采用了两种身份,一致性身份(position de conformité)和边缘化身份(position marginale),既保有一个聪明孩子的行为举止,也会和其他孩子完全不同,创造出激烈而孤独的幻想,然后把自己定位成青少年、肥胖的成年人。我认为她在描述的更像是一只反刍动物,因为她试图让自己有和各种牛科动物一样坚定或平静的眼神和步伐。我们又想到了伊娥和白色公牛、帕西菲和米诺斯、阿里阿德涅和弥诺陶洛斯的神话,这些神话中讲述了被男性剥夺走女性特征的暴力行为,我们通过这些故事看到了母女之间的暴力,以及一切自然之美的暴力。

但是安娜贝拉有幼童厌食症,而且很明显父母和女儿之间并没有交流。因此对她来说重要的是参加治疗,并且是专门针对身体状态发生改变的治疗,因为失去疾病也是一种新的状态改变。必须要让她意识到疾病的失败,因为她康复了,她不用再忍受时间加速和疾病汹涌发作时带来的折磨。在第二章中我们已经研究过如何解决暴食症这个问题了。

感知的强烈

患者曾经选择食物作为解决方法,而不是和他人亲近。现在,如果她选择告别这种解决方法,她要怎样才能重新控制住这种变得越来越快的情况,比如说她的画展? 莎拉·波特拉说过(Botella,

2001),"过度"的暴食会让冲动的循环变得"过快",仿佛没有足够的惯性力来防止速度的加快。

让我们来打个比方。当在汽车驾驶时加速,为了能够让行驶继续保持稳定,我们需要减慢速度,而为了减慢速度就要踩刹车,摩擦力可以减慢车速,这样可以让车子继续前进。

那么怎样在戒除暴食症的过程当中也创造出一种可以减慢暴食症的治疗节奏,怎样才能让治疗继续下去而不会发生侧滑?从治疗暴食症的角度看,这是我们必须要克服的问题。我们必须要制造有利条件使得进步持续下去。

进步(*adgredior*,拉丁语,意为"我前进")需要温柔的女性重新使用自己的攻击性。

她通过新的画风来实现形式和内容的统一,通过这样的统一来实现进步。她利用这种画风来展现公牛的力量和怀孕女性的乳房(参考弥诺陶洛斯的神话和阿里阿德涅之线,第二章)。

减速就是避免出现侧滑的混乱情况。因此我们需要订立标准,不能前进得太快:分阶段前进是一个合适的折中方案,它能够同时满足前进,成功减速而不造成侧滑这两个要求。

可以肯定的是,安娜贝拉已经拥有坚定的内心信念,但是她还没有意识到自己像个幸福的小女孩儿一样前进得太快了。她打算展现出小女生的魅力,而这样的活力诱惑了所有看着她的男性,包括她的外公。因此当她展现自己才能的时候,她自我暴露在了极度的兴奋中。

在戒掉暴食癖的过程中,治疗暴食症需要医生发挥其教育的才能,医生需要能够知道怎样创造出过渡阶段使得患者可以循序渐进。采取间隔性的会诊就是一个好例子。一旦能够描述出戒掉瘾癖的基本数据资料,我们就可以让治疗慢慢地更进一步。这样的治疗方式可以帮助患者达成两种愿望的相互妥协:在面对高兴或者伤心的情感波动时,减少使用食物来作回应的愿望,以及创造出新的回应方式的愿望。

那么我们的摩擦力会是什么呢? 这种类似的摩擦力能够阻止患者在转弯的时候偏离正轨,那就是感知力——对于正在发生的改变的感知,对于细微改变的感知。感知能够唤醒……

"这运作得很好"必须在每个阶段都能达成,既不能太慢也不能太快,因为无论是太快或者太慢,这两种节奏在开始的时候都很难坚持下去。当每个阶段的所有沟通完成的时候,就可以进入到下一个阶段,下一个阶段可以小小地增加一点难度。当患者清楚地获得了足够的感知,意识到"是什么在发生改变,哪里发生了改变,是怎么发生改变的"的时候,这个阶段的沟通就完成了。

目前我们应该做的是慢慢经历几个理解的阶段,理解戒掉暴食癖我们有可能会面对的是什么。

不 变 的 内 心

虚线的人生

暴食症就是戴在脸上的铁面具,遮住了脸的轮廓。暴食症引起了混乱,但是它也让人们觉得如果揭开面具那混乱只会更大,因为这张脸很有可能不堪入目。

一切深入的交谈都会自然而然地给自我和他人带来新的变化,这些交谈让患者体验到非连续性的变化:我已经完全不一样了,而他人也不再一样。分享情感让患者体验到了亲密感,然而如果非连续性的体验曾经使得患者有彻底丧失生命力的威胁,那么当个体内心深处产生共鸣时,这种亲密感会让患者难以忍受。

> 盖爱拉:在经过多次愉快的会诊后,我想要给自己留有一定的空间来自我思考,因为快乐似乎太过强烈了,或者说自我在慢慢变得衰弱。在交谈之后,自我离开了身体。我想要回到连续性的体验中去。

盖爱拉三十岁左右,她刚刚经历了流产,她来是为了理解自己想要重新怀孕所带来的压力,以及当她不愿去想孩子的父亲时所引起的隐秘的情感波动。她曾经是暴食症患者,她体验过暴食症的发作和呕吐,她在努力抗争避免暴食症的再次发作;

> 盖爱拉:暴食症不应该重新开始。因为它占据的地方太多了。我必须空出位置才能够重新怀上宝宝。暴饮暴食后往往会有排空行为,比如说呕吐、泻药或者禁食。增重也只会反衬出我的空虚。

> 医生:所以暴食症反而是清空人际关系的一种方式……这些人际关系是让你满意的关系吗?

> 盖爱拉:当我怀上第一个孩子的时候,即使我沉浸在幸福中,我仍然会觉得不舒服。就好像幸福把我带离了这个世界,我感觉我被绑架了。

不可能的平静

那些忍受着饮食行为紊乱的人们说自己再也感觉不到身上有哪一处是平静的,因为一旦她们停下来,她们就会害怕空虚。然而只有在平静的躯体中，才可以产生精神力量，也只有在这种平静中，精神的力量得以循环往复。

所谓躯体，正是躯体正中的空虚。暴食症患者既找不到这样的地方，也不知道怎样在内心建立这样一个地方，更不必说怎样维持和这个地方的联系了，这个地方对于她们来说是亲密的，是空洞，是空虚，也是身心赖以平衡的地方。

因此治疗暴食症的关键就是找到患者内心中空虚的区域，而不是在前进的过程中，继续避开这个区域，继续加速，继续飞离自我，继续"飘浮"。

在和时间赛跑的过程中，暴食症的发作接连而来，患者气喘吁吁，应接不暇。

时间的加速和终止在撕扯着患者，把患者与她的空虚分割开来。在自我和空虚之间，加速就是一个真空泵。患者是贪婪的（avide[1]）。"a"是个否定前缀。换句话说，之所以说患者是贪婪的是因为她没有可用的空虚。她的身体里没有可以用来接纳的空间。

内外：两层之间的开口

珍宁·阿尔托宁安（Jeanin Altounian）专门探讨过继续存在（survivance）的问题以及可以用来定义"精神生命"（la vie psychique）的用语问题，这在现在仍然是一个争论的焦点（Altounian，2003）。

---

[1] 译者注：avide 这个词的构成是前缀"a"（表示否定）＋词根"vide"（表示空虚，空洞）。

然而，我们不能认为这确实和交际恐惧症有关。恐惧症中，害怕和回避反应是持续不断的。而厌食症患者并没有这种恒定的害怕和回避反应，暴食症中就更少了。只是感到太多了或者为此担忧，这要求患者暂时后退。

> 盖爱拉：我想给你打电话。我的食欲很正常，但是我又想到不可以，因为我不知道这是否会打扰到你。于是我会停止一小段时间。和你交流中的某些事会让我觉得累，但是一旦和你聊起来，我又觉得充满活力，我很乐意和你分享。这给我一种断断续续的感觉，仿佛我生活在虚线上。

在内外之间，在过渡的隔离腔内，在自我和他人之间，在内心和外在之间，以及在两层之间，加速可不可能起到真空泵的效果？

如果我们试图描绘出人际交往的结构，要怎样来表现这个结构呢？通过内外两层来表现吗？

外层似乎懂得吸引和被吸引，因为它是打开的，它懂得诱惑和被诱惑。内层是静止的。它希望留在原地，它在男女关系中有着惯性，它让男女关系变得衰弱，它希望什么都不做。

这就好像是为了让个体能够活下去，把胚层或者外胚层托付给世界，而另一部分的内胚层则秘密地留在内心。

离开内心来到外界的那个人不是假的，并不是假的自我，但是她也不能代表个体，个体还留在了内心，还无法把自己的感情表达出来。感情无法得到释放。仿佛她睡着了一样。就好像我们在画一朵开放前的花朵，一部分的个体还没到盛开的时候，因为这部分还只是个花苞，因此她无法描绘和展示自己。我们不知道还没开放的那部分的真实面貌是什么样子的。而我们的治疗必须让还没能够顺利进行的发育、成长到成熟的这个过程变为可能。

内层是一个还没有被激活的地方。这是一个没有得到关注的孩子的内心世界,或者至少这个孩子没有感觉到自己对于他人来说是存在的。因此,两层相较而言都处于功能紊乱的状态。一个运作得就好像另一个不存在一样,而另一个根本不运作,也不想知道第一个的运作。

我们可以指责个体不守信用、自私,但是这完全是另一件事:这其实是一种不协调,在后期则以一些不协调的时刻表现出来。

因为两层一个向内运转,另一个向外运转,所以在这两层的运动模式之间有着空隙。这两者的运作并没有一个接一个地形成连续性,其中产生了间隙,这个间隙让两个胚层变得不协调,把它们分隔开,让它们无法并存。

胸膜有两层;如果胸膜也像这样运作,一层动一层不动的话,那么人就很难呼吸了。这种一层活动向外,另一层不活动惯性向内所导致的不协调,同理会影响到精神的呼吸,并且对个体和自我、和身体、和他人所建立的关系也会产生影响。

正是这种介于动和不动、活力和无力之间的生命气息,使得暴饮暴食成为一种让个体窒息、发狂、挣扎的方式。

两层的假设是对于描绘厌食和暴食结构的一种尝试,我们可以很好地将其和神经官能症、精神病以及生理本能反常限定的结构区分开来。

在我们看来,这种描绘给"自主进食"有困扰的人的身体和精神体验订立了参考标准。通过身体上的不适,我们可以听到是什么造成了这种主观性缺失的情况。

把自己分割成两层的情况和精神分裂的现象类似(见温尼科

特的《人性》一书中的"混乱和分裂"["Chaos et dissociation"]），这是患者的无意识自我中的一种群体心理现象。在一些治疗过程中，内心的声音会此起彼伏地在一个又一个的梦魇中出现，探索着自我的群体心理现象（Freud，1921）。

"自主进食"的不适感是混乱和不协调的表现。

盖爱拉：我似乎总是在矛盾是吃东西还是说话。

医生：你似乎感觉到了这两种经历之间的非连续性？

我们可以联想到有着同样结果的故事。我们能不能认为，在最初的哺乳期或者婴儿过渡到食用固体食物的时候，或者进行身体护理的时候，年轻的母亲总是不能很好地和婴儿配合。她可能没有用话语、声音、节拍、唱歌给婴儿解释这些另一种形式的喂食……而她也有可能不会放任婴儿听到自己的叫唤、哭声，让他感受自己声音的力量，使身体由内而外地活跃起来。表达之嘴和饮食之嘴之间就无法建立起联系。

这是原因或是错误？哪条法律可以控告母亲？同时，我们能不能抹杀母亲的重要性？我们无法评判。让我们把这个修辞"妈妈的嘴在说话，而婴儿的嘴在吃东西"看作是存在主义的隐喻。我们仍然忠实于我们思考的最初目的：在喂食他人的最初时刻抓住那些可能是主观性开端的东西。在人生最初的经历中，我们的身体在经历着变化，嘴巴能够用于表达，身体能够直立起来是从嘴巴吃东西，身体平躺着开始的。把孩子抱在怀里的人把他竖起来，而孩子时而竖起他的头，四周看看，咿咿呀呀，时而倚靠着和大人接触，并张开嘴巴寻找这种接触。

盖爱拉：我似乎总是在矛盾是吃东西还是说话。我们吃东西是为了活着，但是如果我们不说话的话，我们也就没法儿活着。吃东西和说话都是必须的。总是在吃东西的嘴那是在蚕食鲸吞。

暴食和/或厌食的存在表明患者很难把这两张嘴统一起来。横向的嘴和纵向的嘴，他人的嘴和自己的嘴，表达交流的嘴和消化吸收的嘴。由于这种非连续性，当个体和他人生活在一起时能够说话也能吃东西，但是她其实已经离开了内心去了别的地方，她做任何事情的时候都心不在焉。

因此两张嘴的非连续性与个体的秘密经历直接相关：不仅暴食症的发作是个秘密，因为吃东西的时候就不用表达内心的话语了，并且吃东西就不用参加治疗了，这也是秘密。

对于两个胚层的描述表明了恰当的治疗所涉及的关键问题所在有哪些。我们要试着去接触患者没有活力的那部分，唤醒在体内沉睡的睡美人，让她听到自己的声音，借此改变她的饮食困扰，她和他人交往的困难，以及她的表达障碍。

这种内层和外层之间的功能关系障碍的改变，对于饮食困扰最轻微的情况和饮食行为紊乱严重的情况来说是一样的：轻微的情况下，外层没有症状因此这种困扰是难以觉察到的；而严重的情况下，暴食和厌食紊乱会让个体躯体失去生理机能。

保护：顺从与不协调

为了相信并没有发生改变，表面上就不得不表现得很顺从，但是这种顺从只是虚构出来的。生存的不协调其实是一种保护。

奉行仪式主义的一餐饭"和他人一起吃"就是最好的说明。

盖爱拉：每当我出去野餐或者出游，我就可以和朋友们一起吃东西,这让我很高兴。但是如果是上流社会的晚宴,或者是家庭聚会的晚餐,我就会觉得很不适应晚餐的礼仪,即使我完全没有表现出来。我心想:"这些和我一起吃饭的人跟我一点关系也没有。"但是我表现得若无其事,吃着东西;在他人的陪伴下是很舒心,但是仪式化的饭局就会给我带来困扰。

必须要遵守的礼仪规矩就好像是在展现权力,仿佛我们吃的不是有营养的东西,而是精神上的影响和支配。我必须把自己孤立起来以打败这些规矩礼仪。于是我的饮食变得毫无章法,既不会按照传统的顺序进食,也不会在传统习惯的时间或者合适的时间进食。

外层顺从的运作与内层的反省思考、孤立的运作之间有着一定的联系。

关于"不可以"(non),从一开始我们就很清楚患者投入感情的事物并没有让她感到彻底的满足,这是一种不彻底,但只是内心的不彻底,就好像卡夫卡对于存在主义的隐喻一样:和他人亲近就是开始流浪,呼吸困难,直到失去了生命的气息。

盖爱拉:同时,我明白我不可能不需要他人。表面上我似乎表现得"可以",直到有一天潜伏着的"不可以"暴露在众人面前。当"不可以"出现的时候,周围的人会觉得我很虚伪,因为他们没有发现我的"可以"只是浮于表面的。对于工作、住所、心爱的物品都是这样。人们会认为我屈服了。但是这只是一种等待着"不可以"出现的妥协,只是表面上的顺从。

寻找区别,即顺从的反面,使用到两种策略。

顺从有可能很明显,就像我们刚才的暗示,"不可以"要较晚才会出现。但是还有第二种策略,表面上顺从但是同时也在发生改变。例如:利用教学但是并不是循规蹈矩的教学。

在暴食症发作这个秘密中,这种自我思考和遗世独立形成了一层保护外壳,在保护壳里面"我觉得很温暖",这层外壳可以保护个体远离"像毒药一样存在的另一个人"。而空虚和充实都跟自我思考和孤立的必要性有关。治疗中也往往会做出假设,建议其他形式的孤独、自我思考和遗世独立,目的是让患者有找回自我的可能,能重新找回无拘无束的自我。

因为对于除了饮食的束缚以外的一切束缚来说困扰是一样的。束缚似乎都是外界强加于个体的。即使主体知道束缚源自内心,其行为是被支配的、被希望的,主体仍然会去接受这种束缚,仿佛有人强迫她去做一样。因此"强制"治疗通常来说是不可能的。从某种意义上来说,重要的是遵守"按需"治疗的节奏,或者分阶段有间隔地进行治疗,间隔的时间至少能够避免饮食和表达之间的互害。

尤其重要的是,治疗需要揭露出饮食和表达之间的不和谐关系。

否定的想法是必要的,目的就是让这些暴食症患者有能力去倾听自己的内心,倾听她们精神生命中毫无生气的部分。生命就像被折叠起来了一样,要怎样才能把生活舒展开呢? 那就要先揭示否定表达这个秘密,否定的表达让个体摆脱了和他人建立联系,同时否定的表达可以将她们的语言复杂化以达到让他人听不懂的效果。当她们沉浸在自己的情感中,她们的思想就会变得混乱。每当她们通过提出一些问题来引起我们的混乱的时候,我们不得不先下手为强,有的时候需要通过放弃很多来绕过这些问题。但是我们并不会满足于此。自从我开始研究暴食症患者内心体验,我就经常会想到安德烈·格林的研究成果,以及他对会诊对话的研究,我会用这些素材来代替现代临床医学的思潮。他的"活着的语言的研究"(Les Travaux sur le discours vivant,Green,1980),"否定的研究"(le travail du negatif,Green,1993)以及"断绝关系"给我们提供了制定治疗方针的指导思想。他对于莎士比亚戏剧和希腊悲剧的参考对我来说非常有价值,因为这让我能更好地体会到暴饮暴食带来的醉生梦死占据着多么重要的地位,有时人们会过度暴饮暴食到非常可怕的程度。

延迟记忆的褶皱

通过加速创造出没有活力的空虚,在惊慌混乱的基础上出现减速这种矛盾的情况。当患者惊慌失措,如落叶般在欲望的风中摇摇欲坠的时候,空虚就出现了,空虚在她们的内心深处构建出一片易守难攻的空间,醉生梦死后的延迟记忆在那里秘密地活跃着。接下来回到罪疚感的问题上。曾经他人扼杀了孩童的精神世界,这种罪疚感现在演变成了暴饮暴食。

从暴食变得疯狂开始,她就已经离开了自己的身体。就好像伊娥被牛虻的针刺激怒开始逃亡一样,患者被暴食激怒开始逃避。她不断地被放逐在自我的周围,就好像伊娥被流放在地中海附近一样,她被惩罚失去了代表着充满活力的女性特征的神庙,被圈禁在这流亡的坟墓中,用另一种女性特征为表现生活着,而这种表现就是饮食行为的紊乱。

阿里阿德涅是她的后代。

当父亲作为母亲和孩子之间的第三者的这个地位被否认的时

候,精神的真实就缺少了严密的逻辑联系。但是"否定"(négativité)介于"否认事实"(déni)和"否认感情和欲望"(dénégation)之间,否定成功地利用否定词界定了哪些是用于强调的词汇。

在患者之间很少联系起来的复现表象网(réseau de représentations)随着时间的流逝就变成了一块可以折叠起来也可以展开的精神织物,用来保存亲密,创造出亲近的人和疏远的人。整体的境况明暗鲜明,让嘴巴的功能避免了只会填满而不会吸收营养的情况。曾经嘴巴是让人眩晕的深渊开关,这个深渊没有褶皱,缺乏折叠、再展开的灵活性,因此它无法进行判断选择:哪一部分需要消化吸收掉,哪一部分需要排泄出去。

这张几乎不怎么联系起来的复现表象网被当作容器一样使用,于是它变成了类似于消化道的存在,仿佛一根布满细微绒毛的细长肠道,这里既是消化吸收的地方也是排出那些不能被保存的东西的地方。

在治疗期间,说话的功能就是去解释这种被拒绝的冲动所表现出来的一致性和不一致性,解释其深层的意义和前景。

在这些尝试中,说话的人接受对他人、对心理医生的倾听,就好像第一时间接受了自己一样。为了能够和自我相处融洽,她不能把自己紧密地裹起来,应该用自我继续下去,坚信自己不会掉进无底深渊或者陷入令人窒息的岩浆中。重新尝试去和他人相处,停止自己一个人的探险,避免变得和哈姆雷特一样不懂得分享感情,从而造成在情感上建立亲密关系的障碍,(详见安德烈·格林在《哈姆雷特和哈姆雷特》[*Hamelet et Hamelet*]一书中对于这些障碍的巧妙分析,以及拉康在翻译研讨会上对此的分析)。

在和盖爱拉前面的对话中,心理医生一直在鼓励盖爱拉描述她对于内外两个层面以及空虚的感觉。这渐渐帮助她建立起了一根管道,是语言的管道,也是消化语言的管道:曾经被认为很丑陋而被拒绝的嘴巴的前景发生了变化;同时对自我和对他人的、秘密的仇恨也发生了改变。

秘 密 的 亲 密

在双重的负协同作用(synergie négative)下,患者产生了接近男性的冲动、守护身体活力的冲动。暴食经历无法让这两种冲动得到充分发挥。因此,不断地重复暴食是为了让自己既不能和自我、也不能和他人建立起关系的一种方式。

让我们来定义一下这种负协同作用。既没有彼此,也没有自我和他人;既没有身体,也没有心脏;既没有躯体,也没有精神;既没有生,也没有死,最后,既没有欲望,也没有自卫的本能……在这样的情况下,生命还有存在的价值吗?

在所有这些修辞中,我们必须把"没有彼此"当作是一个分岔的十字路口,在这里至少有四种方向:"没有彼此",这可能是不幸、倒错、秘密,或者空虚。和各个方向都建立联系的意愿让我们留在了这个十字路口并赋予了我们生气。

但是在这里,面对暴食症,建立起联系并不是过早地制造出方向,而是查看是否存在还没有被发现的方向。例如,一个没有谈论过父亲的人,如果她以前谈论过父亲的话,那么她现在谈论起来会比以前更好。

然而当一个患者不愿意谈论的时候,精神分析师就必须提出两个问题……她说不出来的内容是不是因为她回忆不起来? 她是否在跟精神分析师分享她所否认的内容？如果我们有耐心继续的话，某一刻的治疗会在唯一的时机到来时，浓缩成这两个问题（就好像是很多的水蒸气只能凝结出一滴水一样）。这有可能是治疗中出现最多的时刻。但是这也会是让人焦虑不安的时刻，因为我们很有可能会切断和患者的治疗关系。治疗关系有可能会过早地以治疗的中断而告终。

但是，也正是在这个非连续性的十字路口，我们在一致和不一致的喘息中重新找回了精神生命的活力，深呼吸可以给冲动留有生存的空间，可以生存在体内，但朝向他人，在自我和他人的附近。这种内心的开放把原先"没有彼此"的负协同作用转变为"自我和他人"。这种开放帮助患者从改变走向不同。

在这时候，当我们听到"不，这不是……"这样的句型，例如"不，说的不是我妈妈……"，我们必须把这些话语当作是线索，而不是妨碍正在进行的会诊的障碍，我们可以将之诠释一下："所以说的就是这个，的确就是她。"对于患者所不了解的、不可认知的关系，她有可能会拒绝投入其中，比如说和她妈妈的关系。因此将这些话语当作线索是为了在这种没有"彼此"，没有"她"，没有"不是她"，没有她也没有我，没有我的身体也没有我的头脑的关系中突破这种虚无（Maldiney，1985；Freud，1925；Green，1993；Combe，2001）。因此这其实是为了对那些被说成"不，这不是"的内容，或者甚至是没有说出来的内容投入精力，这些内容仿佛是漂浮着的七巧板碎片。在倾听中的非连续性导致患者抗拒内心的真实，但这也巩固了心理现实的凝聚力，并强化了这些被否定的真实存在的内容的整合作用。正因为这些非连续性会造成障碍，这反而证明了它们是真实存在的。

　　然而在暴食症患者身上还没有形成区分感知事物以及能够表达出来的事物之间的界线，因为感知事物和能表达出来的事物曾经被主动地删去了，现在仍然是删除的状态，而这个删除的动作也从记忆中抹去了。一切都沦陷在了狼吞虎咽中，一切都似乎消失不见了，甚至提前消失了。但是其实什么都没有消失，只是一切都发生了改变而已。因此尽管记忆被消除了，仍然会经常出现一些动作证明其曾经的存在。例如一个无意识的小动作或是手势……

采集感知的生气

　　对于暴食症的抹杀用破坏掩盖住了感知的一切生气，破坏了空虚的价值：空虚是开放的空间、好客的洼地，等待着陌生人的空洞。

　　暴食发作时令人厌倦的重复动作并不能消除疲劳，这表现出内心的烦躁不安。最后，暴食的发作重新制造出了缺失，但是并没有结构性的改变。暴食的发作出乎意料地变成了从一种相似的东西到另一种相同的东西。

　　那么治疗的技巧是什么呢？通过倾听话语中的那些否定表达，那些没有被说出来的内容，我们打开了虚无，在那里找到患者隐秘的欲望，这样可以把这种"不"和空虚变成第三者。空虚的改变，甚至病情的发作也发生了改变，有了一个意想不到的新方向：每当患者可以成功地确定空虚感，确定出有待寻找的另一种方向前景下的发作时，空虚就是开口。另一种空虚感在寻找自己的地位，这是主体的象征性所在。

情欲和心理

怎样在回忆暴食的过程中发现"情欲和心理"？通过逆反协同作用……从疾病到康复，逆反意味着彼或此和第三方做比较。彼或此？自我或者冲动？

> "在治疗的过程中，我们为治疗做出的努力总是游移在一小段对本我的精神分析和一小段对自我的精神分析之间。关键的事实是以前抵抗危险的防御机制现在在治愈过程中抗拒痊愈。因为自我把痊愈看作是一种新的危险(……)自我并不支持我们为挖掘出本我所作出的努力，而且自我是持反对意见的，于是自我不再遵守精神分析的基本规则，不想给被抑制住的本我留有其他的希望。"(A. Green, 1993)

和母亲关系的恶化是通过饮食来表达出来的，饮食用来构建第一个相异性的基础：发作的秘密有了新的方向，通过延长发作的时间来获得越来越确定的抵抗力量，这是为了在没有母亲的情况下秘密地保存住性欲。

暴食症就是没有滋味的、无尽的重复，没有变化的循环过程，它藏起了对于迫害入侵的抵御能力。因此协同作用的逆反变为了可能。否定变成最有活力的，在自我放逐中变成了秘密的亲密空间。暴食症从迫害者变成了朋友。如果暴食症患者能够放弃暴食宣泄所带来的强烈快感，那么她就能够向她的变化敞开心扉——秘密的欲望变成了亲密的两人之间分享的愿望。

治疗时间和暴食症的发作配合起来有助于变慢发作的频率并促成一些改变，于是治疗的时间就变成了一起幻想的时间，这其中的差别几乎可以忽略不计，最终变成了两人一起度过的时间，就好像是童年游戏时所享有的细微的变化。如果患者能够接受几个人的相处，患者需要大量的时间来认识到这细微的变化所带来的好处，会让她感到愉快而不是乏味。而目前为止，她的确感到愉快。

用自己的理由生存下去

当暴食经历有着秘密的亲密意义时，一切和复发有关的未来都发生了改变：尽管时间中断了，但是仍然存在幻想的空间，在这里孕育着时间的萌芽：这是属于秘密的空间。

在秘密的领域中藏匿着主观性，隐秘而安全。主观性似乎在等待着恰当的时机重新展现它的面貌。

那些和她们一起治疗的人们只是她们在人生中某一个时刻相识的人们，然而事实上经过若干年的治疗，她们也没办法成功地摆脱暴食症，因此为了能够更深入地理解评价这些治疗，我们必须清楚地明白，对于暴食经历来说最重要的是：归根到底这似乎就是一个"秘密"。

最终，患者和暴食症的关系也是一种秘密的强烈体验。这种吃得太多、太快的经历她不会和他人分享，也不会告诉他人。在和自我的亲密关系中，患者体验着这种加速（太快）和过度（太多）。

随着我们建立起了能够治愈各种形式的长期暴食症的治疗联系，首先对于我们和患者来说，这个秘密完全是个谜，其次这个秘密是主体实现心身功能失调的有效方法，心身功能失调能够自动维持暴食症。

因为这种长期的饮食行为紊乱的原因是一种和自我相处的方式，也是与躯体相处的一种方式，并且这具躯体只属于自我。因此暴食症患者在和饮食紊乱对峙的过程中,坚持最多的就是这种相处方式。事实上这种"暴食"紊乱并不仅仅只涉及饮食。这种"太多和太快"还涉及其他的关系领域,尤其是语言和行为。

怎样才能在各种不同形式的暴食症中幸存下来呢？在一系列的评价中(对于诊断、治疗、变化的评价),我们把暴食症确定为公共卫生的流行病。根据医护人员的客观标准DSM-IV、CIM,这种确定并没有起到作用,因为这些标准以前就制定下来了,并且饮食行为紊乱经历了精神病学和医学之间的断层(Mondon-Ronze,2004)。我们研究了躯体表现,与主体和自我、外界的关系失衡之间的关联,而对于这个研究的定位取决于我们对治疗中空虚区域存在的评定,尤其这还取决于公共卫生水平以及住院医疗服务政策的水平。

根据患者的体验制定出的主观性标准及做出的评价,这些有利于我们抛弃那些我们自认为我们知道的东西。评价把我们重新放置在了倾听的位置上,去倾听我们所不了解的内容,这样可以让我们以一种实用主义的方式去注意患者的描述。我们必须认可这种在临床治疗中遇到难题时的定位,因为在我们对治疗结果进行仔细的研究后,我们会发现无论我们采取了何种治疗方式,都导致了失败的结果,这迫使我们变得谦虚稳重。陪同在忍受着暴食症的患者身旁时,我们需要时间去研究和思考。

让我们给出暴食症开始的几个标识:

——**以神经性厌食症为背景**:对厌食症不采取治疗,最后演变成了暴食症,然后变成伴随着厌食症的暴食症(泻药、呕吐、饮食节律异常、睡眠时间不协调并有所减少)。

——**以超重为背景**:低于7千克的增重,或者更多(肥胖症)。

　　然而,暴食症有其存在的理由。即使(很奇怪对于没有暴食的人来说这种情况也会出现)患者很害怕空虚,暴食症仍然被认为是保护内心生活不受他人侵扰的最佳方法,因此暴食症也被认为是抵抗的开始。

　　从主观性的角度来看,暴食症有其存在的理由,它保护着患者的内心生活不受他人的侵扰,于是这变成了抵抗的开始。为了能够抵抗,暴食就成为了关键的时刻:暴食症的爆发似乎是一种类似于恐怖主义的行为,也多亏了这种劫掠者的效果,使得她们和亲近的人可以远离这空虚的"内心深处",而这份空虚正等待着合适的时机显露出来。暴食症这个恐怖分子劫持了那些不尊重她的自我反省的人们,即使这只是模糊的、被渴望着的自我反省,同时,也劫持了那些不尊重这种对孤独的渴望的人们。

　　为了能够最终达到这种极端,为了让患者在被迫通过攻击生命来逃避死亡的绝望中找到希望,暴食经历成为其生存的唯一方法。如果没有暴食症的话,那么生存也无法维系。由于失去了躯体的生理平衡,新陈代谢和激素紊乱,暴食症变得越来越严重,发作的时候就变成了地狱和混沌。

　　然而你,作为医护人员,首先应该要做的是尊重患者,尊重她的意向。

　　只要个体不想放弃暴食症,那么暴食症就是一种自我防卫,因为在嘈杂声和愤怒筑起的城墙后面,暴食症维系着和自我之间秘密的亲密接触,而自我有可能已经不再是曾经的自我了。

　　但是个体为什么要这么做呢? 她又是怎么做的呢?

　　如果这种直觉是正确的,那么为什么寻求差异化、存在的感情,对于主观生活的确信都变得如此混乱?"不同"是一种羞辱(伊娥、赫拉)也因为这种不同造就了魅力和诱惑。

例如加布里埃尔在青少年时期被禁止穿长筒袜。她必须忍受着穿短筒袜,这让她在这个年纪看上去呆头呆脑的。那么要怎么样渡过这个难关呢?她自己创造出了一些让自己失去魅力的理由,于是她开始体重超重,这能让她忘了短筒袜。但是精神分析的第一个噩梦证明她并没能成功清空延迟记忆,因为在第一个疗程过后她梦到她被一个女人告上了革命法庭,因为她拉走了一辆装着数量惊人的要修补的短筒袜的推车。

从这个角度看,这种填满的方式,用土地上的食物,用很多的活动,用"修补"的工作等来填满,其目的是把某物拿走这样可以不留下一点空间。总之,暴食症想要清空一切,让空虚占据整个空间,这样任何其他奇怪的东西都没办法进入。暴食症想要创造出人际关系的空虚。为什么要这么做呢?

害怕亲密

虽然不合常理,但是暴食症是一种解放斗争。它和入侵作斗争,它反抗外界的侵犯。入侵的威胁并不需要客观存在,只要主观上存在就足够了。这种威胁是一种主观的现实。在我们看来和暴食症的斗争源自个体主观存在的感情的脆弱。很明显现实往往要负责客观地解释这样一种脆弱的主观体验。

参考患者们教会我们的经验(在进行治疗会诊时,或者在精神疗法或者精神分析的过程中,内心深处真实地进行交流),我们打算认真研究这个假设。

就近观察后,我们发现求助于暴食症对于自我孤立来说出奇地有必要,甚至刚刚发生的人际关系也令其满足。

因此求助于暴食症并不是因为不满足。那么怎么样来理解暴食症呢?

由于亲密关系而被唤醒的情感是否会让她感到害怕?

以下是亲密体验中有可能会发生的事情。我借用卡夫卡所著的《饥饿的艺术家》(*Un artiste du jeûne*)一书中对于此困难的存在主义隐喻。这是《城堡》(*Château*)中的一个段落,描写了K.和弗丽达做爱时的主观体验,米兰·昆德拉翻译在了《被背叛的遗嘱》(*Les Testaments trahis*)一书中:

> "在那里,好几个小时飞逝而去,几个小时的共同呼吸,几个小时的共同心跳,几个小时中 K 不断地感到他迷失了自我,或者比前人在异乡世界行得更远,在那里就连空气都和故乡的迥然不同,在那里人们会因为奇特而感到窒息,在那里人们什么都做不了,在荒诞的诱惑中,只能继续前行,继续迷失。"

亲密感是对于陌生事物的生存体验,一个陌生的事实,一个陌生的世界,一个不同于自己国家的异国他乡。

我的爸爸能不能**听到**我沉默背后所隐藏的苦恼?

这是罗曼娜写给我的一句话,那时候她正因为无法将童年时的苦恼告诉她的父亲而感到痛苦,而且她还不能够做到:"今晚爸爸给我打电话的时候,当我听到他的声音,我觉得像被针扎一样,某样东西刺痛着我,有点儿刺耳的无能为力(沉默)、有点儿羞耻、还有点儿鼓励,但是这只是在鼓励的边缘但是没能深入到内心的鼓励,伴随着某人的无能为力,他只有踮起脚尖才能默默进入到内心。沉默带来了层层的悲伤,我慢慢地滑入其中,就好像我慢慢地滑入了浴池一样,四肢软弱无力仿佛被卸下了。我还没有写信给保罗,他明天好像会偷闲、消遣、吃喝玩乐。当我穿过陌生的街道时,这些陌生的街道又连接着其他我不认识的街道,当我为了让身体振作起来而驻足在迷宫中时,我觉得我再也不能马上回到你身边。我穿过街道的时候遇到了一个孩子,但是我看不到他的脸,因为伤心,所以我整个人都愣住了,我一分心就说不出话来。这些孩子的脸就像是我看着的时候想象的那个样子,给我一种亲密感,就好像是存在于我身上一样。没错,就是存在于我身上。我妈妈养的郁金香的颜色和球茎跟食肉动物的凶猛很相似,因此它们让我感到害怕,但是即便如此我还是经常画郁金香,并说这是我最喜欢的花,因为它和其他花长得不一样,它的花瓣把自己包裹起来。"

因此,对于在内心深处和暴食症产生关联的某个个体来说,那些重要的、投入精力的关系的存在似乎侵占了太多的空间,并且太过难以让人应付了。这些关系让她迷失了自己的方向,让她离开了自我。这些关系让她体验到自我的非连续性情感,以至于个体不能承受这种情感。

就好像体验到内心节奏的缺失。她不可能和他人共节奏。个体的节奏中的某个东西似乎没能够被遵守,这种节奏中的某个东西似乎是是断断续续的,这个东西是不和谐的。个体通过吃得太多太快来让自己的身体筋疲力尽,从而来抵抗这种节奏。

我的妈妈不能康复

失去和跃进

我们刚刚把暴食症的治疗引入到现象学中:能够面对自我、他人、社会,可以把精神疗法的空间变成主观性的时间和空间的基础构成(Maldiney,2004b)。

倾听身体的声音,在身心的交界处倾听,在生物心理学的范围内倾听,让我们想到了冲动的概念是一个有限的看法,是为了让我们意识到在我们身上生物学和心理学是共存的,这种共存是和欲望相适应的,这种欲望让我们寻找与我们不同的他人进行身心的交流。当我们想要诉说身体的情感,我们通过偶然发生的言语活动倾听躯体的体验。躯体的情感代表了精神事实。我们非常接近G.Haag治疗中所用到的思考方式,以及弗朗索瓦兹·多尔多对于身体的无意识意象以及孤独的思考的深入研究。温尼科特在这方面谈到了能够单独面对他人的重要性,同样能够在这方面利用他人进行练习。在治疗会诊中或者在更接近于精神分析的治疗中,孩子必须学会控制自己的抑郁消沉,找到合适的时机,时而伤心时而愉快,才能够让患者变得专心严肃。说话的音色、节奏和语气往往比所说的有意识的内容包含了更多的信息(Combe,1971)。

母/女混合型抑郁

詹妮今年十五岁。在治疗后的六个月里,她的体重一直稳定地维持在符合她的身高年龄的正常范围内。她从六个月前开始就不再有暴食和呕吐。她是在高一的时候开始发作暴食症的,但是暴食只持续了五个月。

治疗是怎样开始的呢?因为呕吐带来的疲劳和不适,她去校医务室求诊。她透露了自己暴食的情况,而她的话也得到了耐心的倾听。她不希望她的父母知道这件事情。和学校的护士达成共识后,她决定一个人去医生那儿看病,于是这个医生把她的情况告诉了我。她自己说出了心里话……她从他人口中透露了自己的心里话。事实上信心正是源自早期的治疗,多亏了她自己自发创造出的会诊。她有了可以对话的对象,这些对象觉察到了快速投入治疗中的好处,并引导她,并且也没有威胁到她所希望的亲密方面。

医患之间没有恶性竞争,他们各自可以意识到对方的存在的互补性,为她治疗的对话者能够让他们的治疗作用起到并行的效果。不需要把不同的观念看法对立起来,而是利用音乐创作当中的对位法[1]把这些观点看法组织起来,不一定要让这些看法保持一致。

为了让她朝着自律的方向前进,我利用标准来引导她戒掉呕吐,帮助她减少对于暴饮暴食的需求加剧的情况。

伴随着冲动发作,患者出现了抑郁的倾向。詹妮通过一次失误的举动让她的父母有机会发现她在呕吐。他们用力地闯进了治疗中,他们强行参与进来。他们表现得毫不妥协,一定要监督着,同时又非常亲切殷勤,关注保护他们的女儿摆脱对空虚的恐惧,摆脱孤独,确保每次都能陪同在她的身旁。

詹妮非常重视他们的支持。这对她戒除呕吐和暴食症非常有利。于是她很快获得了成功。詹妮得了她所需要的抑郁症,这样在戒除暴食瘾的过程中她可以让自己依赖父母。

我们要思考这难道不是因为她最先找到了这样的方法来调解独立和依赖的需求吗?此外,在高中,半寄宿式的生活继续为

---

[1] 译者注:对位法是在音乐创作中使两条或者更多条相互独立的旋律,同时发声并且彼此融洽的技术。

她提供了每天没有分享责任的机会。自律/依赖的两种定位找到了平衡。

一旦戒除了暴食和呕吐，她仍然定期来我这里看诊，每三周一次。她能够在高中自发地结交朋友建立起友谊关系，而不需要爱的鼓励。她现在还是没有月经。但是她已经具备了青春期的第二性征，尤其是长了痤疮。护理皮肤是教会她照顾自己的一种方法。

在以上的背景下，詹妮跟我讲述了她想要复发的欲望，以及她有能力抵抗住不复发，抵挡住复发的强烈愿望。

詹妮：但是我会让自己害怕。而且我感到我的妈妈也很害怕。只要我的饮食方式有了一点点的改变她就会一直关注着我。这让我很困扰。我十五天前开始担心会复发因为我特别想吃糖；这种情不自禁的对糖的迫切渴求持续了两个多礼拜。但是我对自己说这不会重新开始的，我把饮食的节律控制得很好。我回到高中去见校医室的护士，告诉了她这些。我是如此渴望自己是他们的小宝宝。

从最后的这句话我们可以看出詹妮道出了她个人想要康复的困难的症结所在。她是一个老来女，深受家人的宠爱……太多的宠爱以至于她的青春期伴随着的是和暴食的斗争以及呕吐，她想要吐掉这些围绕她的太多的关注，让她窒息的关心，食物其实就是她的妈妈。治愈暴食症其实就是剪断她和妈妈的联系。这对于如此亲近的两个人来说是极其痛苦的。詹妮已经开始学会决绝果断地摆脱母女之间太过亲密的关系。

这会发生吗？我们拥有对于暴食复发风险预测的标准：对于饮食量估算紊乱的持久性（Mondon-Ronze，2004）。然而詹妮现在并没有表现出饮食量的混乱，这多亏了她懂得倾听自己身体的需求,以及她在高中的营养自主权。最后詹妮利用对自己的反思,使得疾病在她的身上只驻扎了不到 6 个月。她懂得思考,她找到语言幽默地描述她的体验。当她把呕吐物留在厕所里,打破了家庭的平静时,她懂得重新掀起高潮:她认为这场冒险是一个成功的失误举动。

> 詹妮:能够得到生命与地球科学(SVT)[1]老师的关注让我多么快乐啊。但是现在,关心却变少了,只是一句"你怎么样?"。我真的很难感到不懊恼。但是不是。

我们讨论她的学习计划。詹妮觉得工程师这个职业可以让她很快变得独立自主。我注意到了这一点,指出解决方法的灵活性,以确保地理上的距离和集体心理治疗的时间间隔。詹妮告诉我她还不敢把自己的计划告诉她的父母,有的时候她的父亲会在她之前看她的邮件,然后告诉她他不是故意的,而她的母亲叫她"我的小宝宝"。她只是在脑袋里想着抗议却从未付诸行动。

> 詹妮:我是他们唯一的女儿……要离开他们很困难。我不想我的妈妈精神失常。我不能告诉她会给她带来痛苦的事情,比如说我想要远离他们。

> 医生:所有那些女儿患了这个病的父母们都因此长期经历着创伤后的状态。他们害怕女儿的病会重新开始。但是尽管如此你还是做了那些你这个年纪的青少年应该做的和说的。你必须在你身上找到能够说出"不要再这样"的办法。你讨厌在你这个年纪还听到别人叫你宝宝,这让你感到羞耻……这次轮到你来说"够了,别再这么叫了,都是废话!"。

---

[1] 译者注:SVT, sciences de la vie et de la terre。

你的父母应该跟你说过很多次在你成熟之前要经历的前面几个步骤。这次，轮到你来转换角色，这样可以帮助你过渡到成年期……

詹妮：我没有权力关上我卧室的门……我希望告诉我的父母他们在进来前要先敲门。

医生：很明显暴食症解释了这一点……但是这结束了……可是他们却不信。怎么来建立你们的亲密呢？

对糖的需求是对甜蜜的渴望。母女之间隐约有了抑郁的倾向。然而母亲的抑郁是必需的。

当女儿痊愈的时候，妈妈却没有

人们常常会说，在女儿青春期末期表现出想要离开家里开始独立生活的时候，仿佛母亲对女儿进行了第二次的分娩。

三个月之后，詹妮真正地痊愈了。夏天来了，她变得很漂亮，很快乐，她跟她的爸爸也变得更亲密。但是母亲的改变并不是偶然发生的。她的母亲仍然坚信她的女儿总是病着总是很脆弱。这是一例典型的病例：暴食和呕吐是加速中的青春期出现危机的标志。

治疗的医生从詹妮出生起就认识了这一家人，在詹妮父母的生活中，这个晚年得来的独生女的病是不会好起来的。

医生：我从来没有见过她的妈妈这个样子，她变得很严厉，这是更年期出现的心情不稳定的征候，而且她否认自己需要帮助。她不再是原来的那个她了。她什么都不想听，她是在自我防卫，就好像一堵墙一样。

当我们的患者痊愈的时候,我们惊讶地发现她们的母亲都有这样的表现:否认女儿痊愈了,感觉不到女儿的变化。母亲变成了白雪公主当中的后妈,随着子孙更迭却不希望在镜子中看到自己年龄的变化,渴望充满活力的爱的状态来恢复健康。当男人把他的妻子当作是情人,并承认他的女儿已经长大了,预后(pronostic)[1]情况总会更好。她女儿的病痊愈了,而她自己却被疾病困住了,就好像牡蛎被困在了壳当中。

我们和詹妮谈论她的父亲可能和她联合起来给母亲制造惊喜。

医生:新的打扮……?

詹妮:她现在都不再化妆了,她会嘟囔着发牢骚,变得烦躁不安,多愁善感……

医生:但是你的父母怎样才能忍受他们的女儿飞出巢外?

詹妮:目前我的妈妈还是很悲伤。

医生:是因为她分娩出了她女儿的青春期,让她的女性美得以绽放出来吗?

詹妮:她很痛苦。

医生:她还不懂得必须要触底反弹,这样才能够从这意想不到的忧郁中振作起来。

詹妮:她驼背。她似乎讨厌她的女儿。她让我感到厌烦。

医生:更确切地说,她不希望发现你想要去追求……冒险,爱情?

詹妮:哦天哪!我还不敢呢!但是我有想过。即使我不再生病了,我发现他们还是注视着我……

---

[1] 译者注:预后是指预测疾病的可能病程和结果。

当女儿痊愈的时候，妈妈却没有。多亏了女儿和病情的加速做斗争，女儿克服了恐惧变得成熟，而她的妈妈却看不见女儿康复的事实。母亲无论如何都摆脱不了纠缠着她们的感情。

为什么这些母亲没法摆脱恐惧呢？

　　医生：你必须剪断联系着你，让你有所不同的纽带。康复就是变得有所不同，你必须这么做：你必须变成不一样的你。你康复了而你的母亲却看不到这一点，你必须变得有所不同，没有别的办法，因为跟其他有此经历的母亲一样，在你的母亲有一天意识到你已经康复之前还需要一些时间。目前，她还做不到，她感觉不到，你不能加速她所看到的改变，她需要时间。

绝经？

为什么母亲看不到呢？难道是因为她认为她女儿想要飞出鸟巢不是件好事，她的女儿因为害怕和疾病直到现在还被留在鸟巢里？青春期的危机变得有所不同，发作的进程变得更快了。母亲觉得很混乱、摇摇晃晃的，就好像被暴风雨侵袭了一样。她是不是体验到了母女之间的竞争变得越来越快了？这折磨着她，所有青少年的母亲都忍受着这样的折磨——后代的不同和改变，女儿的美丽——她是不是觉得自己老了？这让她变得易怒，让她变得忧伤……她控制不了自己。这就是为什么她会哭，她会变得疲惫、易怒、紧张。

詹妮的母亲首先用包容理解支持她的女儿。现在，詹妮病情好转，她摆脱了想要继续做个小宝宝的愿望，她想要长大。然而她的妈妈却脱离了事实,她希望她的女儿还是个小宝宝?

詹妮很高兴。她对她的妈妈是如此亲热,倾尽了她十五六岁的一切感情……当她重新获得了健康的时候,她无法想象她的母亲在经历些什么。

> 医生:当你恢复了月经的时候,你妈妈很有可能正忍受着绝经的折磨。如果她能度过这个情绪不稳定的时期,也就是更年期前期,激素水平变得起伏不定,她忍受情绪的波动,不稳定,多愁善感,她的睡眠也不好,周身不适,她看着自己身体在变老。怎样才能爱上这样的自己? 她需要时间来接受现实。

> 詹妮:她不再化妆,曾经她总是把自己打扮得很漂亮。她的发型,我的天哪,根本就不是她现在应该有的发型!

詹妮的思考是如此中肯,以至于让我们发现了母亲很难感知到她们女儿身体发生的改变,有时候她们有些人会发生激素的紊乱、情绪的混乱以及吃得多一点这样才能有更多的能量来和这些紊乱做斗争,因此通常来说她们会体重增加,变得越来越不爱自己。

詹妮在她母亲身上注意到的衣着随便、不加修饰证实了她的体象烦恼。"没办法再依赖自己的身体"所带来的下意识的恐惧安扎在身心中。这让她失去平衡掉进了"无意识体象"(l'image inconsciente du corps)的混乱中(F. Dolto)。看不见她女儿身体的变化,是不是意味着她不想联想到自己身体的变化,不要联想到自己无意识体象的混乱呢?

第二部分

痊愈的前景

第四章　向暴食癖妥协　　　　　　　　177

第五章　治疗和蜕变　　　　　　　　200

第六章　改变带来的抑郁趋势　　　　229

第七章　噩梦时期和欲望的变化不定　267

第八章　话语的治疗，空隙　　　　　307

结　论　空虚和开放　　　　　　　　346

第四章
向暴食癖妥协

倾注治愈的渴望

暴食癖让我们面对一个难解之谜

暴饮暴食变成了一种习惯，"正因为如此我才会一直在抵抗"。有一天，暴食不再是帮助患者活下去的助力，而变成了抢夺生命的一场瘟疫。"我不复存在了，我只想着这个。"

为了摆脱这种野蛮的入侵行为，需要提出怎样的治疗方案对我们来说是一个真正的挑战。痊愈的进程有着它的标准：痊愈的进程会让患者遭遇疲劳，噩梦，向自我敞开心门，抑郁，倒退，对爱情的渴望，以及活着的快乐。前进的路上布满了重重障碍和新的发现。但是从饮食行为紊乱开始的那一刻起，或者从其他一切形式的瘾癖开始的那一刻起，患者都饱受着折磨，但是她们内心仍然有痊愈的希望。经历了一个又一个的阶段，并且一直坚持到最后，患者内心的痛苦中孕育出了新的希望。希望是建立在和自我的真诚沟通的基础上的，而这种真诚的沟通只有通过接触医护人员平静的内心之后才能够实现,因为医护人员的内心都是饱受锻炼的,而且充满信心,只有这样患者才能够遇见真实的自我。在通往痊愈的路途上,患者需要长期体验如潮涌般的焦虑不安、罪疚感和恐惧。

在我们的病例中,大部分时候的治疗环境是由东里昂治疗联合会(pôle Est de Lyon)提供的资源和人力构成的,这个联合会联合了内分泌学、新陈代谢和营养学,在神经科医院(hôpital Neurologique)里可以按天住院,或者按周入住,可以接受传统住院治疗,或公开心理咨询商谈。定期自由的治疗环境让联合治疗成为可能,经过了一周又一周的治疗,医生可以在此期间调整治疗节奏,使得患者能够忍受情绪的波动和治疗带来的危险。

倾听,认同,独特

事实上,为了有勇气做自己,放弃暴食症的渴望需要找到正确的语言表达来做支持,语言能够表达出身体还不成形的体验,而不是逃避这些体验。从疾病过渡到痊愈的过程中,语言能够表达出患者复杂的心理感受,语言不会用匆忙的解释来逃避身体的紊乱障碍。联合治疗的关系中会有营养学家、主治医生、妇科医生和内分泌学专家一起合作,进行精神分析倾听。在治疗瘾癖过程中,精神分析的倾听十分重视医患双方无意识引起的大量的治疗工作。

独特性也是必要的。除了和个体的会诊以外,什么都不会发生。在这世界上最独特的个体身上自然地表现出对于情绪的感知和认同,这些让我们观察到了人类身心最普遍的表现。通过一些自己发现的不可或缺的细节,独特的个体实现了自我认同,因此对于这些细节的发现是非常珍贵的。听出她的说话风格是非常重要的，因为语言来自内心的鼓动，而内心是和事物接触而产生的。我们可以说，通过研究个体所投入的特殊精力，以及她在治疗中说话的方式，我们可以赋予语言的关系以活力，比如说让外在和内在的形式协调一致。无论是从治疗中的哪一个专科的专业角度来看，如果对话者的特点是好奇，那么一切说话内容都会被用来促进会诊的进展。在精神分析方面，精神状态是指认真倾听患者所描述的印象、感觉、体验、感受的状态，倾听患者主观注意到的一切暴食体验或者戒除暴食的体验的状态，以及倾听在这个阶段中所伴随的一切，例如回忆、幻想、噩梦、偶然的想法。

精神分析学家还侧重生物学上的倾听，从某种意义上来说，就是在戒除暴食症的过程中，注意倾听身心的协同作用。有机生命体有三种可能性：同化，个性，再生。把自我—社会关系的三个催化剂其中的一个给破坏掉，让另外两个催化剂的发展变得复杂化。比如说加重饮食消化的负担会在患者个性化和爱情选择上造成障碍。因为这果断地切断生命线，也切断了世代之间的连续性，让患者失去希望，不再相信自己能在有生之年体验到男女之间的互补性。

注意感知

我们曾经注重会削弱我们倾听能力的一切。负协同作用的反移情态度很快就让我们无法注意到那些突然出现的谜一般的细节。为什么和暴食症患者接触会有这样的结果？因为我们不能一下子理解，然而我们却受到隐秘的暴食症的强烈煽动——例如在职业上表现得过度活跃——我们利用暴食症来逃避时间的限制，对自身毁灭力的恐惧。

患者向我们非常细致地描述了戒除暴食癖所引起的改变，这可以帮助我们理解暴食癖引起的痛苦，贪得无厌给患者带来的折磨。我们灵活地利用反移情。我们倾听得越灵敏，那么我们就越能够提出正确合适的问题，这让我们可以走得更远。

当我们能够提出恰当的问题时，患者就已经准备好了接受改变，好好组织她们内在和外在的关系，这些问题能够引导我们倾听，也指导我们应该在哪里结束倾听。深入患者的内心深处应该是一个循序渐进的过程。我们非先验地倾听，观察到在什么样的节奏时，戒除暴食癖会让患者进入到过去，恢复他们感知的活力。过去揭开了自己的面纱。在患者的内心深处并没有人们想象得那么炽热。

我们把我们对治疗暴食症的经验和患者对暴食症的体验交叉起来，再把这些体验和其他不同专科医生的治疗经验结合起来，这样可以帮助我们的研究结合医学和精神分析之间有利的相互影响。利用我们所拥有的医学、心理学和辅助医疗的各方面特点，我们给予治疗以空间，因为这些不同的视角可以让我们避免渐渐变得太过依赖彼此之间的治疗联系，因为太过依赖有可能会让我们很快变得耳目闭塞。

治疗的互补性

为什么要住院治疗？

为了跟暴食症和解，慢慢地瓦解它，我们选择结合医学和精神分析创造一个自由的治疗环境,并和住院服务的特性形成互补。通常来说,要想戒除暴食症并不需要住院治疗。然而即使在这样的情况下,患者最好还是求助于心理咨询的医疗团队。最主要还是要患者自己配合治疗。

当体重、新陈代谢、营养、激素和心理状态有需要时,住院治疗是必须的。住院治疗可以避免身心失衡的危险,可以应对从生理混乱中恢复过来的困难。当然还有其他的一些情况必须要考虑采取住院治疗。比如说心理咨询会谈的后续跟踪治疗失败的时候,或者住院需求已经十分明确就好像是最后一线生机时。但是住院治疗的可能性往往低于需求。这是一个公共卫生的问题,仍然需要很多的斗争和努力,需要很多对于流行病的讨论和论证,这样才可以评估目前治疗建议的后果。

对于住院治疗的取舍和抉择

当代法国公共卫生治疗建议中很少有住院治疗这项建议,我们认为这是饮食行为紊乱加剧的原因之一:人们常常因为没有床位而导致住院介入治疗太迟,这反而会延长住院治疗的时间,有的时候长期住院治疗会变得没有效率。简言之,人们想要避免太过匆忙而没有考虑得很长远,健康、教育、环境的当代政策也是这样的情况……这里就只列举这些方面……我们需要探索出可以立即解决那些即将发生的集体灾难性情况的方法。

因为这个影响(床位的稀缺,缺乏求助于短期的早期住院治疗的预防政策),有经验的医护团队应该分享传递他们的经验。为了能够普及这种观念,已有的经验必须根据以前的认识以及新认识给出推论，如果不及时进行短期住院治疗，就会演变成更为长年累月的治疗。这些医护团队最好要对治疗以及痊愈后的变化进行主观评估，同时患者自己也应该评估自己在癔癖症状痊愈后的女性特征以及生活的变化（Mondon-Ronze，2004）。

事实上，我们必须创造并保证可供选择的住院治疗，利用自有的跟踪治疗，和几个开明的同事一起进行互补治疗，这样可以缓解患者只依赖于一个医生时面对面的恐惧，也可以避免可能的亲密关系的危险。

迫切和困境，谁会这样认为？

精神科医生（le psychiatre）诊断精神病理。在饮食行为紊乱范畴，精神科医生利用国际定义 TCA（troubles du comportement alimentaire）标准进行治疗询问和检查。精神科医生希望他的主要诊断是结构性的，根据具体情况可以是精神病、边缘状态、神经官能症、反常倒错，或者在说到紊乱的时候提到的都是行为（comportement）、举止（conduite）或者障碍（désordre）（如进食障碍［eating desorders］，饮食行为［eating behaviors］）。但是在不同表现的情况下，精神科医生会不会相信患者能痊愈呢？或者他只是避免自杀和抑郁的风险？

躯体化障碍医生（le médecin somaticien）的职责是治疗破坏躯体平衡的行为以及要求医疗的行为。所说的行为术语也不同于精神科医生的表达。躯体化障碍医生既不会固定稳住患者对自我的暴力，也不会求助于精神科医生团队建议的特殊治疗。

为了让医患双方都能够明确，躯体信息是不可或缺的。但是只有为了让医患能够安心确保患者并没有真正丧命的危险时,躯体信息才是非常迫切的。

在以下情况中,风险是真实存在的:

——肝功能衰竭(insuffisance hépatique)(少于三十千克),由于暴食带来的呕吐导致严重的低血钾症:必须指示住院治疗。我们必须使用重症监护,帮助患者彻底重新恢复新陈代谢和营养缺乏的平衡,而不是使用传统治疗手段,越过使用嘴巴而是放置鼻饲管。这些走捷径的方法会对于患者的精神生活来说有着长期的严重影响,对于未来的治疗关系来说也非常不利。因为这让患者感受到来自医护人员的暴力,类似于体验到了被侵犯的感觉。即使这样的治疗手段可以确保患者生命的延续,但是接下来要怎样让患者相信向她实施这样的暴力的医疗团队呢? 最好利用安置中心静脉导管来进行营养供给,通过这种方式来"重新供给营养"(renutrir)而不是用鼻饲管。

——另一种比较罕见的危急情况是长期使用泻药而导致的肾功能衰竭。

——最后,暴食症引起的体重超重要求我们监测患者的肥胖症、动脉高血压、糖尿病、关节痛和睡眠呼吸暂停的风险。我们需要监督进行性消瘦的患者,评估这些患者在消瘦过程中是否有抑郁或者自杀的风险。有必要的时候需要对患者进行抗抑郁治疗。当体重减去超过十五千克时,自杀的危险就会有所提高。(Monnier-Combe,1980)。

精神分析师(le psychanalyste)可以冷静地给出答复,花时间用语言来帮助患者描述感知,从而减慢暴食极度加速的过程。在戒除暴食症后,患者会主观地突然注意到身心发生的变化,但是患者会悄悄地装不知道，这些变化和不知道所带来的影响需要用语言表达出来，才能被辨别出来。

我们想到精神分析师的独特观点是这样的：精神活力在哪里？暴食曾经在患者的精神生活中占据了什么地位？戒除暴食症会如何改变她的精神生活？

精神分析医生诊察在发生的改变，区分出没有改变的部分。他负责分析其中要素，慢慢收集指标。是的，他的任务就是分析。他倾听患者内心的体验，贪得无厌的欲望，他能够理解暴食症以各种形式带来的令人欣快而麻木的动机。倾听和理解可以让他陪着患者面对内心的痛苦。

我们总是在渴望，总是很饥渴

令患者感到最痛苦的是，生命的力量是最强烈的。但是这些力量被压抑着。语言可以开辟一条道路，慢慢地有分寸地减轻精神压力。使用语言的时候是寻找真相的时候，真相可以照亮患者的身心与生命。真相的碎片接连出现，这可以帮助患者慢慢地辨别出内心痛苦的源头。我们治疗工作的依据是"记录在案的现实，这些现实对我们而言就是痛苦"。痛苦就是"嗜欲者，生之贼也。"[1]（荆浩，中国 9 世纪的山水画家，引自《笔法记》。）

对于真相的追求可以参照人们对美的创造和追求。很明显，我们的思想是难以满足的——总是渴望和贪婪。暴食症正是人的欲望，是让人痛苦的思想。

---

[1] 痛苦就是我们贪婪的思欲，我们的思想总是在渴望，因此我们总是很贪婪。

亲密的痛苦，希望

绝望是为了成功

对于回到医院的患者来说，精神生命的活力正受到非连续性的威胁。她可以摆脱这种威胁吗？摆脱医院，摆脱病魔。她能够重新变成她自己吗？疾病的威胁会一直侵袭着她，直到她自我认同。

因此，治愈的希望是非常重要的，或者至少能够减轻疾病。在这方面，医护人员给予患者的关注很重要。她注意到了吗？她看到了什么？是作为人的自我吗？还是患病的自我？或者有未来的自我？

医生认为能成功吗？或者不能成功？

医护团队试图发现的又是什么？医生们成功了吗？治疗成功吗？

当暴食症改变了患者对于自我的看法时，当暴食症留下线索时，或者当她认为自己无法痊愈时，她要怎样才能找回自我？

疾病打断了她的生活，为了能找回自我，她必须把这样的生活融入内心去，融入她和别人的相处中去，以及她和自我相处的生活中去。如果治疗以及未来的后续治疗仍然看上去很有必要的话，她必须找到方法把治疗融入精神生命的活力中去。否则，长期的疾病会使得她无法再重新创造出对于自我的统一看法。

目光

但是在哪里可以找到防御疾病的办法？这些防御机制已经安

置在患者身上了,把疾病和治疗都定位为身体的外来入侵者,必须不惜一切代价将它们驱逐出去,或者**至少**尽快地把自我包裹起来,这样无论是疾病还是治疗都无法侵扰剩下的自我。

无意识的精神防御试图筑起可以包围住疾病的城墙,例如主观地惩罚自己无意识的罪疚感,这种罪疚感源自试图在身体里扎根的另一种不同的秩序。身体的发病有其自己的生物逻辑。

这些防御反应看上去是难以理解的,因为传统的医学诊问是无法识别到的——也就是说是不可见的。这让医生很担心,通常是太过担心了。因此,医生能够成功吗? 他的目光会在会诊交谈的过程中变得黯淡无光。走神? 厌烦不快? 愤怒? 失望? 最糟糕的情况,不再投入精力和情感?

面对同样的患者,精神分析医生的看法却显得很有趣。因为他懂得利用倾听和特殊的提问这些诊断武器,在这些大量的情感表现中,识别出是否出现了巨大的痛苦,这些痛苦可能会让双方的精神交流变得让人难以忍受——一方是医生,一方是患者——甚至会妨碍各自内心的精神生活的交流,以及两者之间的交流。

事实上,医生觉得自己不再是目光的承载者,在目光中患者能够找到自己变化的动力,能够看到自己有能力和疾病作斗争。不能够再创建并维持医/患治疗联盟是非常痛苦的,这会增加战胜疾病的机会。

当痛苦的情感太过频繁而强烈的时候(用精神分析术语来说就是太过密集[condensé])就不再能够动员,因为每个人都有可能坚持自己的立场。

外援

很有可能会换一个战争的敌人。战争也不再是医患联盟克服疾病的战争,而演变成了医患旧联盟之间的冷战,随时有可能宣战并打成游击战。这个时候医生会不会考虑精神分析的指引,也就是说请求外援?

外援必须检查研究两个阵营之间的困难。想要找到解决方法,就得重新统一起各方力量。而这正需要先好好保养改善医患之间的治疗关系。

疾病带来的强烈的精神痛苦,以及被治疗时即刻变成"你"(t)所带来的精神痛苦,累积到一定程度就会引起痛觉过敏,对于生命力来说这是创伤性的。同时这也会威胁到患者主体身份的非连续性,也会威胁到医生身份的非连续性。在治疗中,既要和失去主观性作斗争,也要避免破坏治疗联盟。这就需要通过标记那些对于无意识生命的研究,这些研究是在医疗情境中进行的,但是这样的医疗情境却让进行当中的疾病治疗失败了。

利用无意识

对于精神生命无意识范畴的认识怎样才能改变对情境的感知,改变对于治疗失败的感知? 首先,这似乎源自医患关系的限制,再仔细琢磨,这也可能源自其他有意义的因素,内心深处无意识的抵抗,拒绝接受治疗,妨碍痊愈的障碍,有的时候拒绝住院治疗……

那么为了探究这些因素,精神分析的技术有哪些?

所谓精神分析的倾听既需要认同患者的亲身体验,同时也需要认同医生的亲身体验,这样才可以在医患之间建立起联系,同时用语言隐喻来描述情感波动,这些情感波动会在内心深处影响他们之间的治疗关系。

建立起联系……可以是恋爱关系,母亲和婴儿的关系,父母和孩子的关系。

患者寻找的正是这种联系。但是有的时候,患者所寻找的东西会让她感到害怕。

在精神病医院的内分泌联合会(里昂大学附属医院),为了解决这些阻碍治疗关系的困难,内分泌医生和精神分析医生会进行争论和对质。我们并不会吝啬于给出我们的反对意见,我们既有对抗性的辩论,也会有一致的观点,因为在互补治疗这个领域的研究中,我们占据着优势。从摸索着的对抗性辩论,到相互调整配合,这样的治疗让患者重新获得了自己的内心,又恢复成为一个复杂的人类。

下面要讲述的就是,在安娜的病例中,这种情况是怎样明朗化的,安娜是怎么样摆脱了无法用语言表达的障碍。

安娜接受了长期的住院治疗,她患有暴食型厌食症(伴随呕吐),并且已经严重威胁到了她的生命安全。这次住院治疗让我们在很长的一段时间里都面对着失望,但是如果想要不放弃,那么我们必须有更多的耐心和争论。我们会不会成功呢?

即使治疗和住院是安娜有意识地提出并接受的,但其实无意识地,她在拒绝接受治疗和住院。内分泌专家和精神分析医生一起努力地继续治疗。这让我们想到我们相互合作的时刻,这一切只是为了能够克服那些妨碍她痊愈的障碍。

克服, 做梦

在医学方面

对于如何提高先天性甲状腺机能不足的治愈率的研究最终取得了良好的成效。这种成效证实了医生关注的目光可以支持患者坚持不懈地努力,同时这项研究也让医生为他的患者感到担忧,因为她在外形上变成了一个"正常的"年轻女性。安娜默默地重新找回了希望,她在未来可以像其他人一样拥有属于自己的职业和婚姻。曾经她因为残疾而绝望,但现在当绝望减轻的时候,她终于能够触碰到自己的内心。

在精神分析方面

安娜讲述了在面对自己发生的改变时她的体会,她的甲状腺机能不足得到了很好的改善。她承认,扰乱她最多的就是记忆的混乱,这扰乱了她的大学生活,尤其是她会忘了别人跟她说的话,这让她很困扰。我们还一起分享了感情。

安娜之所以会记忆混乱是有原因的——甲状腺机能不足——但是还有其他的原因导致她害怕和他人交际。她无法建立联系,无法保持这些联系,也无法将这些联系连接起来。

我们和她建立起来的联系:内分泌专家和精神分析医生联合起来形成了互补治疗的联系,可以锻炼她和内心的自我建立联系的能力,也可以帮助她和别人建立联系。

在这次会诊后一个星期,正是在下一次的会诊之前,她做梦了。这个梦正好回应了在之前的治疗中我们三个人一起做出的努力。

她梦到她的妈妈一个星期前又生了一个宝宝,她对此并不知道。当她看着婴儿的时候,她走了过去,把他抱在了怀里。当她抱着他的时候她感到无比快乐,然后她就醒了。

快乐的感觉是如此真实,即使她早上醒来发现这只是个梦。这种快乐不仅是梦中的快乐,也是她能够一边回忆一边向我诉说的快乐。她又恢复了活力,她享受这种连续性,即使只是梦境的形式。她已经从绝望中,从自我非连续性的认同中恢复了过来。对于等待下一次的会诊,她表现得很高兴。她能够记得上个星期发生的事情。她通过做梦来回应这个记忆,因为梦境是日与夜之间的联系。活在当下,再次做梦,找回过去的记忆,这是她的自主性的三个表现,当这三个方面同时得到恢复的时候,我们可以积极地预言她能够从暴食或者厌食中得到内心的痊愈,而不仅仅只是症状上得到治愈。

那么,精神分析医生秘密而积极的帮助是什么呢?他怎样才能够改变患者内心无意识地拒绝接受住院治疗的情况呢?

研究探索

借助梦境,我们发现了解决暴食难题及其调查研究的三条线索。

一个星期前她所抱的那个婴儿,是不是就是她自己的身体呢?在接受甲状腺机能不足新治疗后有所好转的身体,重生的身体?

这是不是意味着重新燃起了新的希望,是不是未来有一天能够怀孕呢?

过去是否得到了重生?当她的母亲诞下这个婴儿后的第一个星期里,她有什么样的感受?当她回到家里看到婴儿第一眼的时候,是什么样的感受?看到是弟弟或者妹妹的时候又是什么样的感受?因为缺乏母爱,因为母爱发生了改变而导致的住院治疗是否会对她产生影响，以至于她无意识地拒绝住院治疗，即使住院治疗时她自己提出的要求？

我们需要感性且敏感地来处理这个情况，因为随着安娜的情况好转，她会怀着忧伤和遗憾的情感进入梦中。当她的妈妈这个星期重新给予了她新的生命，而且是没有病痛的，于是她觉得自己重生了，再没有一直以来压迫着她的残疾……抑郁也不会太远了。因为痊愈这一实际的希望与让她不安的绝望似乎如影随形……

我们从这些研究方向开始发现安娜极其复杂的无意识的痛苦，而她的这种无意识的痛苦随着痊愈的开始也变得越来越严重。

安娜曾经是个假小子；她不明白为什么，就好像她不能理解自己为什么在二十岁的时候就闭经了。在临近她弟弟出生的那个星期，她做了这个梦。她把有些东西藏了起来，她在别人面前表现得一无所知，但是事实上，她其实不知道自己什么都不想明白——这就是为什么她会有记忆方面的障碍。她不知道其实自己不想明白任何有关母子之间的这种特殊的爱，"母女之间不存在爱的联系"，她跟我说。她无意识地拒绝承认自己是个女孩儿。现在痊愈引导她接受自己是个女性。

但是作为女儿，她有爸爸。于是精神分析医生通过演绎法试图去解释是什么原因导致父女之间爱的联系无法保护这种联系，无法让她保留作为女儿的那份快乐？梦境让我们再次向这个谜题靠近。

安娜：我总是在责备我的妈妈，但是我从来没有责备过我的爸爸。

然而一个星期以来无意识的责备摆脱了压抑，这些责备影响了她和其他男性之间的关系，也影响到了和内分泌医生之间的纯粹的医疗关系：三岁的小女孩儿不能跟她妈妈一样怀孕所带来的失望,以及认为自己被父亲遗忘的痛苦。这些感情在这个儿子来临的时候产生了强烈的情感波动,因为这是爸爸的第一个儿子,另两个儿子在很小的时候就夭折了。

于是这所有的一切都重新开始,得到了重生……

对痊愈的感知和认同

认同的时间

精神分析的倾听对于语言表达的恢复是很有帮有助的,因为在看上去似乎不可能的情况下,倾听可以让患者用语言表达变为可能,因为倾听可以找到那些不会主动出现的内容。因此,倾听把患者的体验变成了标准,总之倾听可以标记出感知的范围,以及疾病身心影响的统觉范围。倾听可以将此与戒除暴食症和呕吐的范围以及健康平衡的范围区别开来。这些标准向着新的目标发展:逐步逐步地痊愈。因此精神分析倾听是探索的过程;它既是飘忽不定的,也是有条不紊的。

语言的表达可以辨别出可见或者不可见之物吗? 可以从可见过渡到不可见。

打开心扉的迹象

戒除暴食症是一个混合着两种逻辑的过程:接受痊愈,接受堕落。我们在倾听患者的时候,也在慢慢地标记出戒除暴食症的过程中接连出现的迹象:

——**感知的回归和疲劳**:感觉到疲劳表明患者感知能力的提

高,压力的减小以及生存状态的改善,在氢化可的松的分泌作用下会带来欣快感和麻木的感觉。

——**噩梦的突然来临**:在尝试描述戒除暴食症过程中被唤醒的欲望时,部分的失败会导致患者做噩梦。

——**发生改变后出现抑郁的情感**:有的时候在和疾病告别的过程中遇到的困难也会带来抑郁的思潮。

——**女性身心的成熟和改变**:其证据是对爱情联系选择的质量以及分享亲密感情时体验的品质。

我们注意到疲劳、噩梦和抑郁的情感也会同时出现在戒除其他物质瘾癖的过程中,例如戒除大麻瘾、烟瘾、酒瘾,以及工作活动过渡中——尤其是失业时,患者尤其渴望和期待能够戒除瘾癖。这证实了物质瘾癖是治疗暴食行为的主要结果,我们来看一下菲利普·亚麦(Philippe Jeammet)的假设。

恢复身心平衡

因此痊愈就是再次恢复健康平衡。

——**精神方面**:戒除瘾癖的主观体验以及戒除瘾癖之外生活的主观体验是身心治疗工作的重点。在稳定地戒除瘾癖的过程中会发生一些变化,而主体化治疗的手段就是利用语言来表达情感,以及对于这些变化的感知。

——**躯体方面**:躯体必须能够重新找回消化、激素运作与新陈代谢的生理节律。营养治疗是常用手段,可以慢慢地创造出从治疗关系转变为营养的各个阶段。这需要同时找到怎样才能摆脱血糖和生物钟紊乱的方法,以及怎样在味道和颜色方面摆脱淡而无味，变得多姿多彩……

因此在戒除瘾癖过程中，对身心变化的主观感知的倾听和对生物的精神倾听，能够帮助我们将患者的亲身体验变成标准。

身心治疗的环境

近视

所以我们还有时间。但是，有一些患者在面对"你为什么来找我看病？"这个问题时，会回答"因为我需要被框起来"。对于痊愈的渴望事实上会遇到阻碍。患者不能够一个人独自痊愈起来。为了能够戒除瘾癖，重要的是患者可以以平等的地位接受治疗。使用的言语活动来自患者的言语活动，来自她的主观描述。对于戒除瘾癖的体验必须要用语言表达出来，必须得到倾听，这样才能营造出一个充满理解的治疗氛围。

戒除瘾癖的过程中绝望和希望比肩而立。通过改变症状来摆脱精神的一成不变，也就是说我们要靠近比症状型疾病更严重的精神疾病。

我们明白戒除一切让人欣快麻木的瘾癖的过程——人们有可能会简单得把这种瘾癖记成是暴食症——让人多么的痛苦和焦虑不安。一旦戒除开始，来来回回的过程接踵而至。往后退一步，可以重新找回一个更好的身心状态。

此外，为了能够摆脱毒瘾癖给人带来的渴望、安心和毁灭，选择在这个迷宫般的走廊中生存并前进并不是一个让人安心的时期。

事实上，毒瘾癖造成的状态是患者自己施加在自我身上的状态,因此患者可以控制它。为了能够靠近自我、摆脱中毒症状,患者很有可能会放松自我的控制力,并任由戒除行为发生作用。

这会让人多么的焦虑不安啊,仿佛坠入了无尽的深坑!

开始戒除的这段时间看上去是未定型的,也是不为人所了解的。"我想要被框起来"的这个要求表明,能够把这让人不安而痛苦的体验变成标准——并最终让这段时间变成庇护的时间。

我们并不是总能够提供一个身心治疗的传统环境,相比将瘾癖是怎样开始的故事和患者能够回忆或者复述的事情联系起来,传统的治疗环境更多地是试图将对戒除的体验和过去的经历联系起来。那些能够彼此联系起来的单独的经历似乎有可能是在压抑患者婴儿期的体验。这些经历不会以复现表象的形式从无意识的记忆深处重新被回忆起来,因为这些经历发生在能够回忆起来和具有言语活动能力之前的时候。由于自我和另一个自我之间的差距,自我认同孤独和被认同孤独都是很困难的。

在里昂举行的有关瘾癖的一次研讨会中,莫里斯·科尔科斯(Maurice Corcos)回忆起当他的患者和她们的家人恢复关系的时候的感受,他说孩子变化巨大以至于父母都没法儿认出来。在将彼此拥入怀中的时刻,他们感到很震惊,父母抚摸着女儿,想要感受她现在的样子;而她也抚摸着父母,但是令人震惊的正是在抚摸过程中遇到的困难,他们仿佛彼此无法感受到对方的存在。

治疗环境需要一定的近视,就好像在母亲和婴儿之间,太过亲昵的怀抱中,亲密感是模糊不清的。婴儿是近视的,而母亲在精神上也变成近视。当婴儿用近视的眼睛看到远处的亮光时,母亲不会比他看得更远,仿佛在哺乳的时候,母亲的眼睛里没能够反映出婴儿感受到的东西。

在我看来,我们必须为母亲和婴儿之间提供一个身心环境。这个环境中注意力必须集中在躯体上,更确切地说是集中在戒除阶段的躯体上,因为无论是对于患者还是医生来说,戒除期的躯体还没有被认同,也还没有被了解。

因此,在这样的环境下恢复话语联系,让患者用语言来描述自己对每天在发生变化的身心体验的感知,也就是说通过不回顾过往来确定暴食难题,从而恢复这个联系。

在和莎拉·波特拉的交谈中我们谈到了在治疗饮食行为紊乱过程中的语言治疗,我们想到人种学家间的一个对话(Détienne & Hamonic,1994),他们谈论到了可见和不可见的问题(chap.,p.65)以此界定治疗中语言使用的范围。

在丘马什印第安人*看来,不可见性指的是看不见的存在在那儿的某人,而不是因为消失不见而看不见。语言的表达是伴随着视觉画面的消失而出现的。从这个角度看,因为看不见那个存在着的某人才会用话语表达出来。

因此,在戒除过程中,当噩梦出现的时候,在噩梦中的存在是不可见的,但是正是这不可见的存在可以看见。因此倾听噩梦时必须标记出没有表现出来的某些东西,还有与不可见的某人相关的某些细节。通过研究与噩梦相关的话语,我们能够注意到某种目光的倒置,就好像是当婴儿把头埋在可见的乳房里时的那种倒置的目光。那么他看到了什么呢?不可见、感觉、体验,不仅仅只是看到了别的地方,也看到了躯体?

就如目光看不到的这一切——胎儿、躯体的秘密物质、血液、

---

*　编者注:原文为 Indiens Cumas,疑为 Indiens Chumash 之误。

精液,痛苦是一种人们能够感觉到却看不到的力量。疾病是感觉的改变,身体感知所发生的变化。暴食症变成一种瘾癖,一种对躯体的统觉,不可见的统觉。

例如母亲试图用语言表达出她所感觉到的这个孩子的经历,这个孩子的经历是无法用以前孩子的经历来标记的。甚至是精神分析医生也试图通过对于现在的亲身经历的描述,用语言表达出那些从未被表达出来的事物,因为这些事物还从来没有被体验过,所以仍然不能被认知。

这是在戒除之前的感知,在戒除过程中每天都在发生改变的感知之间的差异,然后是对于戒除的感知和戒除时间以外的感知之间的差异。

正是通过这些差异,我们慢慢地摸索用合适的语言表达出来,仿佛我们在触诊患者的言语活动一样。

因此一开始有可能什么都没有,到后来会逐渐变成了一个个的标准。

作为从事精神治疗的精神分析医生,我们能说些什么呢?

从超心理学的角度来看,我们该做些什么?感知是否让我们的情感从"被感动,感觉到"变成"感到痛苦不安,感受到……的情感"?似乎我们所做的可以帮助那些正在戒除瘾癖的患者坚持下去。让她能够坚持下去有两层含义:忍受戒除带来的艰难、痛苦和焦虑不安;支持戒除,例如在语言的支持下表达出戒除,最终通过标记戒除来改变暴食。

贝尔纳·布鲁赛特(B. Brusset)曾经依据弗洛伊德的三部人格结构说,强调对瘾癖看法的重要性,也就是说用自我、本我、超我来理解精神和谐。

当自我在思考

当人们说"我觉得……我感到自己……有这样的情绪、感觉、印象、感情,我用这样的方式仍然感到……"的时候,意味着自我在思考。我们将此称为自我反思(réflexivité du moi)。

母亲的双眼就好像是一面镜子,而自我则变成了这面镜子的成像范围。暴食症不再是那封被放置在显而易见的地方却反而看不见的失窃信(爱伦·坡《失窃的信》中也是一样的情况)。

自我既是母亲也是孩子,他们彼此的感受有相似也有不同。人们称之为"后退的能力",后退一步相比离得太近能更好地感受体验到的真实。

但是我们想到,这种后退往往都伴随着近视,例如母亲和孩子之间近距离地看着彼此,会出现一个完全不了解的新现实,出现的同时又不能够一下子把握好。几天前的过去,此时此刻的现在,时间就是这样突然而至。

自我的第二个先驱正是之后性,即当患者认同了自己已经经历过的事物时,能够在事件发生后自我调整的能力。

然而,不可能和患者一起进行之后性治疗。找回不同的过去,这些过去有可能会引起对现在的响应,因为她们的身体离成年人的身体是如此接近,以致让她们的身体回到了青春期之前的状态。唯一能够建立起之后性的可能时间是介于几天前的过去和今天的现在之间。

缓慢,规律性

下面我们要开始讨论能够进行之后性治疗的必要条件,也就是：规律性。变化的规律性。如果往前一步再往后退一步，那么什么都不会发生改变，因为感知中的一切会混为一谈，一切又恢复到原点的，什么都没有发生改变。我们需要把住院后的后续治疗和会诊治疗的后续治疗区分开来。

这个规律性指的是对戒除的倾注的规律性，以及话语研究的规律性，而研究的话语是指用语言来描述心理医生和患者的体验。

莫里斯·科尔科斯提到过，能够治疗这些患者的心理医生都有这一特殊的品质：好争论。我同意他的观点。倾注的规律性和足够的耐心才能够建立并保持缓慢的心跳频率。

第五章

治疗和蜕变

蜕　变

　　摆脱暴食症,就是蜕去一层旧皮,蜕变成自我的过程是如此强烈,以至于患者认为暴食症也是自己的皮肤。但是抛弃暴食症并不是让自己残酷地被活剥。更确切地说这是留下蜕变后的新皮,丢掉蜕下来的旧皮。痊愈的时间是蜕皮(la mue)的时间。在以前的训隼术中,la mue 指的是一种笼子,人们用它来安置换毛期的鸟类。当暴食症蜕变成自主进食的自然关系时,这是一段需要约束的、受到保护的时间,也是分隔的时候。"蜕皮加剧了和原始躯体的分离"(Pascal Quignard, *La Leçon de musique*)。摆脱暴食症似乎就是重塑青春期:这和变声期一样是一段令人不愉快的过渡时期。这是一种放逐,一种放弃,花时间来突出自己的印记。因此需要日复一日地重复这新的印记,这样才可以帮助这个新印记固定下来,体现出即将失去乐土时的忧伤。在这片乐土上,人们可以想要一切,认为什么都能够做到,充斥着全有或全无的极端味道,并且拒绝限制。这让人感到悲痛。

那些认为饮食行为紊乱患者无法痊愈的人们，我们必须对他们说，为什么不能痊愈？暴食症并不是不变的，它是可变的。虽然可变，但是需要付出蜕变的时间。蜕变是特殊的时期，是改变的时候，就好像青少年的变声期。蜕变期就好像变声期一样要经历走调，从一个音区到另一个音区高低起伏，也就是说这个时期总是会有不谐调的言行。上上下下，起伏不定。因此患者有的时候会暴饮暴食，有的时候又不会，直到稳定期为止，这段时间大概会维持十八个月。

根据词源学，muer 的词源是 *mutare*，表示"改变、变化、交换"，也可以用来表示换地点，移动。我们认为属于印欧语系的词根 *méi*，表示"改变，交换"，有很多代表词：commun（大众，共同的普通的），congé（休假，终止工作合同），migrer（迁移），perméable（可被渗透的，易受影响的），amibe（变形虫）。摆脱暴食症也就意味着这些状态：找回和大众一样的共同点，终止暴食，迁移，变得易受影响，为了移动变得像变形虫一样灵活。蜕变期让患者改变了态度，就像变声期改变声调一样。

注　意

在《理解与治疗厌食症》（*Soigner l'anorexie*，2009 年；上海社会科学院出版社，2018）的新版本中，我们一开始讨论了为什么选择使用 soigner（治疗）这个词。为什么是用 soigner，而不是用 traiter，来表示治疗厌食症或者暴食症。我们回顾一下引言中的详述。但是我们在这里只是集中谈论一些主要内容，因为我们现在回顾这个重要的问题是为了治疗暴食症。例如我们必须要注意这段蜕变期，这段痊愈期。在这段时期需要严格遵守的特殊治疗环境，这样才能够保证患者像在笼子里一样被分隔起来。很多心理医生很反感他们被看作是统制经济论者一样的存在。但是，随着痊愈期的发展，他们变成了摆渡人，深谙病情复发的湍流，经过一个又一个失望的洼地，尽管有很多暗礁障碍，心理医生仍然需要保持航向，才能够把患者框在笼子里。如果一开始就让患者了解想要痊愈所需要克服的一切障碍的话，那么患者永远都不会成功地经过海角，她会拒绝冒险，拒绝戒除自己的瘾癖。心理医生会重新开始担心和焦虑，因为他需要决定用什么样的方法带着这样或那样的患者来经过海角，同时他还需要了解哪些地方我们可以和患者一起去经历的，哪些地方又是我们不应该和患者一起去经历的。

在十二世纪，"avoir soin"表示"向某人提供某物"，到了十三世纪，表示"监视，警戒"。现在，作为过去和现在的主体，在这样的一个人身上萌生出了想要痊愈的愿望。在这样的情况下，如果想要提供一个稳定而充满活力的思想结构，首先要获得独特的视角。重新开始痊愈治疗，需要患者可以像音乐家一样坚持不懈地重复练习，患者能够为了痊愈心甘情愿地不断重复需要完成的任务，重复单调乏味的医生指示。除了患者应有的节奏以外不可能再有别的节奏。在十五世纪的时候，"avoir soin"表示"提醒，引起注意"。"anticipation"（预防）一词在十七世纪的时候，在医学方面表示"恢复某人的健康"。

精神治疗恢复了"倾听"，通过倾听能够在前进的同时发现应该采取的方法。孩子的一面和成人的一面在回忆或梦境中相会，然后从回忆或者梦境会萌生出一种映象（image），这个映象诠释了身心所经历的内心体验。这个映象是不会被腐蚀掉的，它会变成埋藏内心看法的地方，很长时间以来，内心都被覆盖上了一层用缺点、体重、悲伤伪装起来的保护壳。患者认为减轻躯体上所背负的拒绝的包袱可以让自己变得轻松，她发现躯体既是根源也是资源，并且她可以感觉到心情的浮动，就好像在担心自己不能够痊愈，只能够面对无止境的治疗时的深深叹息一样。她想看到痊愈的那一天。

治疗，需要，工作

人的身心在嘴巴里得到了统一。为了能够维持治愈与嘴巴之间的关系，我们需要追溯对"暴食症的治疗"中"治疗"（soin）一词的起源：它是奥克语词源和法兰克语词源的结合。其奥克语词源是 *sonh*，表示忧伤（chagrin）（"为了……感到悲伤"）；而其法兰克语词源是 *sunnja*，表示因为照顾和关心这种思想占据了自我的理智，并为此感到担忧。为某人感到担忧，为某人感到难过，同情某人，忍受……的痛苦。加强治疗是为了预防病情的复发：besogne 和 besoin 两个词的词源都是 *bisunnid* 和 *bisongne*。

面对素来就有无法治愈这一坏名声的疾病，我们对这个坏名声却不以为然；"这种病不容易治愈，因此它是治不好的"，这象征了那个匆忙的时期。痊愈就好像是一棵树，是无法在一天内长成的。想要完全治愈就需要耐心和时间。它的成长是不可见的，它在治疗联系的黑暗中发芽，在治疗联系中生长出拥有正反两面的身心映象。反面描画着复发的危险、复发的地点以及痛苦时的幻想；正面描绘着成就痊愈的治疗方向，痊愈的地点和时间。很有可能会有失望，但失望承载着变化，而变化则联系起了反面（复发的危险）和正面（向着痊愈的方向前进，医患双方就好像是一根绳上的蚂蚱休戚相关)。

不确定性和紧急情况,不确定性和营养缺乏

中世纪的语言通常会使用单独的一个词合并起要表达的内容,而我们现在会用主动态和被动态把这些内容分开来,主动态表示带来了治疗,被动态表示需要治疗,医生(soignant),患者(patient),急诊医生(urgentiste),遭受创伤的人(traumatisé)。直到十七世纪,besogne 和 besoin 这两个词都表示必要性和不确定性:躯体忍受着暴食症,看着这具躯体,它的负面状态会让人联想到生活艰苦的穷人(nécessiteux)以及缺粮的穷人(besogneux),饥荒,营养缺乏,战争,以及因为创伤、疾病、衰老引起的寿命的终结。从一种困境到另一种困境,暴食症让我们想到这可能是我们的一种依靠。首先我们要先学会认同暴食症,这样是为了能够更好地治疗暴食症。这也是我们在前四章中一直在努力实现的目标。现在,在后面的章节中我们会开始着手仔细探索痊愈之路的前景。但在此之前,我们还需要花时间从整体上来了解治疗的依据,治疗的过程伴随着蜕变的时间,这样才可以让治疗变得可以为患者所忍受,从而变得更有效率。

住院治疗或者会诊治疗的共同基础

建立治疗联盟的基本原则

1. 用同情和细腻来**接待**患者,感受躯体的恐惧、失望、怀疑和

焦虑。

2. **考虑**情感反应所带来的暴力，限制发怒的可能或者让患者戒除治疗义务的可能。

3. 遇到难以应付的患者而难以进行治疗时，即使感觉到帮助他们的能力有限，也要**同化**其忧郁反应。

4. **给予**机会采取互补性治疗，并在自我的内心中协调各种不同的治疗。

身心治疗的四个共同目标

1. **遵守**日夜生物钟。

2. **提高**注意力集中的能力。

3. **发展**调节饱腹感以达身心平衡的能力。

4. 逐步**摆脱**自主规划的病情发作。

常见治疗方法的五个要点

1. 熟记治疗各个阶段的内容。

2. 标记出各个治疗阶段中出现的新感受。

3. 适度地要求宽容，才能够获得渐进式的进展。

4. 积蓄经验。

5. 接受认同和不认同的挑战，因为患者需要得到参与互补治疗的医生们的认同，这样才可以形成自己的发展。

辨别暴食症初期的三种形式

有三种暴食症开始的形式。

1. 第一种形式是直接型的。这种形式往往是因为受到了创伤之后引起的。

2. 第二种形式是，一开始患者通过限制性饮食来减肥，随后即使患者已经开始暴饮暴食，患者还是会通过呕吐和滥用泻药来限制自己，使自己维持在厌食的状态：饥饿的患者因为呕吐或腹泻而精疲力尽以致失去了对限制的控制，患者忍受着不规律的暴食冲动，最终缴械投降，但是即便如此，暴食症也只是从属于厌食症而已。

3. 第三种形式完全是一种医源性疾病。我们感到困惑：是对限制性厌食症的治疗触动了暴食症的发作？又或者是消瘦症（因为体重超重而减肥导致的消瘦症）被治愈以后开始了暴食症的发作？这种形式的暴食症是不是第一种情况中治疗限制性厌食症的结果？或者是第二种情况中，在消瘦症治愈以后，患者恢复近似正常饮食的结果？

第一次会诊之后，主要就是靠"当你以后痊愈的时候"这句话能够表达出患者未来的希望：

新的住院后续治疗或者自由的会诊后续治疗是为了建立或者重塑患者对于自我和医生的信心，在开始这一切后续治疗之前，这些以痊愈为目标的话语不得不建立在同样的基础上：首先区别暴食症三种不同的开始形式，明确我们所面对的是三种情况中的哪一种。如果是医源性的，那么我们必须先明确地承认这是医源性的，并同意对此作出解释。如果是精神上的创伤引起的，那么我们必须清楚地弄明白精神创伤的原因，在探索如何治疗暴食症的同时，也要考虑治疗患者的精神创伤。

无论暴食症是以何种形式开始的，因为暴食症患者迷失在暴食的迷宫中,所以她必须摸索着寻找出口。暴食症患者经年漂泊流浪,最终屈服认为没有出口。然而,患者进入暴食迷宫的那扇门正是可以让她走出来的出口。我们必须要找到这扇门。但是当患者想要痊愈时,一切却变得黯淡无光。为了在黑暗中找到那扇门,那么就要有光亮的指引。在第一次的会诊过程中,对于患者说出的真诚而真实的话语,我们需要做出恰当的回答,因为这些真诚而真实的话语能够照亮我们的处境,改变其存在。"因此当你以后痊愈的时候,你就可以像你所希望的那样生活,因为你会重新有能力集中你的能量去实现你心中的目标……"。第一次的会诊做出了表率:我们对患者的陪伴既是有必要的,也是需要耐心的,我们用陪伴时的灵活性和让患者敞开心扉的技巧,照亮了患者需要走下去的道路,这样患者才可以摆脱暴食症的魔力。

我们不能忘记,患者用暴食型厌食症作为防御机制的原因,有一半是因为患者受到过创伤。

在这一半的情况中,对于身心的后续治疗我们必须注意以下几点:

1. 借暴食进行自我防御(应激状态掩藏着另一个状态)的原因是创伤性的经历,我们要**辨认这些经历是否存在及其严重性**;

2. **弹性治疗**;

3. 如果患者想要帮助的话,**提议法律援助**,以及虐待和精神创伤的法医学帮助。

我们不能忘记生物钟的不平衡总是需要从身心两方面着手。

事实上,住院的生活节奏有着严格的规律性,这可以从实际上解决患者吃饭和睡眠的节律问题。在会诊时,我们所起到的作用是:

- 标记出和营养紊乱相关的身心失调,尤其需要标记出缩短的睡眠时间;
- 清楚地解释身心紊乱的原因,向想要痊愈的患者提议怎样做才能减少紊乱;
- 有条理、有步骤地进行治疗。

简而言之,这些是治疗身心失调的不同阶段。接下来我们更为详细地来解说每一个阶段。

我们以睡眠紊乱的治疗作为治疗的开始。睡眠的紊乱在晚上会把暴食症患者变成一张驴皮。对于饮食数量和时间表选择的混乱会暗中破坏患者的饱腹感。我们会向患者解释她每天规划的生物钟,这可以让患者认识到会加剧饮食失调的条件。饮食失调的开端往往是身心平衡的不稳定:少吃几餐饭,不睡觉。作为医生,我们知道在经历了从 24 小时到 48 小时的长期住院监护后,我们会失去饱腹的标准。我们已经充分体验到了我们内心标准的混乱,以致不能够再相信我们身体所发出的信息,这些信号曾经是为了告诉我们是否到了吃饭或者睡觉的时间,是为了说服我们暴食症治疗中身心选择的重要性:在内心对于饱腹感的信息恢复准确性之前,我们首先要做的是恢复吃饭和睡眠的生物钟节奏。

当人们长期不遵循人类生物钟的基本原则时,睡眠、吃饭以及女性月经周期都会出问题。我们要注意优先并逐步地恢复睡眠节律,可以采用间隔三周左右的几个连续会诊来实现,接下来是恢复饮食节律。

只有在这样的条件下,我们才能开始治疗暴食症,也只有当患者获得了最好的身体状态时,我们的治疗才能够显得更有效率,因为这种最好的身体状态可以帮助患者专注于努力减少暴食症的发作次数。而要想获得最好的身体状态,那就需要把握好每天时间的节奏,以及对饮食和休息时间的节奏分析。这可以让患者重新能够集中注意力,以减少暴食症发作的次数。

　　根据她自己的性格,或许患者可以逐步地,在经过一次又一次的疗程后,减少发作的次数;又或者在戒除暴食症的后续治疗阶段中,患者一下子就减少了发作的次数。

　　很显然,如果每晚的睡眠时间减少到 4～5 个小时的话,那么饮食节律没有任何恢复的机会。

　　在矫正了病情发作之后,月经周期要到最后才会得以恢复。当患者的体重相比她的身高来说是正常的时候,即使有暴食型厌食症的呕吐症状,月经周期也是不稳定的。此外,闭经也有可能会被误认为是使用了雌激素/孕激素的结果。

交替采用住院治疗

通过有间隔的会诊进行后续倾听和标记

　　当接受长期住院治疗的患者的日常生活时间表没有了预制的框架时,我们必须把脱离暴食症看作是一次分阶段的蜕变。

- 让正在进行的蜕变**变得有意义**。
- **学会倾听患者的意象、话语和沉默**,在这之中隐藏着没能够表达出来或者找不到用什么语言来表达出来的变化,以及和正在发生的改变有关的差异。
- **学会标记出躯体和感情体验的改变**。对于情绪、感觉、感情的感知。

经过每个治疗阶段带来的连续破坏性影响

引起激素紊乱

即使氢化可的松仍然高于正常值，但其比值的下降可以说是暴跌。这些破坏性的影响妨碍了治疗中的信任，因为只要前进就会觉得更糟了，即使这只是暂时的。在每个阶段都会有这样的情况。

在跨过每个阶段的那扇大门时都会引起激素紊乱，也就是治疗带来的连续的破坏性影响，内分泌学对此的认识是不是也应该有所进步呢？

米歇尔·布歇教授明确表示，内分泌学的研究开始能够标记出这些治疗引起的紊乱状态，靠注射胰岛素维持糖类平衡的糖尿病治疗也会做出标记。这类糖尿病患者表现为血液里的含糖量高于正常值，过高的血糖会让患者像血糖低于正常值时一样处于不适的状态。通过注射胰岛素可以降低血糖的含量，这会引起患者不适的状态。

但是厌食治疗会引起混乱状态的假设，内分泌学还没有方法提供科学依据以核实。在治疗高血糖的时候，必须采取微量采血来监控血糖的含量，以证实其血糖含量是否恢复到了 1.50 g，但对于曾经血糖含量 3 g 的人来说，1.50 g 就是低血糖的状态了。我们没有能力解释所有的这些变化，也没办法解释因为氢化可的松的减少而引起的混乱效应。此外我们也参考了布鲁诺·艾斯图尔（Bruno Estour）教授的文献，他详细讲述了暴食型厌食症所引起的激素紊乱，以及在每个阶段可能的治疗手段（氢化可的松，生长激素，T3[三碘甲腺原氨酸]，雌激素）。

那么他是怎么看待精神和躯体之间的互补性治疗的呢？是否

应该把躯体和精神联系起来或者用互补治疗把两者分隔开,一方面是身心治疗,另一方面是营养治疗? 对于每种治疗方式,我们都应该以其治愈的可能性及其临床优势为依据。

通过追踪对于治疗的临床描述,我们最好能够让每个医生根据合作医生的意见选择自己的治疗指示。合作医生既是合作人也是同事,我们能够完全信任在治疗暴食症和厌食症团队中的每个成员,向他们求助,然后根据每个患者的个人潜能进行治疗。

治疗暴食症会引起激素紊乱,要想建立起治疗和蜕变的环境就变得很困难。在一个又一个的病例中,当遇到意想不到的挫折[1]时,我们必须能够不断地进行调整。

设置可以打开每一个阶段的装置

因为在暴食状态时,兴奋状态是不稳定的。患者既不能接受精神治疗,也不能接受医疗咨询。通常在接受会诊前和/或后,患者会"发作"。如果处于会诊的环境中,就不会发作,就好像从前饮食和睡眠的日常紊乱会预先设定暴食症的发作。患者本来不会在会诊的时候发作,但是由于暴食症和发作的加速,会变成在会诊期间自发地发作。我们必须预先努力创造出任何其他的目的,并巩固自我。

怎样才能让自我变得更加坚强,才能够在治疗过程中或者在疗程之间,即使经受情感打击时,仍然保持方向继续前进? 首先我们应该创造出缺乏的自我的先驱:有能力推迟,能够等待,在发作后能够重新思考治疗期间的体验和对日常生活的体验,能够思考,能够做决定。为了让患者能够在每一次都有一点进步,她必须要

---

[1] 译者注:原文中使用了一个典故"coup de Trafalgar",指的是特拉法加海战。在此次海战中,英军获得了胜利,法西联军遭受了决定性的打击。后用这个短语表示"意想不到的打击,并试图直接战胜对手。"

获得成熟的自我先驱。然而事实上她经常想着直接能够康复，她不能够忍受失望，她总想着或者完全康复，或者完全不要康复；或者马上痊愈，或者永远都不要痊愈……而她也不愿意有所依赖。

无论是躯体治疗、精神治疗或者身心治疗，跟踪治疗的原则是标记出蜕变的每个阶段，而患者的蜕变是由戒除瘾癖所致的。

由于暴食症自动地每天发作，并伴随着呕吐、滥用泻药或者不吃饭导致的营养缺乏，这种情况下躯体会处于应激状态，而当躯体不再处于应激状态时，抗应激激素尤其是氢化可的松会有所减少。我们前面已经谈论过这个问题了。躯体恢复到正常的运作模式表明正常生理机能之外的躯体运作结束了。在经过一个又一个的阶段后，我们需要思考氢化可的松的减少以及正常生活节律的恢复代表了什么。

1. 出现疲劳感。

2. 恢复了对于舒适和不适的感知。

3. 恢复了疼痛感。

4. 对器官和身体的区别感觉和感觉强烈程度都有所提高。

5. 噩梦的出现恢复了对梦境的研究，在这些噩梦细微的差异中出现了回忆，在目前的会诊中出现了新的能力。

6. 当发生改变时突然出现抑郁情绪。

7. 开始接纳人际关系，并倾注在交往和爱情关系上。

戒除暴食癖的四扇门

第一扇门：治疗睡眠紊乱

首先必须要从治疗睡眠紊乱开始，因为缺乏睡眠会妨碍注意力集中和记忆力，从而影响她们想要痊愈的意志力。

通常来说暴食患者在凌晨两三点前是不会睡觉的。她们每晚只睡五个小时。在她们有意识地回忆紊乱症时，她们不会主动提到睡眠紊乱，因为她们认为缺乏睡眠并不是什么严重的问题（而视为一种生存状态）。缺乏睡眠会让患者处于生存应激的状态，引起氢化可的松含量的增加，从而让人体处于兴奋的状态：这种现象也许可以解释为什么每天的饮食紊乱会让患者出现欣快麻木的状态。

为了恢复人体的日夜生物钟与睡眠，然后再恢复做梦，首先可以把睡眠时间提前一个小时并且不吃安眠药。渐渐地，个体可以恢复到在午夜前入睡，然后再到 23 点左右入睡。睡眠可以让患者不再否认疲劳。当可以保证每晚至少七个小时的自然睡眠后，患者对于疲劳的感知也会恢复过来，在呕吐时也会感到痛苦。虽然感知可以恢复正常但是这种感知也是很可怕的。只有在失败的时候，患者才可以使用抗抑郁药，但是永远都不要使用安眠药。

"呕吐后带来的睡眠往往像大象和钢筋一般沉重。我再也感受不到呼吸，体内的水分，空虚和充实之间的间隙。我再也感觉不到改变和不同。一切都变成了保护壳，同时一切都变成了空虚，仿佛突然有声音响起，声音响得震聋耳朵，我就这样耳聋般地坠落。我感到很沉重，尤其是四肢和下半身，但是这不是食物带来的沉重感，这是一种被链条缠住落向内心深处的重量。为了和现实联系起来，需要使用正常的触感、视觉、能够想起来的嗅觉，有的时候还要用手。"雅森特说。

第二扇门：恢复人类的白天节律，每天三餐

我们确定下来一日三餐的时间表，每次吃半个小时左右。我们注意到，吃饭的时间会随着患者的不同而有所变化。根据自己的日常生活以及文化品位，患者跟我们一起决定时间表。一旦做出了决定，患者必须严格地有规律地执行这个饮食节律。每两天坚持一次是一点用都没有的。不规律会导致不良的预后。因此我们必须在这一点上要求严格，最好雷打不动，坚持改变，直到可以快速地从日夜节律的混乱中恢复过来。住院治疗的高效率正是因为严格遵守生物钟：我们的医疗机构继承了拿破仑式军队的特征，严格的睡觉、起床以及饮食的时间表能够创造出最有利的条件，以保持患者精神上的警惕性以及良好的身体状态。

第三扇门：优先供给有效营养物以恢复真实的饱腹感

饥饿感和饱腹感交替，饱腹感变成了生物钟节律的组织者。我们注意到母亲能够慢慢地延长夜间休息的时间，因为她能够找到乳儿饮食稳定的节奏。

患者对于如何好好地自主进食有着先验的方法，为了鼓励患者摆脱这种先验，我们要鼓励她尝试优先选择含淀粉性、蛋白质的食物，最好要跟患者解释为什么要做出这样的选择。淀粉性食物可以消除疲劳。为了生物生存，会产生瘾癖效应，患者之所以会自动维持这种瘾癖效应，有两个主要因素：缺乏睡眠和饮食节律的混乱。而当这两个主要因素有所缓解时，患者就可以摆脱营养缺乏所导致的生存状态。此时患者在治疗的过程中会感到疲劳，而淀粉性食物可以帮助患者抵抗这种疲劳。在淀粉性食物维持饱腹感的两个小时之后，蛋白质能够用来延长饱腹感，因为蛋白质的消化需要三到四个小时。午饭和晚饭间隔超过四个小时时，为了避免

病情发作,患者应该在以面包蛋白质为基础的两餐饭之间补充必要的点心。

病情发作之所以会逐步加速,主要是以下这两个因素产生了影响:

1. **胃容量的扩大**会导致正常胃容量所需的一顿饭不再能够填满胃部。因此在吃晚饭以后仍然会有饥饿感。淀粉性和蛋白质类的少量有营养的食物能够在几个星期之内减小胃容量。个体暴食症发作得越多,为了消除饥饿感所摄入的低热量食物也越多,但是这也会越来越扩大胃容量。随着胃容量越变越大,越来越难以满足,患者经常会觉得空虚,对此她也变得越来越害怕。这源自躯体真实的直接经验。胃饥饿素(la ghréline)是当胃空了至少四分之一的时候,将饥饿信号传送给大脑的一种激素。

2. 另一个发作加速的因素是**血糖含量的高低起伏**,由于过度摄入升高血糖的食物导致了血糖的高低起伏。低血糖带来的不适会让患者的精神状态变得没有意志力。低血糖依赖于呕吐带来的血糖的降低,这种低血糖的效应有可能会引起几次暴食症的发作。新一轮的暴饮暴食能够改善低血糖等情况,直到凌晨三四点的时候陷入睡眠。

总之,在依次通过这前三扇门以后,我们帮助患者恢复了睡眠、饮食和饱腹感的生物钟。重要的是我们懂得等待,能够有效地通过每一扇门。

无论暴食症的发作有没有伴随呕吐或腹泻,只有当患者恢复了睡眠和饮食自然的生物钟时,才会有利于患者调节饱腹感的恢复。因此如果患者没有预先为生物钟的恢复打下基础的话,那么我们就无法有效地治疗暴食症,这就好比还没等基础稳固就攀上了高墙。

第四扇门：打破暴食症发作的恶性循环，创造饮食感

发作

病情的发作是疾病的关键性时期。

该词源自希腊语 *krisis*：决定，判断；和 *krinien*，决定医疗专业的标准和分类的判断。

延伸到心理学领域，表示强烈的发作。

注意：1972 年的哲学招聘会考的主题是"发作和关键时期"(Crise et critique)。

关键时期

源自希腊语 *kritikos*，表示能够判断，做决定；在医学术语中，在说到疾病阶段时，表示决定性的、关键的时期。

在医学上，这个词用来形容发作的特点。

在十八世纪，这个词表示决定某人或某物的命运，引起改变。

同时这也是个哲学名词，表示探讨主体。

有能力从知识上精神上评论的人。

以鉴赏艺术品为职业的人的集合名词。

什么是一餐饭?

Re pas

吃的是什么? 公布菜单，描述菜品的味道，用有预见性的、引导性的语言来进行介绍。

家里的女主人、酒店的男主人、女厨师、男厨师，他们出现在会诊中是非常有意义的。他们也许可以帮助患者接受这餐饭。为了能够继续会诊，必须布置成集体进餐的样子。是谁准备了这餐饭? 这会直接告知患者。

开始和结束的标志：对于开始的感激，感谢；标志着结束的界限，歌唱、咖啡、休息、故事、寓言和音乐。开始和结束的时候，都是这些人，都在同样的地点。当一餐饭结束的时候，出于餐桌礼仪，大家要一起离开餐桌。

尊重嘴巴：在餐桌上一边吃饭一边聊天。这两个功能交替往复，需要把握好节奏。

分阶段的蜕变

治疗躯体的食欲过盛

1. 摆脱生物钟的紊乱

"天快亮了。天亮，意味着我们更接近光明。我觉得，我之所以会感觉到一切都在坠落，很有可能是因为，当我脱离性心理发展的潜伏期迈入青少年时期的时候，我的父亲没有陪伴着我。白天就是童年，早晨小生命诞生了，时间悄悄流逝。随着时间的流逝，小生命慢慢成长，直到生命的消亡。"雅森特。

"我无法自然地忽略父亲的陪伴，在这种时候我会强烈地感觉到有所缺失，内心的缺失是为了能够保持连续性的感觉，或者是为了能够有变幻不定的体验。我觉得这是内心中缺少父爱的一种表现。在塞纳河桥边，我觉得很平静，注意力很集中。这些桥就是塞纳河畔如父亲般存在的扶手。"雅森特。

夜晚、白天、睡眠和满足感都跟父母一直以来的陪伴息息相关，也正是因为这种不懈的陪伴使得这种陪伴慢慢地内在化。一旦父母倾注在孩子身上的精力中断或者缺失，那么当孩子经历了其他交际关系的中断或者不稳定后,暴食症会在她今后的生活中让她感到混乱。正是因为遭受他人的第二次打击,才会让一直深埋在第一次打击中的力量爆发出来,第一次的打击是童年时家人带来的打击。

重新调整内心中生物钟的节奏,象征性地:

■ 重新设置有规律的、让人安心的节律,这起到类似于母亲的职能,让患者感到被认真对待、细心呵护;

■ 奠定父亲职能的基础,父亲是强而有力的存在,注重遵守界限,必须担负起保护的职责。

一餐饭是两者的结合。首先,通过设置出规律的日节律来重新创造出睡眠的时间:一日三餐被安排在固定的时间。戒除暴食行为能够提高睡眠质量,但是这也会是一段短暂而痛苦的时间,因为我们要重新致力于研究患者的梦境,而这些梦境往往都是以噩梦的形式出现的。

2. 消除不稳定的生理征兆

饥饿感和饱腹感可以稳定地交替出现,需要建立在以下这两个因素上:血糖含量,胃饥饿素。

● **血糖含量保持稳定:**

血糖含量高低起伏。高血糖会引起低血糖,而低血糖会重新唤起对糖分的渴望。在范围内有规律性地调整;

● **遵守基本胃容量:**

通过食用少量有营养的食物来减小胃容量,避免食用低热量的食物从而扩大胃容量,因为低热量的摄入会带来饥饿的错觉从而扩大了胃容量,这种假性的胀满会导致饥饿素的分泌(感觉饱腹,并传递信息给大脑告知胃被填满了),但是没有稳定血糖的作用。大的胃容量用正常的一餐饭是无法满足的,离开餐桌但是胃没有得到放松,饥饿感会一直持续到餐饮结束的时候。大的胃容量会引起暴食症,从而引起呕吐,因此胃容量不能够太大。

- **治疗恐惧,接受焦虑:**

事实上对于空虚的担心掩藏着内心更深处的恐惧,那是对于难以满足的人类欲望的恐惧。那么为了减少瘾癖的影响(对于痛苦和感知感到欣快麻木),并承受住戒除暴食癖引起的激素紊乱,怎样才能恢复精神生活充满活力的运作?

- **为了摆脱去主观化,需要恢复患者对于时间的主观体验:**

我们可以在空白、模糊、麻木的地方标记出让人印象深刻的去主观化。但是怎样才能最后成功地跨过第四扇门呢?

"女士,你知道的,我觉得我们就好像是生活在同一片土地上的两个人一样,为了能够在这个空间彼此生活得很好,我们必须安排、规划、开辟好这片土地。

"在我们的治疗过程中,我有非常强烈的感觉,感觉整个人都沉了下去。我跟你谈到的这些空白区域,有些地方还没办法受神经支配,还会疼痛不适,例如四肢无力、身体僵硬。

"在让你倾听更多我的话语以后,我感觉自己被治疗的间隙给掩盖了起来,而我的自我防御机制就是让身体的某些部分处于僵硬的状态。但是我并不确定,这只是一种直觉而已。

"每当夜幕降临的时候,我回到家里,就会感到我的身上又恢复了原来的节律,但是无论我回答什么问题,我都是这个回答。

"在治疗阶段之间,我需要更多的时间来体悟理解,因为现在我越发密集地感受到了时间的流逝。即使我因为害怕而并不确定,但是为了治疗我的表达能力和躯体,我仍然需要时间去体验去尝试。

"当我中断心理治疗的时候,我开始感受到以前的一些感觉。我的不现实,从周四的会诊开始就中断的会诊,以及被诉说出来的悲伤,都如葛蓓莉娅[1]一般有了生气,动了起来。雅森特。"

3. 为了治疗冲动和感情的停滞,在任何有需要的时候记录下对于内心深处精神生活的倾听

冲动和感情的停滞自主抵御营养紊乱。情感食粮之所以十分贫乏,是因为对于无意识欲望的恐惧使得精神生命无法活动,无意识的欲望由于太过强烈而让人难以接受。

在治疗的争论中,我们谈论到了一个关键点。精神分析的倾听揭示了,**当个体和他人、和自我产生冲突的情况下,个体会感到恐惧,从而产生抗拒,于是生存的应激反应占据了主导地位。**冲突的内在信号,就是出现了焦虑,感觉被孤立起来。因此在我们面对这些患者的时候,会觉得**她们并不了解自己的焦虑。**焦虑源自摆脱暴食癖的等待。氢化可的松一旦减少,她们的感知变得越来越麻木,她们重新变得能够感受到感情、痛苦和焦虑。

"今晚我更希望把这些用语言表达出来,而不是冒险去折磨我的横膈膜。我需要时间在内心做准备。我不想公开,我

---

[1]　译者注:《葛蓓莉娅》(*Coppélia*)是一出芭蕾舞喜剧,葛蓓莉娅是葛白留斯博士制作的一个木偶少女,男主人公弗朗兹原本和高卢少女斯凡尼尔达是一对情侣,但是他偶然间见到了葛蓓莉娅而爱上了她,斯凡尼尔达到博士家中发现原来葛蓓莉娅是一个木偶,于是她假装成葛蓓莉娅活动了起来,愚弄了博士。

不想要噪声或是过多的活力。有时,一座教堂、一条小巷、一幅画布、一种气味都会让我感到惊叹。

"我希望我可以集中精神。我希望试着让自己慢慢地弯下腰,不是为了呕吐,而是俯身捡起那落了一地的自我的碎片,可以安静地识别这些碎片,并把这些碎片拼起来带到我们共同的空间去。

"但是不应该进行得太快太满,否则我会不由自主地忽视自我。如果你愿意的话,我们下周一的时候再来谈论这个问题。我由衷地希望我们可以慢慢摸索。再见。雅森特"。

4. 因此心理治疗必须让患者准备好接受内心的焦虑,让她们明白所有有教养的负责的人在日常生活中都会有焦虑的情况

"雅森特,慢慢来,对于治疗的节奏你不需要有任何的顾虑。当你没有那么焦虑的时候,我们可以因时制宜,在每次治疗的时候决定下一次是否要进行新一轮的治疗。我们也可以集中起来,留出不用接受治疗的时间。

"重要的是要留有余地,但是不能太多,只要保持在一个不失控的治疗节奏,并能够有所变化就足够了。

"但是不要忘了在治疗阶段中产生的亲密感可以让你对疏远的人产生信心。以治疗的最后阶段作为结束有可能会让你很痛苦。

"如果你需要更多自己独处的时间,那么我们可以不把治疗安排在星期一,我们可以等到星期二。我们都在学着慢慢地寻找出每一步的节奏。

"在这种摸索中也会有让人失望的改变。祝你明天能度过愉快的一天。C.C."

　　"女士,我非常感谢你可以接受我的意见。我不感到焦虑了,我只是感到小小的生命中'弄糟'的那部分,即使活着的部分仍力求活着。我感觉到一切都扭曲变形了,就好像当我的手臂向内弯曲时,我的手就会蜷曲起来。

　　"我在生活中的行为需要保持和谐。为什么我会来?第一个回答是为了和你一起进行治疗。一段时间后,我有了另一个答案:为了学会生活。

　　"不应该像在其他治疗中一样造成把自己圈禁起来的效果,并且让自己摇摇晃晃;这正是我在暴食中想要弥补的。雅森特。"

　　她之所以会害怕放松,因为那就像她被抛弃了一般。

　　让我们来看一个关于探索的故事,这是她和以前的心理医生一起进行治疗时有过的经历。以前的心理医生让她的自我通过这种体验建立起一个支柱。这是为了将个体的社交网络复杂化,为了当客体不再可见时,也存在于其内心。

　　解释可以不让患者激动,解释是心理医生和患者之间的第三个媒介。

　　在这些混乱经历中,患者会重生出对于痊愈的渴望,而跟踪治疗必须鼓励这种渴望,并增强患者的意志力。这可以帮助患者产生自我从而将这种渴望坚持到底,直面人类的有限性和对于死亡的恐惧。

　　在单调的重复发作这种虚假的不朽中恐惧被遗忘了,日复一复的发作让患者摆脱了人类时间。这让我们不得不想到了安徒生的小美人鱼的故事,小美人鱼为了爱情而忍受痛苦。

　　"我感觉到了那些已经死掉的部分,因为隐藏得太深并且单调而缓慢，以致我在焦虑中无法真切地感受到它们。我发现自己对还没能够感知到的东西，和内心的'你'有所挂虑。我对于每个区域的无生命也有所挂虑。不，结束治疗不会让我感到痛苦。我正好觉得这越来越多地让我想到以前的心理医生取消治疗的决定，之所以取消治疗是为了发作暴食来填满那些空虚的区域、灰暗的阴霾。"

"当你跟我解释说太过亲近的感觉在我身上会产生太过遥远的感觉时，我并没能够准确地感觉到这一点。对我来说，这就好像是一条镶满让人麻醉的花的地毯。当我看周遭的事物时，书籍、窗户、电话、地毯，我总是会问自己这些是不是真的存在，会不会消失，我能不能看见它们，或者是不是我自己产生的幻觉……这并没有什么奇特之处，就好像在另一个世界的感觉一样。雅森特"。

在面对对比的时候，她开始处于一种死后的状态。为了可以不用面临这种分离，她毁灭了自我，她害怕面对真实的分离。在那个婴儿死后的几个月，她出生了。

就好像她就是那个乳儿，否则她就会死去一样。

必须要将语言表达具体化，说话是为了有所区别，是为了成为第三者，为了起到父亲的职能。

反面是只保留父亲给自我，"如果我让人难以理解，那么我能够更好地守住你"。

这在以前是根本不可能存在的。这在以前是永远都不可能会发生的。存在，发生，生存。

重要的是医生能够引导患者用语言来表达，医生就好像是表达的引水渠，为了能够让语言的活水流动起来，灌溉那片长久以来一直荒芜着的沙漠。在这片荒漠中找回真正的人际关系是多么困难的一件事,暴饮暴食让人慢慢地难以察觉地想起了这片荒芜。找回人际关系,就是找回了 vacance(空虚),这个词和 vastitude(宽广)的词源是相同的。在印欧语系中它们的词根表示空虚。在主动地、被动地摆脱暴食癖的过程中,这种空虚就是一片开放的区域,这片开放的区域变成了敢于在生活中冒险的计划,变成了激情和失望。

治疗精神上的贪得无厌

贪得无厌是没有原因的、没有基础的、混沌的无底洞

"有时,在治疗过程中,仿佛我并不存在一样,在这之后我提醒自己我是存在的,我来到了这里,你也在这里,我努力地提醒我自己要看着你。我想要看着你,但是有些我没能做成的事情在妨碍我。**我很珍惜能够和你一起思考人际关系的这次机会。**松弛的人际关系分开了附体现象的原始意象,或者太过结合,而会诊的机会使得人际关系有可能与现实拉开距离,能够有所改变。"

怎样创造一个内心深处?

扩大期待,让自我慢慢地用温柔创造出安全感,并体验到迷恋的可能性。

"你跟我说的话语中包含了温柔。我试着让温柔触及自我的内心深处。现在我处于光天化日之下,但是我仍然感觉到我的躯体受到痛苦。我甚至不敢期盼能在你的话语中感受到这种温柔,因为我觉得你快要破口大骂了。我在你我的关系中感受到了失望，我不知道这是否正常。我珍惜你给我的时间，珍惜你给予我的治疗，也珍惜**你努力想要让我身上活跃起来的部分，这有点像一台玻璃鼓风机**。雅森特"。

建立规律，坚持不懈并把握分寸，为了实现这些，就需要摆脱代表过度的"全有或全无""马上或永远不"，从而进入到一点一点，一步一步，一次又一次的状态，才能获得地位和冲劲。

"是的，有一天是，有一天不是，会诊一次，取消一次，我不知道。我需要利用夜晚来感受这一切。如果你必须要知道的话，周一晚上我再告诉你。是的，请你因时制宜吧。"

因为发作了暴食症，我们能够倾听到她对自己的报复性的改变。

为了摆脱在"太多"（trop）或者"不够"（pas assez）之间起伏不定，于是变成了"不能缩减"（irréductible）。只有克服了嘲笑、怀疑、嫉妒这些来自内心的障碍，才能够维持自我看法的连续性和简单淳朴，只有顽固、固执、坚韧不拔才能够一直走到尽头，摆脱贪得无厌。

"我进来了，又离开了，我不知道。必须要在篇章之间来回切换，在这些篇章中我能够自己一个人即兴创作，我能够沉浸在这些篇章中，同时也重拾自我，为了能够在自我的身上发生更多的变化，而不是墨守成规、有点机械地变化。雅森特"

"我没能意识到父女关系中的爱也会有不幸，这让我回忆起我年少时，我开始讨厌我的父亲，因为我自己也不知道要如何和他相处。因为害怕，我对他的崇拜敬爱之情蜕变成了厌恶。当然，在所有的人际关系中我都感觉到了少许的不幸，感觉到了躯体和精神的分裂，这种感觉既有个人也有集体。我们从一个人想到到另一个人，但是另一个人的内心我们却并不了解。我的父亲不能够感受到我的感受。他总是很忙,他总是和朋友在一起,他总是把我放在墙角。我感觉我的喉咙里牵着一根绳子,我觉得很匆忙,我总是在等待,这导致的最糟糕的情况就是把我自己投射到他身上,并且我没法认出自我的间隙。"

第二天。

"我慢慢地去感受,我希望这不会妨碍你明天的治疗。我觉得我还是想要把明天一整天内心化,我不想说话,我需要没有语言的平静,就好像置身于黎明中一样。在治疗的过程中,你是不是也有这样的感受呢……雅森特。"

"确实如此,那么就星期二见吧。C.C."

治疗的节奏必须询问患者的意见;太多的营养有可能会适得其反。当患者需要和治疗节奏相协调时,这种变化必须被表达出来。

雅森特担心会发作……这表明最好不要让两次治疗太过接近。最好把治疗错开时间,特别要注意的是,当她感到害怕的时候,我们不能把治疗时间安排得太过接近。

总之:

构建起用来改变的空间。

等待的时间需要有所间隔,需要被破坏。

"我知道这是这条路的一部分,这条路就是你昨天所说的青春的出路,我受到这个出路的启发开始在内心做梦,这种速度让我很惊讶。但是这也妨碍了我呕吐。最糟糕的是有一次夜里,呕吐的阀门打开了,但是什么都没有吐出来,我感到很失望,我怎么又变成了这幅样子。我吐出来的是透明的液体,接近绿色,没有黄色。我看着从我嘴巴和躯体中喷射而出的液体,我想要在里面找到我内心深处的某些东西,逃离我的某些东西,既不完全属于回忆也不完全属于感知的某些东西。我的呕吐就好像是鲸鱼为了呼吸从头顶喷水一样。我要寻找的某些东西既没有全部在那儿,也没有完全消失。"

把空虚变成用来接纳的空间

创造出接纳的容器

抑郁(*une dépression*)用地理术语来说就是洼地,为了把洼地改变成用来接纳的空洞,我们需要**创造出内心的底部**。

这是一个有底的水池,而不是达娜伊特的酒桶[1](tonneau des danaïdes)(达娜伊特的坟墓)。为什么害怕沉到底部呢,是因为害怕被淹死吗? 怎样才能沉到底部又重新上来呢?

创造出底部,创造出瞬间:在治疗中体验强烈的时刻,就是**让患者体验没有限制的无尽的时间**。

用极限创造出经历,通过这些经历创造出尊重。

——渴望重现奠定基础的经历。我们需要引入这种渴望的源头,而且要注意,治疗经历的环境就是建立在这些基础上的:首先

---

[1]　达娜伊特是希腊神话中埃及国王达那奥斯(Danaus)的女儿的总称。海神波塞冬的孙子柏罗斯(Belus)生了一对孪生兄弟:达那奥斯(Danaus)和埃古普托斯(Aegyptus)。达那奥斯生了 50 个女儿,埃古普托斯生了 50 个儿子。埃古普托斯希望两家结亲。达那奥斯不愿意,于是带着女儿们离开了。可是埃古普托斯的 50 个儿子追了过去。达那奥斯只好同意,但是他命令自己的女儿们在新婚之夜杀死自己的丈夫。49 个女儿都照办了,血流成河。只有善良的许珀耳涅斯特拉(Hypermnestra)设法保住了她的丈夫林克斯(Lynceus)的性命。林克斯杀死了岳父达那奥斯,给 49 个兄弟报了仇。这 49 个女儿因犯罪恶,被罚日夜打水。但是木桶永远都装不满,所以她们必须永无止境地向这个无底木桶灌水不止。现在"达娜伊特的酒桶"表示"永远做不完的工作"。

是**天地之间的混沌**。

——因为这就像是在沙漠中丢失了一粒沙子，在海洋中丢了一根针一样。

高架引水渠（*aqueduc*[1]）**的隐喻是罗马人的杰作**……

建立……**平衡**。身体方面是疲劳，精神方面是杂技演员走的那根钢索。改变让患者变得抑郁消沉，就好像是杂技演员走的钢索一样，怎样才能够让患者注视着痊愈的地平线，在这根钢索上坚持走下去呢？

重新进入到时间里。有限和无限。时间性和主观性：存在就是活在时间里，已经过去的过去，存在的现在和变化的未来。

存在，就是坚持、保持和变化，"这在以前是根本不可能存在的"。

在和他人、和自我的接触中体验亲密。

内心最隐秘的部分并不仅仅只有在沉默中让人感到很遥远，喉咙深处的窃窃私语也会让人觉得很遥远。

内外的关系。体会。改变。

一点点，并不是所有。顺从。责任感和统一感。

能够感觉能够体会，能够吞咽并内在化。

前进：有限和无限，最终前进了很多。

逆转混乱。首先改变立场，打开自己的内心。然后会感觉到世界末日，得以改变革新。同时还要学会倾听和观察，坚持不懈地重新开始直到能够持久地逆转混乱。

---

[1] 译者注：高架引水渠是一种人造通道，古罗马人建造用来导引水流的。

第六章
改变带来的抑郁趋势

我们从以下的临床观察出发：当某人想要摆脱饮食行为紊乱的时候（例如暴食型厌食症或者体重超重的暴食症），如果他成功了，他就会变得抑郁。

医源效应，痊愈效应

问题

我们把医源效应称为治疗的第二有害的影响。在治疗暴食症的过程中，为什么患者会出现抑郁的倾向？这让我们感到疑惑，这是一种医源效应吗？还是说这是一种痊愈效应？是不是因为我们并不把抑郁看作是疗效的一种表现，所以我们无法妥善地处理在治疗过程中患者突然表现出的抑郁倾向？

我们必须确认抑郁这一改变和治疗之间的关联性，同时还要注意作为治疗产物的抑郁以及作为痊愈形成者的抑郁，这两者是怎样联系起来并相互影响的。

自杀的危险

当治疗因为体重超重而减肥，从而患上消瘦症的患者时，我们发现这类患者有自杀的危险。我已经从以下角度研究过这个难题："治疗消瘦症的心理体验和躯体映象"（Monnier-Combe，1980）。

这篇医学论文让我能够进入到雅克·图尔尼埃和米歇尔·布雅教授的营养学和内分泌学研究和治疗团队中。我有着多重的身份，首先是作为医生，其次是精神病医生和精神分析师。我认真研究了大量的美国文献，美国有很多文献都是研究患者自杀动机的。在对于因为肥胖而严重消瘦的治疗的后期，研究发现患者有着试图自杀的严重风险。这些研究，尤其是斯汤卡德（Stunkard，1980）的研究，把抑郁症状和新的躯体映象联系起来（Fisher，Cleveland，1968）。这些研究让我认真地来看待身心关系颠覆所带来的令人消沉的影响。在减掉了超过七千克的重量时患者会出现抑郁现象，起先会出现疲劳感、应激反应、过度易感。减掉的重量越多，这些反应也会变得越强烈。暴食紊乱让患者失去了防御，这会引起严重的抑郁状态。

首先我诠释了抑郁倾向的突然出现，从表现出抑郁的倾向到抑郁症，直到变成严重的抑郁症为止，暴食症的欣快效应一直是抑郁倾向的代偿反应。这说明了当患者获得了健康的身体平衡状态时，她并没有经历真正的痊愈进程。然而，二十年以来，我有机会观察了很多获得平衡的病例，既没有复发重度抑郁症，也没有复发暴食症。我们可以重温一下我对此的解释。

对于痊愈,医生有着什么样的移情?

结合经验,我可以更好地从医生的角度来评估医源性现象的影响。如果我们确信这是一种慢性病,相比其他的病理学原因,治疗失败的威胁是不是会更有力地破坏治疗关系? 如果我们能够想到的唯一的真实未来是无限持久的治疗,为什么还要坚持痊愈这个想法呢? 所以这有可能和糖尿病一样是一种不治之症吗?

我们早就知道,癌症是不治之症。这个问题用不同的方式将这个观点和癌症进行了比较。因为复发的风险是非常高的,这有时会导致患者选择放弃治疗。

推进这种比较有着更为深刻的理由:癌症是一个膨胀的过程,其他形式下的暴食症也是一样。病情发作的增多会侵占,甚至威胁到仅剩的生命。

下面是我的假设:面对来自抑郁倾向带来的痊愈的阻碍时,医生变得认同这种抑郁。这似乎没有原因。医生没有去分析这种认同的改变,反移情变成了最主要的障碍。医生在治疗暴食症的过程中不会考虑到抑郁现象,也正是医生的态度促成了抑郁的发展。

这些反对的态度类似于母亲的反对。当她们的女儿痊愈并离开她们的时候,她们经历了抑郁症的治疗,而这些反对的态度正是在这个时候产生的。

抑郁和父母的严厉

这种认同的变化意味着什么呢? 在我们看来,当饮食症状痊愈的时候,出现了在厌食症或暴食症之前亲子关系的特殊移情。这种移情和患者的早熟现象是有关系的。对于她们的父母来说,她们所度过的童年和青少年时期并没有给他们带来很多的麻烦。因为她们知道不应该给疲惫的父母制造麻烦。当他们陪伴在生病的女儿身边的时候，他们担负起自己应尽的父母的职责；而当女儿痊愈的时候，他们却一时间无法积极主动地告别这些职责。而患者为了继续维系这种关系，保护自己的父母免于代偿失调，于是想要继续采取一种类似于饮食行为紊乱的解决方法。

即使饮食行为紊乱是用来抗争身份丧失的，在丧失对身心的调节的时候，选择这样一种类似的解决方式就代表了身份的丧失。身心健康的自然机能会高声有力地呼喊："注意，我的身体不属于你"。这宣告了一场革命。健康的新状态拒绝了患者受家庭的支配，也拒绝了乱伦的风险。

作为治疗者、医生，我们不能否认这个问题，即使有的时候这个问题几乎没有引起人们的注意。有多少次我一直在重复说饮食行为紊乱并不是一种慢性病。相反，这是目前为止能够找到的最好的解决方法。痊愈以后还会有其他的后果。患者的身体不再属于医生。

在这个十字路口，有这么几条路：从相似性出发回到格子里，或者寻找另一个内心组织。由于女儿获得了自主导致父母一方失去了重要的基点，这时父母一方会出现抑郁或者攻击性的代偿失调。面对这个十分现实的未来时，医生或者患者心里的愧疚感是很强烈的。随着痊愈，女儿不再和父母保持以前那种亲密无间的关系了。

变坏的痊愈

痊愈有变坏的危险，为了在实现痊愈的时候表现出失望——

尤其是为了能够巩固痊愈的状态，患者更不能为了痊愈而对于无论是什么样的治疗需求都予以认可。患者最好要保持自己的痊愈节奏，治疗需求是属于自己的、有所区别的，既不属于他们的父母，也不属于他们的心理医生，是只属于他们自己的需求。

我们不能忘了暴食症总是发生在那些天生有着较强的易感性的患者身上。她们总是很敏感。她们敏锐地感知着周围的一切。正是由于她们天生的敏感，导致她们对于压力尤其敏感。这种敏感让她们能够提前预感到周遭带来的威胁。

拉斐尔在十六岁的时候要求住院治疗暴食症和呕吐。她的体重稍低于正常值，但是她有严重的营养不良。情感上的贪得无厌衡量了她的生存代谢状态。但是她来求诊并不是偶然。她是通过护士学校来这里的。她是住院实习生，并且她已经获得了学士后项目，但是前提是她必须恢复健康才可以完成学业。拉斐尔需要借助住院治疗把自己和家庭环境隔离开。她的妈妈对此也有需要。她的母亲是一个寡妇，不能再面对焦虑了——拉斐尔糟糕的身体状态正是由许多的忧虑造成的。

跟踪治疗拉斐尔的营养师注意到，她能够摆脱对于饮食固有的负面思想的确切时刻：是在精神治疗访谈之后，在我们一起表明了必须延长她和她的家人隔离开的时间的时候。在这个时候，是拉斐尔自己的意愿在鼓励着她自己，但是这种意愿需要得到别人的支持。拉斐尔在青春期前就失去了她的父亲。自从她开始变得忧虑之后，她就不再和母亲那么亲近了。她们敌对的关系必须有所改变，但是对她们两人来说，这是需要她们跨越过去的很可怕的一个阶段。拉斐尔担心她的母亲会得上抑郁症。她们齐心协力、互相帮助。

以前，她说到过她无法控制自己对弟弟发火。因为他吸大麻，但是他还是那么小。在她和母亲弟弟分开之后，她再次想要暴饮暴食，想要呕吐。这种渴望代替了卡在喉咙说不出来的语言，也代替了没能表现出来的情感。她和母亲的关系并不像母亲和弟弟的关系那样亲密无间。她的弟弟很神气。她的母亲为拉斐尔买了衣服作为她的生日礼物，但是妈妈跟她强调她为她花了很多钱。当她的弟弟来到牛仔裤店和她们会合，他也想要一件。她们为此逛了三家店，这并不是弟弟的生日，但是她的妈妈为他花的钱比她还多。买完牛仔裤还买了鞋子，两件衬衫，等等。

拉斐尔：对于花钱他没有任何的思考……他既不会有负罪感也不会感谢，这很正常。我不知道能说些什么。所以我什么都没说。

但是她仍然很强烈地表现出遭受了不公平：

拉斐尔：他什么都没做却仍然能够得到妈妈的爱……

是的，就因为他不是一个女孩……

当女孩们在犹豫的时候，在她们决定开口说话之前，为了表示尊重，为了给她们足够多的时间来做决定，我们的沙漏是诠释我们的反移情变化最好的工具。她们把我们当作了"可以选择的父母"。但是要想解释这种父母的移情，我们需要在褓褓中就扼杀她们的成长。这些患者来到这里并不是为了"治疗"她们的医生，也不是为了维持她们的动机，也不是为了挣脱她们的无能为力、罪疚感和失望。这些需要治疗的动机源自她们曾经的经历。她们过早地目睹了亲人所承受的痛苦，而她们却无法缓解这些痛苦。这和拉斐尔的经历很相似，她太早目睹了她的母亲和生活作斗争。

如果能够解决反移情的障碍，那么在痊愈的道路上等待着患者的就是：改变有可能会让她变得抑郁。

跳跃，感动

　　痊愈带来的抑郁有两种趋势：失去或者跳入未知。跳跃？要知道痊愈的过程并不总是一帆风顺、畅通无阻的，会有前进和后退、尝试和失误。患者要做到坚持是为了自己在坚持，而不是为了别人坚持。在遭遇困难的时候，一直以来所坚持的渴望会发生变化，而患者就是要体会这些变化——没有严格要求，没有强迫，没有阻挠的坚持是不可能一下子实现的。她需要拓展自我的视野。

　　拒绝承认厌食（不是用语言表达而是用"饮食"行为来表示）首先让患者体验到了身份丧失时的情感。当她不再属于她的母亲（或者父亲），这是让她更好认识到自己身份的好机会。寻找另一种身份的发展之路让患者踏上了一条充满危险的道路，但是这也让她感到愉快，因为它并不会允诺一个提前规划好的命运。这是向自我开放的时间。

"现在我就是我"

　　詹妮和拉斐尔说"现在我就是我"。在这个时候，在代表了母亲的荒芜土地上下起了暴风雨。也许我们能说这是折磨着这些母亲的灾难。"我的女儿去了哪里？我在生她的时候忍受了那么多的痛苦，但是我的女儿现在却离开了我？当她因为痊愈而感到高兴的时候，我却满腔愤怒，说出充满恶意的话语，她不知道这对于我来说多么得残酷？她永远都不会痊愈的，她永远都不会离开我的……但是她到底在哪里？我再也不能在我的脚下找到她了。"

这些母亲加速经历着母女分开所带来的折磨。在她们身上正经历着风起云涌的感情……我们不应该远远地观察她们，这会让我们觉得，她们下船来到异国他乡，正忍受着新的现实的折磨，这个新的现实就是她们正在失去她们正在长大的女儿。我们刚刚向两位患者的母亲描述了这两位患者病情发作的场景，这让原本亲切的母亲变得愤怒，因为她们的发作跟我们有关。在治疗的过程中，患者也会时不时地发作。

治疗团队得出的最为一致的经验是，让患者理解并认同父母的抑郁。关于饮食行为紊乱的治疗的悖论如下：在痊愈的时候，移情和反移情障碍是非常可怕的。这解释了为什么会有许多的治疗失败和复发。相反，当医生在患者已经非常焦虑的时候还能够抱持着理解的、温柔的、有信心的态度，那么克服困难的机会是很大的。

这种解释以惊人的方式让我能够在今天谦虚地回答从 1979年开始就遗留下来的问题。里昂综合人民医院的职业病医生提出过这个问题，他们注意到在夜班交接的时候会出现暴食症治疗的医源效应。尽管有职业医学的警惕，我们是否应该质疑暴食症的治疗呢？因为治疗看上去没有效果。对于治疗后肥胖症恶化的情况，或者在经历了连续的体重大幅减轻时，患者突然出现抑郁状态，职业医学通常会采取提前放弃。在 75％的治疗案例中，无论是何种形式，在恢复体重平衡后的六个月中，体重会重新超标。通常来说，暴食症的严重性是和情绪的失衡相应而生的。失望的治疗后果所引起的医源效应会引起患者轻度的复发。缺席会诊、不定期的会诊或者中断会诊，有时甚至不再复诊的情况会导致严重的复发。我们认为,相比放弃治疗,更好的做法是"按需"进行会诊。

停止暂停:状态或过渡?

但是我们仍然不知所措。我们的疑问可以总结如下:抑郁状态会不会是一个持续的过程,并且分期出现? 或者因为我们不知所措,所以这种抑郁状态会一直持续下去? 由于和暴食症作斗争,患者的身体条件已经变差而且没有力量了,这已经让她对自己的身体失去了信心。

这时候要倾听躯体:会诊中的躯体,躯体的存在。对过渡性抑郁流(courants dépressifs)的描述可以帮助躯体参与到会诊中。从本书开篇以来,我们就花了很多时间,用几乎都是现象学的语言来描述躯体体验的状态,就是为了把这些如此特殊的状态标记下来(Maldiney, 2004a)。这些描述非常细致,同时也很准确,没有妥协也没有让步,而且洞察入微。这些描述是非常有用的,因为它们慢慢地、逐步地解释清楚了痊愈的过程。这些解释说明是经过筛选后供患者、医生或亲人参考的。

躯体的无意识意象和倒退

躯体的无意识意象有的时候会因为这个问题而突然出现,也就是说躯体代表了精神(F. Dolto, 1984 et 1985)。当儿童学习走路的时候,遇到危险时他还没学会倒退,于是他摔倒了。当我们学着用另一种方式走路的时候也一样,例如没有暴食症的伴随而继续向前(见加布里埃尔:"这什么时候发生了改变? 当我想要走路的时候。")。

我们倾听生物的走路状态和这些抑郁流,这可以让我们在患者饮食行为发生改变的时候,看到患者身心相连时更为协调的表现。有的时候对于躯体意象的混乱感知会持续很长时间,甚至超过了饮食行为发生改变的时间。

当我们观察到患者对躯体改变的感知有所延迟的时候,我们认为这是出现了幻肢的现象,例如被截肢的人就会有这样的情况。躯体和它以前的状态切断了联系,于是出现了一个幻体(接受治疗之前的躯体),在和躯体的改变整合之前总是有所延迟(Monnier-Combe,1980)。在某些人身上,改变已经被整合了,而在另一些人身上,对改变还有着不完整的感知。注意到细微的变化和差异似乎有利于改变的整合。因此"躯体运作"的好处是可以让个体表现出不同(声音,戏剧,音乐,精神运动,放松……)。

抑郁流(courants dépressifs)这种表达是借用了气象学和地理学中的一种隐喻。我使用"流"这个词是为了让这看上去是个巧合:"抑郁"可以减小压力,这种压力的改变会促使情感的转移。海流推动了寒流或暖流,风形成了气流,气流可以让空气从它的原点移动到很远的地方。当抑郁流远离它的起因时就能够显现出来,并且抑郁流似乎有另一个更靠近的客体;抑郁流并不是将寒流赶走,而是改变暖流;当一种平衡状态转变成一种新的平衡状态的时候,抑郁流会让暴食状态变成由饱腹感调整的饮食关系状态。

因为我们可以大致预测出抑郁流改变的整体轨迹,所以我们可以利用抑郁流引导前进,而不是忍受抑郁流,被它所束缚、阻止或者偏离。当然,当使用的技巧性能良好时,对于抑郁流的预测会更有说服力。

技巧的飞跃

对于移情来说也是一样的,弗洛伊德指出精神分析会出现医源效应:移情性神经官能症。他发现对此他既不能避免也不能阻止。首先,为了能够在《五大精神分析案例》(*Cinq psychanalyses*)做出描述,他仔细观察了移情性神经官能症。对于移情,弗洛伊德更多地认为这是精神分析的一个阻碍。然后,他确信移情的变化是在实施精神分析时固有的。自从着手研究患者的梦境和自由联想以后,移情变成了精神分析的主要工具。承自弗洛伊德对于移情的发现,这是我们实现的最重要的技巧的飞跃。我们现在知道,移情能够通过它的反移情效应来引导我们进行精神分析。

同样我们是否能够利用抑郁流来作为治疗的组织者,而不是害怕它会变得更严重,也不是将它作为治疗的负面影响或者精神分析治疗的障碍记录在册,不会认为抑郁流的时间会无限期地延长?那么我们要怎样来倾听这些抑郁流呢,抑郁流是不是正在进行的发育期所希望出现的呢?

躯体的烦扰,哀悼[1]的纠缠

必须注意到新的一点"鬼魂般的"某物改变了躯体的映象,抑郁流让我们思考这个问题。主体用自己的躯体处理了一个不属于她自己而属于父母一方的问题。有一个鬼魂一样的东西一直在纠缠着她,那是还没有去世的父母一方的鬼魂。主体的躯体承载着这个鬼魂。我们利用这些抑郁流来观察躯体映象的改变。身体的

---

[1] 译者注:弗洛伊德在《哀悼与抑郁症》一文中提出抑郁的心理现象和哀悼的过程相类似。

某些部分似乎必须被消除、被排斥，或者被取消权利。我们想说"我的身体就是这个样子，这是不会发生的"。这些抑郁流会指明"被输入的"形成的区域所在，这些被输入的形成指的是缺乏"过渡"的跨代哀悼的形成。我们能不能把"这不会发生的"变成有利于抑郁流的一个在发展变化的因素？

当索菲亚再一次复发暴食症的时候，她的妈妈对她说："你的哥哥和他酗酒的问题一直困扰着你。""但是根本不是这样……"索菲亚回答。她的哥哥本应该成长为成年人了。更确切地说，是索菲亚的妈妈向她灌输了对她哥哥的哀悼。我们发现索菲亚所排斥的是：她父亲那边的长辈中的女性，在她童年时看来，她们是接受力很强的女性，而且她们都长得很胖，母亲那边的女性长辈批评她们"很被动"。索菲亚的妈妈并不是这些女性的样子。在她家中，那些移居国外的男性似乎更喜欢权威女性，女性主义的法国女性，而索菲亚感觉自己被禁止了一切的女性特征，她并没有她外婆、外曾祖母那样的女性特征。

抑郁流让她从稍微过瘦的身形变成了丰盈的体态，而这种变化在潜在的自发性思维中是意识不到的。借助共情（empathie），索菲亚的个人心理所携带的集体无意识最终可以被标记出来。在走向痊愈时，她的抑郁倾向似乎和她自己并不承认的对于移居国外的这些女性长辈的思念相符合。这些女性在女性世界中保存着她们自己的一片天地。她们既没有在光天化日之下传达或表现出她们从祖辈继承到的女性魅力。她们所生育的男性并不接受进退两难的困境，这些男性并没有用他们先辈所持有的眼光来看待自己的女儿。

索菲亚并没能够让自己的身体变胖起来，也没能让自己的乳房变得丰满。这副躯体似乎在讲述着她的母亲、外婆、外曾祖母堕落的过去。我们能够辨认出她的抑郁流的源头：抑郁流承载了需要被承认的过去，这段过去需要和父系男性一辈所造成的断层归并在一起。这样她的成长发育能够自然地进行。顺应自然发育的进程，索菲亚现在怀孕了。她的身体变成了她曾经无法变成的样子。但是当她知道自己怀的是个女儿的时候，她面临了新的难题。她自己的父母曾经拒绝结合他们的遗传，那么她要怎样才能够将她丈夫那边女性的特性传递给她的女儿呢？

发展的抑郁

随着时间的流逝，我开始把这些抑郁流看作是身心改变进程中不可或缺的一部分。它们在痊愈的过程中可预见性地出现，对我来说已经是司空见惯的事情了。

精神分析医生通过共情所获知的，是先辈传递给小辈的仇恨。但是没有什么比接受这种强烈的仇恨能够更好地锻炼认知。

改变所带来的抑郁流"表现"为个体和抗抑郁药（TCA 类）所排斥的抑郁作斗争。抑郁流是内心世界突然发生变化的表现；冲动在引导着个体冒险，让她敢于尝试其他的人际关系方式。抑郁流在抗议并不存在的哀悼，但是在前行的过程中必须要考虑这种哀悼。对于抑郁流的推动能够形成患者对于人类极限的认同，可以平衡欲望、爱情、工作。总之，抑郁流的推动能够帮助患者面对人类社会……推动抑郁流能够让患者感受到先辈为了和他们的躯体共存而承担的极限，但是抑郁流可以代替这些极限。在抑郁流作用下的个体可以摆脱全有或全无的状态。这种摆脱能够让患者和他人、和像他人一样存在的自我之间的关系变得更为现实,既不会对别人要求全部,也不会要求自我获得全部。

在暴食症患者痊愈的过程中,她需要通过抑郁区域,因为这是无法避免的而且有益于健康的抑郁区域。这让我赞许抑郁症的存在,并将之看作是开启个体女性特征的一扇大门。

改变和非连续性

压力

在临床医学的不同领域,例如在自闭症、躯体疾病和饮食行为紊乱中,热那维耶夫·哈格(Geneviève Haag)、克劳德·萨玛加(Claude Smadja)和我,我们三人每天都会接触到抑郁流,这和身心关系的变化是有关的。安德烈·格林提醒我们注意在我们研究中出现的意想不到的趋同:我们会使用相同的隐喻来形成我们的理解,例如坠落、失去平衡,我们三人主要的参照都是压力,我们并不会使用焦虑(angoisse)的概念来提出我们的假设。

我们研究抑郁症的方式让我们每个人都能够在我们的领域中通行,这是不同于精神分析的思维模式,例如神经生物学的方式,它会解释在进展过程中所遇到的认知问题。

抗抑郁药(TCA 类)是在一系列连续快速的身心相互作用中,身到心、心到身这样多重变动的诱发因素。导致错乱的一个因素的小幅增加都会颠覆能够纠正和调整紊乱的一切,将它们一下子置于混乱中。因此我们不能再用因果关系、过去的事情或者有害的环境来思考这个问题。我们用以下的假设来进行研究:个体一且出生、一旦受孕,曾经使用抗抑郁药(TCA 类)现在不再使用的个体就变成了和普通人相比,面对压力更为脆弱的个体。她变得特别地敏感。

她的高度敏感赋予了她可预见的、直觉的、对美的潜能,但是要让她安静地生活在别人中间对她来说是不可能的。当她很紧张的时候,其他没有那么敏感的人有可能是感觉不到这种紧张:她内外之间有着更为宽广的开放空间,能够接受更多,这就意味着这个空间可以接收到很多有着细微差别的不同。一点点的变化都会打破身心的平衡。出现了两种概念:阈限(seuil)和"蝴蝶效应"(effet papillon)影响下失去平衡的混乱状态。

开放的脆弱性

于是一切平衡都变得很脆弱。

索菲亚改变了,她轻易地摆脱了暴食症和呕吐。但是每一次她的进步都会在某个时刻有所减退。当她和我一起进行治疗时,她进展很快。当出现总是会导致她复发的难题时,她学会了像制陶者那样来转陶器。她很快就发现了如何塑造一个陶罐。在塑造陶罐的过程中,最大的困难是如何扩大罐口。因为不能持续不断地扩大罐沿的幅度,否则边沿会掉下来的。于是她想到了一个折中的办法,把它做成茶壶,这样就可以持续地做下去了。她扩大边沿以后,然后再收紧开口。

痊愈的协同作用使得开口的扩大呈持续快速的进程。极细小的身或心的变化都会让她感到头晕。开口扩大得太快会让她自己摔得粉身碎骨。这种速度让她感到了一种非连续性。这样一种现象会出现在我们观察到的抑郁流中。这种现象影响很大,它可以引导患者走向健康,但是这种现象的泛滥也会让患者感到害怕。如果我们不能建立起标准的话,这种现象很快就不能被忍受。就好像是密斯脱拉风[1]或者西北风:无法后退或者减速,唯一的解决方式就是让她朝着自己的方向前进,或者让她摔倒来阻止改变。怎样才能做到随着风向的改变而改变呢?

混合型抑郁症

我们的思考将我们引向了一个新的问题:混合型抑郁症。我们必须:

——解释为什么患者生存在瘾癖状态下会出现抑郁症,这种抑郁是如何在治疗中造成阻碍的;

——解释为什么会出现过渡性的抑郁流,在我们看来,这种过渡性的抑郁流是帮助恢复健康的抑郁症,或者戒除期的抑郁症。

皮耶拉·奥拉尼耶(Aulagnier,1975)诠释过"解释"(inter-preter)这个词,我也打算用相近的意思来说明"解释"这个词。"解释"就是通过命名我们所观察到的现象来辨别这两种抑郁症的出现。因此,如果我们把治疗关系比作是母亲,那么围住治疗关系的是对现实的思考,而这种对现实的思考就起到了父亲的作用(Combe,2003);解释能够用来辨别遇到的情况。通过富有隐喻的复现表象,利用倾听和对情感的反应让治疗关系在亲密关系的活动中发挥其母亲的作用。

---

[1] 密斯脱拉风(mistral)指法国南部及地中海上干寒猛烈的西北风或北风。

作壳休眠

隐秘的抑郁症是个棘手的问题，为了研究这个问题，下面一些观点引起了我们的注意。这些观点看上去是难以理解的，因为这些它们没能被表达出来。

索菲亚现在是一个二十七岁的年轻女性，她倾注了很多的心力在婚姻和工作当中。在她成功通过教师资格考后，她的暴食或者呕吐症状没有任何变化，一直以来她把这些症状隐藏起来，直到这些症状变得更为严重时，她选择进行精神分析治疗。只有在实现了住院治疗的时候，才能够让她揭露自己的病症，再决定是中断或是停止精神分析治疗。在精神分析治疗中，她觉得自己说得太多了，就像她吃得太多是为了能够吐得更多一样。然而，我对此感到很惊讶，因为在倾听的时候，我认为她有着很强的联想记忆能力，这种能力并不会怀疑可靠的精神分析治疗。"是的，但是在治疗过程中，我不会想到暴食症，因为这并不会让我感到焦虑。我已经把暴食症放在了一边"。

很明显，她并没有因为暴食症而感到焦虑，因为暴食症会让她摆脱阉割焦虑[1]（angoisse de castration）。在生活和精神分析中掩饰她的病症有可能是一种移情现象。她在家里面的其他隐瞒行为会冻结她想要改变的动力，但是她很渴望有所改变，渴望能够自己找到解决的方法。长沙发的治疗环境能够促进移情，但是也会

---

[1]　译者注：阉割焦虑由弗洛伊德提出，指男孩在他们心理发育的某个阶段据说普遍感到害怕阉割；它来源于恋母情结，害怕父亲由于孩子对母亲的性的感觉而进行报复，以及对与自身竞争的父亲的敌意。女孩子也可能会感受来源于父亲的阉割焦虑的痛苦。

帮助病症作壳休眠。对她来说将病症隐藏起来是不合适的，因为移情会引起她的恐惧，恐惧联想的回避反应但不会有噩梦。索菲亚并没能够成功做梦，精神分析的作用并不是分析病症，而是在调查研究之外的空间里，使这些病症作壳休眠。

除了住院治疗以外，尽管她还要求进行辅助的精神分析治疗，我建议她每三个礼拜来进行一个小时的心理咨询，这是我在暴食型厌食症的戒除期经常会给出的建议，然而这也会让我们联想到，在戒除了暴食症和呕吐以后再次进行精神分析的可能。

"阶段之间过渡"时刻

索菲亚的职业训练让她求助于细胞生物物理学。因此，为了可以在经历从疾病到痊愈的过程中描述出坠落的体验，她使用了一个比喻，从现在开始我要使用这个隐喻：这是从一个阶段过渡到另一个阶段的时刻。

我借助了类比来描述身体状态的变化现象，在变化的过程中，以数学形式表现出来的非连续性得到了认同。我们不可能通过唯一一个方程式来表达改变的整个过程，无论是从固体到液体，或者从液体到气体的过程。因为在两个代表性的阶段之间，非连续性的区域并没有能够表现出来；正在发生的变化现象的重现可能失去连续性的间隔，我们称之为治疗阶段的过渡期。这是对于非连续性的强烈体验，这种非连续性体现在患者无法在梦境中找到夜间表象。

疾病和健康两种状态是不是和物质的两种状态之间的变化一样有质的飞跃呢？坠落可能只是对于非连续性体验不够确切的隐

喻,而且这种彻底的非连续性仍然不为人所知,并且是无定形的。这种非连续性是无法用语言表述的,也是没有表现的。我们想到了其他隐喻,例如灾难。

索菲亚有另外一种隐喻:"在转陶罐的过程中,如果转得太快,在高处要扩大开口的时候就会遇到一个风险,开口的边缘很有可能会碎掉。"

对于她来说,陶罐的边缘就好像是在接近别人时的自我空间,这部分的自我是借给别人的自我,因此是属于集体的自我,就好像是玻璃杯或者高脚杯的边沿一样。这个边缘是不是有可能会变形,然后演变成"脱离主体",脱离个人,变成只是从属于集体的存在?

敏感的位置

让我们重新来思考变化过程的整体情况。

服用 TCA 类抗抑郁药的生活是让个体处在靠营养生存的状态下。因此,让患者维持处在经常脱离精神生活的状态,直到没有营养,从而创造出身体紧张的状态,这会导致激素为了调节而变得混乱。氢化可的松和生长激素的大幅提高对躯体的痛苦起到了欣快的作用,因此它也能让精神痛苦变得欣快。一旦发现了这一点后,这种欣快效应就会持续下去。从厌食或暴食的症状过渡到了抗抑郁的瘾癖。

但是在自主维持这种瘾癖的过程中,躯体变得精疲力竭,从而导致躯体的坠落。情绪治疗也会失败。氢化可的松分泌到了最大值,也就是说达到了增生肾上腺疾病的分泌率,不能再继续分泌超过这个极限值来改变意想不到的紧张情况(竞赛考试,坏消息,职

场压力,等等)。随之而来的是一种新的压力状态,一种精神压力:
恐慌、筋疲力尽,以及精神上的堕落。

在戒除暴食症的时期,会产生恐慌这个问题,压力会时不时地
重新变得很大:个体不再是她原来的样子,她也不再认识自己。这
种身份的非连续性会让个体感到疲乏不堪。氢化可的松频繁的分
泌高峰会让情绪波动很大。于是患者会体验到失控的情感。氢化
可的松的分泌有可能再次达到最大极限。

为了命名这种压力和过度易感性之间的恶性循环效应,索菲
亚用了另一种隐喻。我觉得这个比喻很有说服力:"我感觉自己就
好像是装橙子的网兜,一旦有一点点的沮丧,或者一点点的情绪,
袋子上原本一点点的裂缝,只要我在上面提起来,洞就会变大,我
伸进袋子里就能够探到底部。"

痊愈,不仅仅只是和瘾癖断绝关系,也是认同情感混乱的存
在,这种混乱先于天生的过度易感而存在的,并且和这种过度易感
是紧密相连的。

痊愈摆脱了悖论:痊愈引起了另一种抑郁,是瘾癖希望能够避
免的抑郁,是对于空虚的恐惧。患者声称害怕,什么都做不了,其
实是害怕直接接触到这种强烈的敏感性,当思想没有被行动占据
时,这种敏感性看上去更为强烈。只有当对患者的躯体、对她的天
生过度易感进行身心倾听的时候,患者才有可能摆脱病症、摆脱疾
病。躯体总是会受感知的影响。在这种情况下,可以培养患者的
易接受性,患者对他人、对女性特征敞开心扉,是为了扩大其内心
基础的位置,而不是为了威胁患者的平衡。

索菲亚害怕会失去内心的一切,因为她不能抑制住她身上的
变化,因此就有了收紧沿边的隐喻。收紧嘴巴,因为她说得太

多了……

目前找到的解决方式也使用了一个隐喻：制造茶壶。茶壶是圆的，它的外形是可以扩大的，然后再重新封闭起来。茶壶同时也是对间隔性的心理治疗环境的隐喻。因此每三个星期进行一个治疗阶段，在治疗过程中打开并扩大（密集的治疗阶段就好像是一杯热茶，用来建立起对热情的女性特征的认同），然后在接下来的三个礼拜中收紧，没有打开也没有重新扩大（为了能够不再恐惧每周三个疗程这种快节奏所带来的不好的影响，为了重新平衡患者的易感性）。每周一个疗程，也容易造成过多的效果，有可能会没有足够的时间来收紧嘴巴。我们必须要留有时间让什么都不要发生。

健康的抑郁核心

克莱恩（M. Klein）提出了抑郁位，以及抑郁在情感变化中起到的组织者的作用。温尼科特继承了他的这一发现，从身心医学出发，围绕抑郁展开了讨论。他提出我们要理解身心接触面的抑郁。因此，在讨论中，他认为抑郁是健康的标志，而不是从病理学的角度认为抑郁是神经官能症或精神病：抑郁流（courants dépressifs）是人类本性的一部分。我们同意他的观点。

内心世界的脊椎

抑郁流是人类本性的一部分。

> "在健康的状态下，抑郁是潜在的，是个性的中心。抑郁是健康的标志。"（Winnicott, 1971b, p.116）

从身心领域出发并参考驱力理论(théorie des pulsions),他使用健康的概念把身心的结合定义成情感变化的复杂增长。

> "结合意味着,伴随着意识状态、记忆集合以及与人际关系的现在和未来相关的责任。"(id., p.157)

健康就是身心发展的成熟状态,身心的发展能够让情感发展到最理想的成熟状态。

> "心理是个体的一部分,负责内心联系,和躯体的联系,以及和外在的联系。"(id., p.44)

他也将这种健康状态下潜在的抑郁称为:抑郁核心(dépression centrale)。换句话说,抑郁是内心世界的脊椎。

> "抑郁在某些重要的能力和怀疑中表现出来,这种怀疑往往能够表现为一系列躯体的病痛。(换句话说)精神集中、自我怀疑、对于自我思考阶段需求的怀疑,以及处于绝望的暂时性阶段的倾向。(……)同时抑郁采取一种否认的态度,躲藏在幸福中,表现为不断的活动,以及在我们的思维中,与我们的童年表象相一致的普遍生命力。"(id.p.116)

健康的抑郁,生存的抑郁

生存这个词还让我想到了温尼科特的理论(Winnicott,1971b):他强调为了获得维持(因此能够恢复)健康的身心平衡客体生存的必要性。抑郁这种形式能够让客体以自己的健康为代价而维持其生存的希望,因为只有当孩子生病的时候,父母才会表现得关心他并且非常宽容,而当孩子健康的时候,他们就会变得很不耐烦。

在父母争吵着离婚的喧闹中,他们的孩子对从他们那里得到关心已经不抱希望了。因此在离婚的一系列事情中,我们观察到孩子会出现厌食和/或暴食的经历。

索菲亚经常会缺席会诊,以此来检验医生的温柔,这是当她面对父母的忽视时做出的反应。她希望可以掩藏住她除了不来参加会诊以外什么都做不了。而且她为此编造了很好的理由。她很感谢我的洞察力:她发现我认同她这种秘密的缺席,这能够让她在治疗阶段的间隔期间认同她移情的内容。她需要重新演绎某种联系,她需要拥有与别人不同的权利,不用迎合别人期待的权利。她有权维持治疗关系,然而她冷酷地使用甚至滥用心理医生。作为孩子和青少年,她总是通过放弃自身的愿望来保护她的人际关系。现在,她出格的行为就是在陶罐一旦转高的时候,把边缘弄碎的方式。因为她在治疗期间发作暴食症,这有可能再一次损害她的女性特征。这种行为的利害关系是不合常理的:为了避免和她的母亲或者和她自己的女性特征相竞争,她保持着生病的状态。以前她只有在生病的时候才能获得母亲的关注。为了避免引起嫉妒,就是要重新发作暴食,重回抑郁的生存状态,变成灰姑娘,在午夜时分,这位公主的南瓜马车就会消失:她就不用一直维持她的女性地位了。

健康的抑郁? 就是患者即使感觉到很难受,还是会来接受治疗,承担起想要痊愈的责任。我们还不了解她的待人态度,因此很难来诠释和她的接触。心理医生可以将遇到的困难放在一边不去理会:要保持健康的抑郁是很困难的,因为她总是会试图回到为了生存的抑郁状态中去。健康的抑郁流和生存的抑郁流的混合会使得心理医生迷失方向。

成长

为了让健康的抑郁症变得可以为患者接受,我们应该改变她的待人态度:将其定义为成长中的抑郁症。今后还是会有复发的欲念。为什么?

变成女人,就是要学习承认男女之间深层次的不同;这种不同是根本上的,也正是因为有了这种不同,才创造出了爱情的诱惑、在一起的困难。怎样才能保持女性的姿态,怎样才能冒着被渴望的风险,怎样接受和男性亲密、接受离开母亲? 在面对这些难以理解的不同时,她该怎么办? 幻想的空间、失望的空间、神秘的空间和诱惑的空间,所有的这些空间都混杂在一起。我们的治疗团体相信能够快速地找到直接的解决方式,并且可以快速地应用这种解决方式。但是不可能永远保持,而是在不断地重头来过,不断地攻克难关。

开口的扩大让人感到很恐慌,说明患者很难打开自己的心扉来面对自己所处的混乱状态。这有可能是一种复发的欲望。索菲亚自认为是贝莱特[1](Perrette),带着她的牛奶罐行走。她希望有了这个罐子以后就能心想事成,能够换来她想要的一切东西。她不切实际地幻想着。当她的思绪回到地面上以后,一颗小石子把她绊倒了,随即罐子也掉在地上摔得粉碎。现实是多么残酷啊! 我们应不应该将幻想变为现实,而不再只是幻想着现实?

---

[1] 译者注:拉·封丹寓言中《牛奶罐》的主人公。贝莱特头上顶着个牛奶罐,想赶去市集把牛奶卖了,于是在路上她一直盘算着把牛奶卖了换鸡蛋,鸡蛋孵出小鸡,再拿去换猪,猪换钱,钱买牛,就这样想得太高兴她把牛奶罐给摔了,一切幻想都破灭了。

重新开始……重新找到复发欲望的问题所在,才能够慢慢地改变对于这段时间的体验,就好像是在婴儿时期第一次口欲的时候一样,婴儿时期几乎是没有什么不同的。学会等待,能够耐久。有时需要有复发的磨炼才能够获得坚持不懈的毅力。这意味着马上放弃或者永远不放弃。战胜复发欲望的关键在于:不能惊慌失措并放弃一切,如果一切都失败了仍然要敢于重新开始。只有不再混淆部分和整体,才能够摆脱复发。如果暴食症和呕吐又重新开始发作的话,也不要以偏概全,可以在接下来的时间里合理地安排有规律的饮食节奏,而不是让接下来的饮食变得更为混乱。因为传统的观念患者会想着不吃接下来的一顿或几顿饭,这样反而会加剧牛奶罐从高处落下来的可能性……

在重塑茶壶的过渡阶段缩小开口的边缘,这让我们想到,当患者面对严重的躯体疾病时,她会自我反省。这还让我们想到,癌症患者接受化疗后,因为疲劳而感到焦虑。如果没有下一次的化疗的话,患者就会出现抑郁,因为更多的感受可以让患者感觉到自己是活着的,这些感受代表了生存。痊愈、健康的状态反而会引起恐慌,因为他们不再有忧郁的体验,这就意味着他们失去了生存的标志,这是接受治疗必然会引起的结果。因此患者必须自己照顾自己,照顾好自己的身体,并让自己相信这种健康的状态,让自己适应这种新的自由。

空洞的治疗关系

如果心理医生说:"等等,这还没结束,还有要做的治疗……",这些话是致命的,因为这时患者已经没有了能够承受的力量。痊愈的阻碍正是反移情:不耐烦,没有察觉到患者的筋疲力尽,没有足够的时间让患者来适应和疾病的分开。伴随着阉割情结引起的焦虑,患者会形成新的生命力,因此新的生命力是围绕着应激产生的。患者需要战胜这样强烈的生命力所带来的难以想象的焦虑。

索菲亚的茶壶是对于她所渴望的人际关系的一种隐喻。为了能够建立起亲密感,打开心扉,让患者变成了一个重新合上的容器。这形成了一个循环:恢复了从自我到别人,从自我到自我,从自我到躯体的生命力。

如果健康的抑郁被阻拦了,那么患者就会需要重新服用 TCA 类抗抑郁药。

在再次攻击自己身体的同时,患者也会攻击她的母亲,攻击对她失去了的渴望对象的哀悼。这也是在抨击母亲残忍地扼杀了女儿在青少年时期的成长以及精神成熟,尤其是扼杀了女儿的成人过程。

索菲亚收到了她母亲的一封邮件:"如果你不再回到你的家乡来看望我们,你就是斩断了自己的根……这并不是一件好事……。"索菲亚当时正在读里尔克(Rilke)的《给一个年轻诗人的信》(*La lettre à un jeune poète*)。于是她回信:"爱是一份传承的馈赠,我的根和我是一体的,它们一直扎根在我的内心。我不会回去,我还有其他的事情要去经历、去体验,但是如果你来这里的话,我很愿意接待你。"

因此,由于缺乏分离治疗,复发直到那时一直是一种攻击。只有不局限于病理学,通过精神疗法才能够实现母女分离的治疗:"这就好像是在茶壶中泡了一壶移情之茶"。

意外的抑郁，让人眩晕的空虚

对于空虚难以忍受的恐惧引发了焦虑，这种焦虑让患者想要选择死亡。为了能够不分娩，为了能够不要第二次和她的母亲分离，她选择了死亡。

让位于未知的事物和不同，她想象着改变。抑郁有可能不再是面对空虚时的害怕，而只是面对意外时可以容忍的眩晕。

噩梦般的空虚有可能会导致欲望变得变幻无常，引起意外的眩晕。在空虚中出现了无法预见的秘密。藏着什么没有发生改变的秘密呢？留给我们一些时间来了解。

因此抑郁不再像是引起治疗中断/停止的灾难那样让人害怕担心；抑郁被认为是一种预测，是正在进行中的治疗过程中可以预见的一段时期。

女 性 的 成 长

减压时期

当抑郁被解释成身心关系发展时，抑郁（紧张和压力的减少）可能会变成可融合的、可消化的、可同化的，因为我们看待抑郁的方式有所不同了。直到抑郁被理解成可以标记的期限内决定性的阶段时，抑郁变成了可以通过的一段经历，就好像是降压的经历一样。也就是说，抑郁是我们不能够毫无风险地缩短的一个时期，是一段不舒服的时期，却也是无法回避的，因此我们最好慢慢地、温和地度过这个时期。

在成长时期会经历意外的抑郁，这是不舒服的一段时期，露当时就处在这个阶段的边缘时期。十五岁的她梦到她的手——用来拿东西的手——脚下是空荡荡的一片。这是一个可怕的噩梦。

她走进了升降梯里面,和她一起的是一对情侣,其中男性游历过很多地方,很恐惧飞机。她发现升降梯没有门,但是已经太迟了,升降梯已经开始运行了,这个男人按下了按钮。她整个人被弹了出去,但是出于反射作用,她用手挂住了自己。她感觉到手腕那儿绷紧了,但是并没有非常实在的痛觉,尤其是她感觉不到升降梯还在不在上升——她坚持着,挂在空虚之上,或者说她的手腕是不是被卡住了,这有可能会阻止升降梯往上升。然后她就醒了。

当躯体受到攻击时,躯体就变成了移情的地方,因此患者必须要与躯体相适应。因此移情能够和躯体相适应,也只有躯体能够实现移情。

如果我们研究对这个梦的身心倾听的话,我们会思考这是不是跟治疗躯体的医生和精神分析医生建立起了移情(交通、旅游),而这两位医生就是梦中的那一对情侣。露把精神分析师排除在了令人担忧的移情之外;她将他理想化为一位女性。治疗躯体的医生是一位男性,被怀疑恐惧飞机旅行。

"躯体"的反应包含"初级感觉状态"的反应,这种初级状态就是最初的联系,也就是口欲联系。生物学的精神倾听能够同时满足这两种情况:给躯体的体验订立标准,注意感觉的初级状态,去倾听并感触,用宽慰的语言让患者摆脱自认为是疯子的难以理解的困境。

这次升降梯的经历让我们可以联想到痊愈,也就是开放。心理治疗环境向外开放:这意味着开始离开城市……心门的开启为青少年恋父/母情结的移情创造了一片天地。对于露来说,这却是难以忍受的一次经历。她必须重新建立起与外界隔绝的一片区域。露出于反射作用被弹了出去,但是她还是感觉到了她的手。手是用来触摸的,触摸是为了和躯体建立起联系,无论是别人的躯体或者是自己的躯体。当然这要求医生不能够恐惧。

露重新和医生建立起青少年和医生的治疗联系。她不再受到我们的关注;她会将这种飘忽不定的自由变成什么? 饮食和说话的喜好发生了变化。因为她已经能够融入躯体的倾听当中,她通过生物学的精神倾听以及营养方面的倾听受益良多,露能够倾听到自己躯体的诉求了。

空虚感

健康的抑郁边缘通常都伴随着疑病症(hypocondrie)。疑病症表现为对自我的一种"母亲式"关心,一种担心的关心。母亲能不能自然地倾听到她的新生儿躯体的诉求呢? 我们对此并不了解。

露现在处于厌食症痊愈阶段的第一种状态,厌食症已经伴随了她整个青少年初期,然后变成了伴随呕吐的暴食症。虽然她在症状上、躯体上,包括营养上都已经痊愈,但是她仍然需要住院,因为她进入了内在和外在联系恢复的阶段。她的生物钟恢复了平衡的状态。她不再缺乏营养,也不再处于生存的状态,或者是为了生存而处于应激的状态——氢化可的松和生长激素也已经恢复了正常,但是她还是闭经。她和饮食的关系也已经恢复了正常——她跟我说,在经过了一切和饮食关系的退化性尝试以后:特别是,她尝试着用手吃饭。

　　住院治疗前的六个月的初步治疗让患者能够建立起充分的默认的治疗关系,通过我们观察到的会诊情况来考虑是否需要进行签约式的住院治疗。如果在住院治疗前几天出现快速的体重下降,这表明了她下决心要度过长期的隔离,而不是门诊式的跟踪治疗,因为门诊治疗有可能会将她禁锢在自己的世界中。露似乎想要获得住院治疗,但是却无法用语言表达,因为她已经几乎说不出话来了,所以只能通过加重身体状况来表达。

　　直到住院之前,露一直保持缄默。当她和学校、家庭环境隔绝开来以后,她开口说话了,她向我们透露了跌落到自我、到世人之外的体验。这是在住院治疗初期,她第一次跟我们交流她内心深处的想法:从她很小开始,她就一直被寄予很大的期望,但是她从来没有实现过别人的期许,为此她感到很自责。她就像是一口井,在不能实现的幻想中被遗弃、被破坏。她本应该生活在不一样的家庭环境中,于是她开始经常想着她的父母可以消失,这个想法让她感到很害怕。在这次重要的谈话后,露又开始将自己封闭起来。

　　六个月之后,就好像是走进了一个没有出口的迷宫一样,她的治疗毫无进展。露想要长期保持缄默,而我们对此也无能为力,没有什么能够帮助她。我们在想要痊愈的欲望中遭遇了前所未有最糟糕的困境,心理医生时而失望时而生气,中断对患者倾注情感精力,或者被不顾一切的残忍所占据,通常还伴随着扼杀患者的冲动。不管他们愿意与否,他们都陷入了令人眩晕的抑郁中,他们被悔恨所打败,他们很后悔选择投入治疗直到自己筋疲力尽。他们不再相信患者有痊愈的希望,尽管这是患者第一次自愿住院治疗,但这已经不是第一次的住院治疗了,患者不会有任何改变的,等等。

　　终于,我注意到露处在了健康的抑郁流的边缘:她现在表现出了好奇心。当和生命力交替出现的阵发性发作让她面临悲伤、绝望和怀疑时,她开始可以认真地对待,可以精神集中。因此,在第一次见过她的父亲后,她感到很悲伤;在第一次见过她的母亲后,她感到很绝望,她向我们讲述了这些感受。我们已经走出了患者自我封闭、拒绝交流的阶段。

露能够理解她父亲的痛苦,她问父亲为什么他离开他的父母,选择八岁就去上寄宿学校:因为他想要成为神父。但是和父母的分离是十分痛苦的。在初四[1]快要结束的时候,他之所以为所欲为就是为了能够被送回家里,因为他不能够直接告诉他的父亲,他不想再成为神父了,尤其是不能告诉他原因。他跟露一样没法说出自己的拒绝。在初四的时候,露患上了暴食型厌食症。这样她就能够见到她的父母。但是妈妈给她写信说:"我们会打电话的。"这让她感受到了她当初拒绝饮食时的情感。

在这次会面中,出于好奇,她发现了她的爷爷在很小的时候就失去了他的父母,在2岁的时候他失去了母亲,6岁的时候失去了父亲。而她的外婆也失去过两个孩子。露把失去的父母和失去的孩子重新联系了起来。

她想起以前做过的一个梦,去神经病学医院的顶楼做手术必须要连续坐两部升降梯,但是她从来都没找到应该在哪一层楼换电梯,因此她从来没有到过手术室。这也是一个噩梦。她在这个医院度过了漫长的第一次住院治疗,但是第二部电梯的阶段——继续上升通向痊愈,通向最终的出口,这代表着开始重新和外界接触——并没有能够实现。

---

[1]　译者注:Troisième 本义是第三,在这里指的是法国初中四年级。

她在上升的同时，也在成长、在创造，因此她保持将自己悬挂在空虚之上，此外她被卡住了，她表示怀疑，这阻碍了她的变化，阻碍了她创造的能力。她感到男性在迫使她上升，但是一想到没有门——她敞开心扉，她被承载着，她承载着自我——她又想要把自己驱逐出女性的范畴——因为她想要远离她的母亲。

向女性打开心扉

我们在这个被男性鼓励的上升的梦中辨认出了她的性欲，电梯的门是开着的。害怕被卡住，害怕不敢前进，害怕在面对前进时受到阻碍。度过抑郁期能够让患者从紧张感过渡到亲密感。这是她和除了父亲之外另一个男人发展成恋爱状态的前奏。她认为，父亲和治疗身体的医生在他们这个年龄会恐惧爱的上升，因此对她来说是时候被弹出去，看看别的地方了。

一段时间之后，露和一个男生约在一个咖啡馆。当然我们对此一无所知。我们之前被提醒过，她很害怕她的母亲。很巧当时她的父母正好在同一条街上，他们远远地看到了他们的女儿……他们并不感到高兴，而是给医生打了一个电话，他们担心的竟然是他们女儿的健康！"这有可能会让她怀孕……或者得上艾滋病的……。"这让他们想到了生死，这不会搞错：露的母亲打算将女儿隔离起来。"我们要保护她"，这是不是就像是塞根先生[1]一直

----

[1] 译者注：这是法国作家都德所著的《塞根先生的山羊》中的故事情节。塞根先生养了六头羊，但是都在山上被狼吃掉了，于是他把新买的第七头羊圈养在家里的草地上。可是随着时间的流逝，这头山羊想要离开塞根先生的家，向往着大自然，向往着自由，当它真的来到山上的时候，它还是被狼吃掉了。

过度地保护他的山羊,以致山羊疯了一般地渴望着去找狼?我们本应该在群体中保护她,而不是只把她保护在草地上,这样她就不会向往流浪漂泊了。因为露并不想让她的父母知道,也不想让我们知道,她笔直地前进,去经历属于她自己的冒险,这样好极了。她已经这样做了,她在一个新中学重新开始上课。我们通过学校的简报才知道露在那里过得很自在。我们以前只有权力说"这很困难……"这是不是为了不抛弃我们?或者当她为了忙自己的事情而抛弃我们的时候,为了能够继续保持这种治疗关系,保持建立起来的亲密?但是我们不能犯"想要知道一切"的错误;对我们来说只需要一个小小的洞就够了,只要对她了解一点点就能够帮助她。

度过抑郁,氢化可的松就会降低,下丘脑-垂体轴的阻碍也会有所减少,性激素也会得到恢复,夜晚激素分泌的日夜节奏也会得到恢复,患者可以重新恢复睡眠……也会有噩梦,所有的这一切都是为了让患者向女性特征开放……抑郁被认为是一种生长疾病,是易于支配的。这个时期就好像是青少年发育期一样。这个噩梦被认为是降压情绪的象征,降压和向女性开放有关,在内心的空虚安置一片区域,用来欢迎并接受女性特征——也就是梦境中的升降梯。

很快,她被空虚感占据,而不仅仅让她感到害怕,她一直在做这个梦:露一直被悬挂在空虚上。她用手抓住。是该停止还是该上升?空虚感打开了一片区域来运载另一个人的一部分,真的只是很少的一部分。接纳了一点点的相异性,空虚感呼吁着患者认同别人,认同性别的不同和几代人之间的不同。摆脱了她不成形的状态,成长的抑郁摆脱了混乱。她改变了混乱,同时由于在未成形的状态中她怀孕了,她把这片混乱变成了让人晕头转向的区域,在这片区域中,空虚开始变成对革新的期待,以及对相爱状态的期待。现在,露处在焦虑的边缘。

恋爱生活

恋爱生活由巧合和形成对比的共存构成。倾听内心发生的事情,用语言表达出来、描述出来,因为几乎没有什么词句可以用来诉说这些事情——诉说痛苦、不适、疲惫——那么就寻找比喻来讲述它们。因为几乎没有什么词句可以用来诉说舒适、不适的情感,因此需要通过注意到的一点点细微的变化来研究感知发生的变化。因此只有通过变化,以及同时表现出来的共存、巧合、对比,才能够形象地描述发生的变化,产生共鸣。

当索菲亚对于性的感知发生改变的时候,从激情到亲密,她开始进入到爱情的状态中,在这种状态下,做爱变成了一种亲密感的分享,变成了对于内在的倾听:是不是因为当他在她身体中的时候,她能够最好地感觉到他? 性生活曾经对于她来说是寻求激情,尽可能强烈的激情能够创造出最强烈的性欲高潮的爆发,而类似的性欲高潮就是呕吐……

从激情过渡到亲密的这段时间中,在他们彼此分享亲密感的这段时间中,她的丈夫离开了几天,他想要度过几天单身的假期,这是他一直以来不被允许的,他现在就希望能够自己独自待上几天。

于是她又独自一人,在某个星期天的早晨,当她心情悲伤时,她又开始想要发作暴食症和呕吐,因为她能够感觉到这一点点精神上的波动,她想要打开自己,感觉到内在的生命力。

变得不同? 从她戒除暴食症开始,她就在锻炼自己累积经验。她现在变得有能力找到折中的办法让自己处于空虚的状态,感受着自己不完整的女性特征,等待着她所缺少的那个人。

在"一半的"基础上她能够有所不同,这是在暴食症戒除了一半的基础上,而不是结构上缺失了一半的基础上。她能够找到折中的办法来保持治疗联系。因为当面对她正在发生的变化时,丈夫对她的要求是不再在他们共同的居室里呕吐。她在呕吐带来的快感(激情的快感,过度地回应身体的不适)和信守承诺之间寻找着妥协,信守承诺是为了维系和他之间的同盟关系,她认为这个关系和跟我们之间的治疗关系是一样的。于是她找到了这样的办法:马上出门,在外面吃,吐在公共厕所里。这就是她能够找到的折中的办法。回来的时候,她的内心会很担心:暴食症会不会又重新开始,因为我找到了折中的办法和它带来的好处? 但是她有可能忘了她现在的收获,她已经在三个礼拜中有两次没有呕吐了。

她遵循着这些回归内在的节奏,满足了和女性的空虚感有关的欲望,保持着空虚的状态。

抑郁的生物物理学效应

我终于在精神分析中理解了空虚的状态。空虚和抑郁,我们注意到了空虚带来抑郁这个方面,空虚的抑郁是压力和紧张的宣泄口。我们也将这些空虚的状态看作是非连续性的状态,也就是不同治疗阶段之间的过渡时期。从那以后,我们观察到,和以前截然不同的精神生活重生了,恋爱状态和亲密感各归其位。当压力减小以后,患者建立起了非连续性,这有了新的意义:患者有可能需要一些闭路时间(un temps en circuit fermé),中断活动,无论是经济活动、人际交往、冲动,或者情感,这样才可以让噩梦和疯狂的经历起作用⋯⋯

闭路中的时间

暴食症戒除期的抑郁症有可能会把患者的心理暂时隔离起来。活动中断的阶段有可能会连贯起那些非连续性,这样可以留给"治疗细胞"(la cellule de travail)闭路运行起来的一些时间。

痛苦来自患者和空虚、和空虚的神经痛岔口的接触,精神生命中集体无意识的活力被抑制住了,以至于在神经痛岔口一直不停地兜圈子。怎样才能让活人和死人对话呢?噩梦是深入内心的,而内心混合了身心的痛苦,因此噩梦将身与心结合在了一起。

我们再次使用类比法来说明。在内在和外在的交流中,细胞起到了两个作用,生物化学作用,也就是交换作用(尤其是钠钾离子的交换),这是由精神集中的不同引起的,这是活动的阶段。另一种作用是生物物理学的作用,也就是细胞内外不同的势能引起的电流。生物物理学作用目前为止还不太为人所知,但是我们已经能够观察到这也能引起活动的中断,连贯起非连续性。非连续性把正在努力的细胞和它周围的环境暂时隔离起来。

把非连续性连贯起来

抑郁,例如缺少分级和缺少内外的交流是不是有可能暂时孤立起在努力的心灵? 改变的抑郁有可能会孤立治疗细胞,引起生物物理上的分隔作用。由这些过渡阶段，以及把空虚连贯起来而发生改变的这些时刻，我们能够注意到什么？

通过这些厌食和暴食戒除期的过渡状态的经验，我能够回答说，空虚的其中一个标准是在梦境和自由联想中存在不完整的形象化表达——在精神分析阶段时的做梦状态——这既妨碍也开始了一次情感转移。正是这种身心体验在露的梦境中形象化地出现了。

警觉

在我看来，在 TCA 的痊愈过程中突然出现抑郁会引起预见性的噩梦，而在这些噩梦中会表现出梦境中的非连续性状态。这些噩梦是梦的形象化出现非连续性的时刻，也是突然中断睡眠的时候。这些噩梦在加倍地敲响患者的警钟，它们处于一种警觉的状态，有可能是不合常理的警觉，也就是说从今以后变得更为多变。

形象化能力（la figurabilité inaccomplie）被认为是将一个仍然未知的领域形象化表达出来的能力。这个领域指的是精神生命及其挑战。

警觉的可能性在这些患者的身上会更为明显，因为她们过度易感，过度到充满感情为止。于是按照我们所了解到的，氢化可的松会发生改变，直至达到最高限值。

让我们回到之前我们提到过的这些人身上。我们能够看到在她们描述梦境时，浮现了她们想要关闭交流和中断交流的渴望。

马尔特（例子）：我的妈妈抛弃了我（想要切断和客体之间的桥梁）。我看到我正在死去（同上，想要获得平静）。我吃的鱼变质了（想要闭上嘴巴，或者改变这些乐趣的渴望）。

暴食症？一个膨胀的过程。

化疗？噩梦。

安德烈·格林曾经提出过关于"对中心恐惧位的联想的非连续性"的问题。这些在治疗过程中的非连续性状态（越来越少的话，沉默）是从另一个角度研究这个问题。通过我对于 TCA 患者的精神分析的观察，尤其是通过清空我对于梦境描述的几个要素的联想，我发现，在今后对梦境研究的过程中，以及对每个治疗阶段的回想中，有一些东西会变得很重要。这种闭路式的研究，这种隐藏起一些梦境的行为，隐含着一些原则，这些原则既是积极主动的也是有害的，而且会引起能够重新带来健康的抑郁流。因此噩梦就好像是治肿瘤的良药、"抗癌"治疗措施。噩梦摧毁了无用思绪的增生，它们打压那些纠缠不清的思想的萌生。噩梦就像是在打扫一样，清空一切没用的东西，除去话语中的灰尘。

不久前我们了解到，化疗产物在细胞内的"半衰期"期限很重要。治疗膨胀的过程就是找到方法来尽可能长时间地闭合含有毒产物的细胞，这样才能够让毒物的功效发挥到最大。多次的噩梦要起到的正是这个作用。因此让抑郁尽情地发挥它的功效吧。

当抗肿瘤药的作用没有发挥足够的时候，我们可以考虑把它和别的方式联合起来。把对于噩梦的研究和另外一种已经在进行的研究联合起来，这就好像是抗癌治疗中使用的技术一样。

我们也可以改变其作用而不是坚持使用没有效果的方法。因此重要的是要随机应变，可以放弃一种方法，比如说如果噩梦并没有能够起到相关的作用，那么就要放弃对噩梦的利用。

第七章

噩梦时期和欲望的变化不定

大量的欲望, 痊愈的渴望
变化不定, 成长的抑郁

有一些当代抑郁模态, 如压力型抑郁、改变型抑郁、快速变化型抑郁、加速成长和成熟型抑郁, 可以让我们了解暴食症的发作时期, 有时候甚至是紊乱期。为了提高痊愈效果而进行厌食、暴食和肥胖的治疗, 而正是因为这些治疗, 我们在接触这些体验时需要软技能[1](savoir être)和随机应变的能力(savoir faire), 每天在它们的促使下, 我尝试着去理解那些标志着痊愈的必然联系。这是身心交界时产生的复杂的必然联系。对痊愈的倾听让我们获得了身心的情感, 这种情感能够让我们看到抑郁症的优点, 把它看作是对于当代女性特征的开放, 因为它促进了身心关系的发展, 将身与心朝着彼此融合的方向发展。

---

[1] 译者注:软技能是一个社会学术语, 与一个人的情商、个性、社交礼仪、沟通、语言、个人习惯、与人为善和乐观等人际关系方面的特质相关。

这种倾听为抑郁流辩护,认为抑郁流正在重组精神生活。根据我二十五年的经验,我认为抑郁流有可能指引着痊愈的欲望,并且坚持这个欲望直到实现为止。这些成长的抑郁让患者能够集中注意力并且变得严肃(认真),用这样的态度来面对不成形的空虚的体验。抑郁流让患者变得灵活,多亏了这种灵活性,欲望磨炼出坚持不懈的品格。这种抑郁带来的改变意味着个体认同了其身份的非连续性状态。当暴食症有所缓解时,身体重新恢复自然的运作功能。相反,正在痊愈中的个体未来有两种可能:一种是个体找回了运作的躯体,但是却失去了一种自我防御的方式,在他找回运作的躯体前,这种自我防御一直运作得很好,保护着他免受强烈情感的侵害。另一种是个体发现自己失去了曾经的标准,他的步伐变得不够坚定。他不再是曾经的自己,他也不知道自己会变成什么样子。

患者正在发生变化的表现是噩梦的出现。

噩梦的可靠性

噩梦的出现都是可靠的、反抗的、稳固的。它们是个体在为对男性的渴望做准备。

涨水

盖布里埃尔四十岁,伴随着严重的体重超重,她选择接受精神分析治疗。在进行精神分析后,她经历了抑郁阶段,在此期间她不知不觉地减掉了十五千克。在临近她痊愈的新阶段时,她做了一个梦,这个梦最后演变成了噩梦。

　　盖布里埃尔:上个星期,我做梦梦到河里的水一直在涨高,最后淹没了我家门前的广场。这个场面看上去美极了。然后有一些孩子跟着他们的老师走出了学校。我突然之间感到害怕,我担心他们会被淹死。

　　说到这儿,她陷入了无尽的沉默。我和她都在沉思。我不明白她的这种害怕从何而起。我期待着她会不会继续说下去,或者我应不应该说点儿什么来让她的注意力集中起来。我任由自己幻想她的想法。对她进行精神分析已经有四年的时间了,这四年的经历中还遇到过其他的印象。我会思考,间隔性的心理咨询对于暴食症的治疗会带来什么样不同的影响。噩梦的河流更为汹涌,几乎可以变成海啸。痛苦会无法预料地突然出现,而且是如此强烈。她已经能够面对精神分析治疗带来的更为强烈的痛苦,她已经能够适应这种痛苦。她会把这个噩梦变成什么,这个噩梦又想要传达什么?

　　在回到对她的精神分析之前,我们要先绕远道迂回一下。

爱,死亡

　　马尔特,三十岁,她每隔三个星期进行一次心理咨询。她的噩梦往往是喷射出来的,就好像是因为严重的消化不良而引起的呕吐一样,一晚上会出现三个噩梦。这些噩梦是在她对痊愈很有信心的时候开始出现的。戒除暴食症的治疗过程放松了暴食性的自我防御,通过暴食来自我防御的方式已经走到了尽头。在后来的某一天天刚蒙蒙亮的时候,马尔特给我写信道:

马尔特：在这个星期刚开始的时候，我度过了如在地狱般的一夜。我现在已经恢复过来。你能不能从现在开始听我讲述那些折磨着我的东西？我无法忘记这些噩梦。自从出现了这些噩梦，我在白天的时候会不断地回想起来。我会一下子想到我的第一个噩梦。我的妈妈跟我说她不想再见到我，她不再爱我了。我被泪水淹没，然后哭着哭着又睡着了。我梦到我快要死了。最后我又睡了过去。然后我又突然醒了，我又陷入新的噩梦中，我因为呼吸困难而挣扎。然后又一次突然陷入睡眠。有人给我变质的食物吃，但是我不想吃。因为这是一条长满蛆的鱼。这三个噩梦一直纠缠着我。这是不是无法避免的事情？

似乎是这样的。这三个噩梦只是很长的一个系列的噩梦的开始而已。每次马尔特给我写信描述这些噩梦，为了把这些噩梦和我们的治疗联系起来，即使还没到心理咨询的时候，她也会告诉我。直到颠覆这些梦境乍一看所表达的内容，痊愈的希望变得清晰起来。死亡，爱，"发生了改变"……马尔特有可能是想要离开她的母亲，所以在梦中象征性地杀死了她的母亲，认为她变老后，某一天在她之前死去了。她有可能也渴望在她的肚子里能够感觉到未来的孩子，而且她的欲望难以满足，她想要很多很多的孩子，于是她把他们想象成了许多的小鱼，还把他们想象成很小的样子，就像爬满的蛆一样。同时，她的后续治疗把我们引向了完全不同的另一条线索，这条线索正好阻碍了她生孩子的欲望：那就是她和家里的一位叔叔的乱伦关系。爱、失去爱和变质都通过掩盖这个事实来揭示一切，这次乱伦的经历扼杀了家庭中的其他关系，沉默把她和她妈妈分隔开来。

　　这些噩梦把患者的躯体带到了生与死的当下，这些噩梦通过对内心世界的探索带来了形成强烈反差的感情。她的躯体被情感所撼动。她所做的斗争就好像是雅各和天使的摔跤。雅各赤手空拳地和上帝的使者奋战了一夜，天亮的时候，天使告诉他是时候前进了。马尔特在她进行戒除暴食症治疗的第三个礼拜也是这样讲述着她夜晚的斗争的。她的饮食行为得到了改善，她并没有气馁，她一直坚持不懈地努力着。

　　于是她做了另一个梦。这个梦表现出了她坚持不懈所经历的更为痛苦的时期，因为这完全取决于她。

　　　　马尔特和她的爸爸被困在了一个十字路口。他们总是走不出去。她的爸爸用一种很荒谬的方式引导着她。但是她永远没法儿及时地走上他所指的路，他的指示毫无作用。他们彼此不理解，不断地在原地兜圈子。于是她和他都开始生气了。她想要醒过来，但是她做不到。

乱伦的悲剧

　　这一系列噩梦的踪迹是令人悲痛的。马尔特下决心不再沉默。她描述出了属于她的死胡同。她父亲的一位兄弟一直以来用非常暧昧的方式触碰她的身体，但是现在，她已经不再是个小孩了。他在全家人的眼皮子底下这么做，却没有任何人有所反应，甚至是她的父亲对此也无动于衷。她非常震惊。当"他把她带入乱伦中"时，当她抗议的时候，她的亲人们只是漫不经心地说，他就是这样的，不用太在意。自从她来我这里看病开始，她就拒绝参加任何家庭聚会。她的父亲还为此指责她。"为什么你不来看我们？

你是不是不想再见到我?"但是她没有别的办法可以阻止她的叔叔了,除了让自己消失,她找不到别的方法了。她身体上的改变是有目共睹的,她不再骨瘦如柴,她变得很丰满性感。但是要和乱伦家庭断绝关系让她感到很伤心。她想要跟他们申诉,但是她听到的是"但是你究竟要找什么?"不。她不想再见到她的父亲。"这是一种罪恶吗?"她问我。"我的爸爸为什么看不到他兄弟所犯下的罪。"

她怎样才能把我们每个人身上都有的那种难以满足的欲望爆发出来? 这条路似乎被乱伦这一残酷的现实所阻碍。一年后的某一天,她找到了新的方法。她换了个工作。她的新工作要求她必须学习品味,这需要学习细致地传达不同味道的细微差别。她必须准确地为一位想要学习祖传秘方的女性顾客提供建议,这样她可以开辟一条近路来走出死胡同。她开放她的躯体来感知。她的躯体慢慢地变得清晰起来。她之所以慢慢地接受女性特征是出于谨慎。她也感觉到了。因此她觉得如果她能够变得敏锐、讲究、表达细腻,她就可以在内心认同那难以满足的欲望。

在家时,情感的变化让她变得暴饮暴食。她开始无谓地兜圈子,既不说话也不创造出口,但是她避免了最糟糕的情况,她用饮食紊乱来保留极少的亲密关系,她通过饮食紊乱来保护自己免受性侵犯,在和男性的交往中保护自己。但是她隐秘的情感变得难以让人理解。如果放弃暴饮暴食和呕吐,那么她就不再有秘密了。

如果我们听到她说话了,那么说明相对应地,如地狱一般可怕的东西在纠缠着她:当她开始"改变"味道的时候,她恢复了品味,于是在梦中她把爱看成是变质的食物,一条会要了她命的变质的鱼。她承认了自己对爱的渴求,这让她哭了出来。这些眼泪是不是能让她更靠近爱？

　　她的这些功能(消化、繁殖、个性化)更为残酷地伤害着个体的生命力，这是不是一种自杀，是不是个体想要淹死自己？这种肉体的痛苦现在正在折磨着她，伤害着她。但是她仍然感觉到自己还在坚持生存的欲望。她更深入地了解自己内心的痛苦，她发现了让她屈服的绝望，而在这绝望中，她看到了希望。一天早晨，她醒来下定决心，她要有所改变，首先就要从工作开始改变。

早熟的诱惑

　　盖布里埃尔的梦中没有这样的悲剧。但是这个梦仍然有着残酷的基调。孩子们受到洪水的威胁。盖布里埃尔六岁的时候在电梯里感觉到了成年男性邻居唯一一次短暂的抚摸而带来的快感。她保守着这个秘密，并不是因为恐惧，而是为了让这个感觉只属于她自己。她被快乐和幻想所淹没，她过上了充斥着这种体验孤独的幻想的生活。但是在青少年时期这并没有改变。

　　一连串的梦境对她产生了影响，但是这些梦仍然保留着某一种进程。然而其"被引导"的部分停止在了一种害怕上，一想到死亡而感到害怕。毫无疑问，这是噩梦时期的开始。盖布里埃尔已经认不出来她家门前的广场了。她在水下。她看到了改变。面前的水在涨高。

　　盖布里埃尔：上个星期，我做梦梦到河里的水一直在涨高，最后淹没了我家门前的广场。这个场面看上去美极了。然后有一些孩子跟着他们的老师走出了学校。我突然之间感到害怕，我担心他们会被淹死。

　　她看到洪水不断地在涨。一场有所预示的溺水或者说是爱的洪水？性兴奋？或是其他什么？是什么在增加在满溢？盖布里埃尔从她的童年和小学的记忆中挖掘出了她的同学们和老师。我想到她所描述的她家前面的广场应该代表了"联系"这个词。是不是就是因为想到了这个词，所以对于死亡的恐惧突如而至？这种恐惧是不是因她过早受到成年人的诱惑，是不是与淹没她的水的秘密有关？

恐 惧 的 改 变

噩梦的联系

　　奥利埃尔在接受精神分析治疗的过程中，经历了十八个月的噩梦才承认了她一直以来所否认的伴随着呕吐的暴食紊乱。这种欲望源自一种恐惧，仿佛是她自己的一部分死去了。

　　奥利埃尔：对我来说，恐惧的改变是通过噩梦实现的。这种改变的趋势并非是赶走暴食症，而是让暴食症找到自己的位置，它必须在的位置。

　　医生：那么欲望变成了别的东西是因为它有了自己的位置。

　　奥利埃尔：更确切地说，是暴食症从它开始的地方重新出发。在恐惧的改变中，我认为有对于死亡真实的感知变化，是对于真正的死亡的感知，而不是虚幻遥远的死亡；噩梦是一种感知，然后我会和噩梦一起共存。

　　医生：噩梦能够让你承认这个关键的过程与疾病有关。

恐惧的是,没有任何人在

医生:并不是一切都改变了。

奥利埃尔:改变的是把恐惧一个接一个连接起来。我以前一直认为恐惧是彼此分离的。但是我从来没有把恐惧联系在一起变成一部噩梦剧本。

医生:只有噩梦才会告诉你一方面它们是彼此相连的,另一方面它们是噩梦。

奥利埃尔:这是一部恐怖电影,但是这不是一部连贯的电影。在片断间有空白。在一部恐怖电影里,没有任何人的存在。

医生:为什么没有人呢? 在视野中没有关系、没有头、没有人,这是不可能的。

奥利埃尔:我周围的那些人去哪儿了呢? 并不是我不愿意说而是没有任何人啊。恐怖的是没有任何人。并不是因为没法儿离开,而是真的没有任何人,这是一部真正的恐怖电影。

噩梦,唯一可能的语言

医生:你说得很恰当,噩梦的联系作用……

奥利埃尔:噩梦是唯一可能的语言。我觉得我是在慢慢地摆脱噩梦,而且它是唯一可能的语言。我们不能描述一个没有任何人的噩梦。

医生:比如说呢? 你想到了什么噩梦?

奥利埃尔:第一个阶段的噩梦,溺水,我现在仍然对此有着强烈的躯体感知，只要我每次一回想，这种感觉都是如此强烈……多恐怖啊，多强烈的感觉啊，只要我一回想，除了恐惧没有任何的感觉了。也正是在对梦境的感知中使得我精疲力尽地拖着步子走向了内心深处。有两三次我已经到了极限，让我不得不动一下来确定这是个噩梦，这不是真实的。

发狂的极限

混乱就是极限。奥利埃尔必须打开灯、站起来才能够确定这只是一个梦，因为醒过来也难以消除梦中的恐惧。

奥利埃尔：我并不确定当我醒着的时候并不在那里。这是一种永恒。即使醒过来也还是噩梦。噩梦甚至在醒着的时候也还在继续。

医生：这是制造混乱的试验。这是极限。

奥利埃尔：发狂的极限。

医生：但是这也带来了内心的平静，在这种经历的边缘突然出现了悲伤。

奥利埃尔：这让我对在噩梦中被噩梦改变的东西有了很奇怪的想法，我把噩梦看作是说话的唯一方法。因此，我不再觉得有条理地说几句话有什么困难的。噩梦让我了解了在我叙述的时候能够毫无阻碍地思考的感觉。这是说话的唯一方式。

对于奥利埃尔来说，在青少年时期之前就有一个变化：极端意识流的过渡时期。

一个并非偶然的幻觉

临近的死亡

　　奥利埃尔：恐惧的是死亡的感觉是如此接近。我那时候应该是十三四岁。我在溜冰场摔倒了，我向后重重地摔了下去，头首先撞在了冰上。我感觉自己的一半身体失去了知觉。我记得头部受到了撞击。我重新站了起来，脱去了我的溜冰鞋，然后我走路回了家。我现在仍然感到很震惊，能够回忆起头部受到的严重撞击，以及不能问也不能说的感觉。头上有一种惊人的奇怪感觉。我回到家躺了下去睡着了。我的妈妈时不时地叫醒我询问我怎么样。我一直睡到第二天早上去上学。还有其他像这样的场景画面。这是恐惧的问题所在：什么都没有发生过，我什么都没有经历过。我混淆了严重的事情和不存在的事情。暴食症就是这样：不能够感知到这很严重，因为一下子就没有这件事了。但是却会产生影响，我很长一段时间里都有偏头痛。

　　医生：严重吗？这是不是和你爸爸的事故有关？

　　奥利埃尔：有关系。但是这并不是根源。

根源是不是有可能一部分源自在她出生之前的死亡的孩子？一个并不是偶然出生的孩子，她的妈妈因此沉浸在悲痛之中，用不恰当的方式来对待她的健康问题。在她看来，通过噩梦回忆起冲击碰撞，死亡的想法就会随之突如而至。

　　奥利埃尔：现在我觉得这是一个严重的事故，但是并不致死,我曾经以为这很严重,而且我也一直把它当作重大的事故来对待。我一直保存着事故照片,照片上有出事故的汽车,噩梦一般的画面。

医生:照片上什么人都没有吗?

奥利埃尔:没有,一个人都没有,只有两辆被完全压烂了的汽车,还有一个婴儿被卡在了车里。

医生:当你看到照片,你想到了婴儿?

奥利埃尔:他们把婴儿放在后座上,当我看到照片的时候,这让我很震惊。我体会到了真正的死亡的感觉。我没有经历过太多的事故,但是我身边的小伙伴有好多都出过事故,摔倒,穿过铁丝网,从自行车上摔破胳膊、摔破膝盖。我有一次伤得很重。他们靠边放好自行车让我回祖母家,我找到了其他孩子的自行车。因为伤得太重医生没办法重新缝合,我在床上休养了一段时间,我想起来了,我没办法走路,他们就每隔两天带我去医生那儿,我那时候应该是十一岁。医生想要再等等,看看病情的发展,我必须保持平躺,不然的话他们就要让我做移植手术……

替代抑郁:瘾癖

所有这些一系列的噩梦中的空洞就好像是人体最有活力的地方,潜藏着难以控制的潜力。事实上,精神分析通过倾听并非偶然说出的话语来分析研究患者说话中的否认(négatif)。这次倾听开启了变化。它揭露了瘾癖的功能——职业活动过度或者其他的活动过度,暴食症,毒物癖……并且让人想要放弃。因为瘾癖占据了空洞,这阻碍了改变引起的抑郁症。

抑郁意味着"空虚"——也就是无意识认同被动员起来的时间和地点。这个空虚的时间和地点能够重新给予空洞中心位置——感受性的空间,亲密的空间。仿佛被框住的结构是这个空洞。这个被框住的结构一直以来都被拒绝,现在突然发生,但这并不是恐惧。并没有因为克制而过度占有空虚,而是突然出现了空洞的支撑。

空洞?这是围绕着空虚产生的。即使在梦里,看不清的东西指出了一直以来保持固定不变的有可能开封的地方。画面模糊就好像是言语否认:像无意识开启的大门,通过不知道的认同过渡的地点。词句的空虚是对话语的中心恐惧位的后果。但是这种空虚表明语言是危险。事实上这表明了通过说话找到自我之路会存在的危险。

个体试图掩饰空虚。代替空虚位置的是瘾癖行为。激奋的联想就地发芽。暴食症和虚假的言语通过它们的动乱和数量的累积掩饰了问题所在。但是这两种行为也让倾听开始关注它们开始的地方。

倾听致力于研究对亲密和内在性的渴望,因为秘密的饮食行为紊乱其实就是对亲密和内在性的渴望。强烈的表现是内在性的载体。噩梦证明了这一点。它们犹如夜晚肆虐的雷电。从患者对噩梦的描述开始,患者认为改变是有可能的,于是她从一成不变过渡到了变幻不定。

模糊,不稳定

模糊、摇晃、不稳定变成了可能性。一张模糊的脸变成了许多的可能性,从一些联想到另一些联系。当在治疗过程中进行精神分析的双方都接触到噩梦时,双方交替地进行讲述、倾听、复述,噩梦摆脱了单一的重复结构,在每次的复述中都有所变化。

犹如石头间裂开了缝,人物模糊的脸部就是空虚的样子,代表了患者想要摆脱固定不变,摆脱太多约束,摆脱因为太出名而被过多地注意。开辟了可能性的空虚变成了被认同框架起来的结构,这些认同是自我所具有的,个体主动或被动地形成了这种认同。这是同样的地方:空虚是感觉的空间。它属于某种不确定的迂回,引起恐慌的迂回……而且用某种迂回的眼光来看,这相同的地方变成了感受性的空间,心理会诊的空间。两者之间正中的空虚。

从噩梦开始,抑郁变成了改变的精神空间,向亲密开放的精神空间。在那里产生了感知,从强烈到亲密。当缺乏空虚(害怕空虚)时,这个空间必须不惜一切代价地被占据,被填满,而不是变成接纳的空洞,这样才能克服对于期待的恐惧。强烈是这种开放"怪癖式"填满的一种形式。但是这也是唯一可以忍受的统一性的位置,自我的统一感总是很短暂,而且总是需要重新攻克,也就是说,这是冒险的位置,要先于自我,先于当下存在(*praesentia*,拉丁语对应词)(Maldiney,1985)……

否定的幻觉

重要的是能够从对一张脸的感知出发,重新发现、重新辨认出脸部的一些特征以及一些可以辨认的因素。空虚有其混杂的构成。因此溺水的脸庞不再是伊莎贝尔·阿佳妮[1]不变的相貌

---

[1] 译者注:伊莎贝尔·阿佳妮(Isabelle Adjani,1955—),法国著名女演员。代表作有《杀人的夏天》《罗丹的情人》《玛戈皇后》等。

特征,我们仍然不知道她是谁,在精神分析中这一个格子仍然是空的。

　　但是,这些相貌特征有的时候还没有统一起来,也没有集合起来,是好几张脸复合而成的。通过一些可以辨认的线索和不协调我们可以隐约辨认出这几张脸,代替这些分开的、没有闭合的面貌,出现了模糊,也就是说出现了否认幻觉、感知的变形。感知被挖去了一部分的内容。

　　然而这种变形是连贯的,是攀附在几根轴线上的改变,在接下来几个礼拜或者几个月的精神分析中会显现出来。改变的阴暗和犹豫会让改变变成一个框架结构(Green,1980;Combe,2001)。精神分析双方中的一方在治疗过程中重复地回想起患者的回忆,他们决定一起等待,一起警惕夜晚时分回忆的出现。发作后的挂虑和期待有利于精神分析,在这种情况下个体决定模糊化脸部,这是有利于潜在性的决定。

　　在反移情中,否认幻想出躯体的一端,不再想起,或者改变痕迹,或者用别的东西来代替。但是这难道不是为了有所改变吗?这样才能够改变看法,用艾吕雅[1]的表达就是"情人长长的镣铐摆脱了已经习以为常的牢笼"。总而言之,模糊的脸变成了做梦者的脸,变成了心理之脸,变成了做梦者还没有发现的认同。

死亡和变形

　　改变暂时制造了混乱。不再是暴食症引起的混乱,而是有了

───────────

　　[1]　保尔·艾吕雅(Paul Éluard,1895—1952),法国诗人。

新的改变：无法预见的混乱，梦境的混乱，死亡和变形。对于我们人类来说，死亡是对于非连续性的彻底体验。想到我们死去，就是想到我们的死亡冲动，想到对我们来说死亡的东西，因为改变颠覆了它们的痕迹。这些失去瓦解了个体。整合和分解在它们的基础上发生了变化。

重新改变。死亡使我们完全改变。说得更远些，我们康复了所以变得有所不同，我们和以前再也不一样了。当某些东西变得难以获得以后，就会出现可以获得的别的东西。在和我们亲近的人（物）消失以后，我们发生了改变。我们存在的新状态部分地依存在将我们和他们联合起来的联系性质上，而现在这种新状态又把我们和他们分隔开来。这两种非连续性的体验有着相似性：身份的非连续性，因为个体发生了变化；生活的非连续性，因为亲近的人（物）去世/离开了我们，从而不可避免地导致了生活的非连续性。噩梦可以用一个非连续性来表示另一个非连续性。因此盖布里埃尔暗中找回了从前和之后彻底不同的感觉，就好像曾经她在6岁的时候发现的性兴奋一样。这是噩梦中的涨水所让她重新找回的感觉。

改变是充满危机的时期。摆脱暴食症，就是建立起其他规律。也就是建立起和女性特征的另一种联系，建立起母女、祖母和孙女、父女、祖父和孙女之间传承的另一种联系。依靠死亡，摆脱死亡，为了接受死亡而做梦，这就是去挖掘内心最深处的资源。在那里，过去的画面最好地诠释了力量，这是为了重生和减弱革新带来的变化，与现在的欲望产生共鸣的力量。

在盖布里埃尔的梦里，水涨到了她家门前的广场上，非美学的观点把这转变成了噩梦般的恐惧。她的思绪有一部分是围绕着这

个想法的:"这些去世的人还是让我觉得透不过气来,所以什么都
没有真正地改变。"我知道祖母的去世让盖布里埃尔失去身心的平
衡,从幼儿厌食症变成了暴食症,以致于体重超重。她开始寻找失
去的温柔,因为她的祖母不再陪伴她。于是,她的妈妈用药物瘦身
来监督她减去超重的体重。这对于一个沉浸在悲痛中的小女孩儿
来说是多么痛苦的一件事啊。但是不管怎样,她在青少年时期找
到了通往成长的道路。但是当她的妈妈不允许她化妆,不允许她
穿精美的衣服时,就好像是杯中的水溢了出来,她很生气于是又开
始增重。面对母女之间残酷的竞争,水不断涨高。

厌食症是对于成人的诱惑作出的反应,或者对于她自己受到
的影响作出的反应——她觉得自己因为秘密和沉默远离了她的母
亲。而她的祖母更为温柔宽厚,这样盖布里埃尔能够在祖母那里
保有自己一部分的幼稚和天真,但是在祖母死后她也无法再达
成了。

水就是老师

我们在梦中进行精神治疗。我们可以说害怕溺水变成了对信
心的期望:孩子们是和老师在一起。她的脸是模糊的。我们能不
能相信他在涨水的时候可以保护孩子们? 老师表现出了父亲的职
能,同时也表现出了充满魅力的男性特征。

不同的水流交替而来,愤怒、欲望、仇恨、爱……一条不同寻常
的捷径从我不知道的地方突然出现,但是作为一个精神分析师,我
学会了在捷径出现时沿着它走下去。我对于自己多年的无意识研
究治疗经验很有信心。当在精神分析倾听的过程中出现了意想不

到的捷径,我会复原患者讲述中省略掉的部分。

医生:你妈妈的爱也像水一样在涨高吗?

盖布里埃尔:我发现我很注重美容化妆。在这天晚上的梦里,我制造出很大的噪音,我把一张小桌子拉了过来,因为我坐着拖过来更容易些,我就不用离开位置了。于是我发现我是唯一一个发出声响的人。

医生:为了给自己拖过来一张桌子制造出了噪音?

盖布里埃尔:是的,是我把桌子拖过来的。有些事情已经结束了,有些故事并不一定是我的故事。我的行为是这些故事造成的。慢慢地,这些行为就变成了习惯。但是就像这些故事已经结束了一样,这些行为也会过去的,在我看来这不再像一堵墙一样难以逾越。在这些故事中,在没有被分开之前,我有可能存在。也就是说我是旁观者。我可以远离这些故事,可以自己调整距离。我所塑造的这位母亲,习惯告诉我,这就是我真的母亲,我不需要和她一起生活也不用讨好她,这让我觉得更舒心一些。当某个人离开时,我能说我没有什么要做的,因为这不是我的习惯。

我努力让我的行为符合习惯,这样变化就不会太明显。在最坏的情况下,这就好像是别人对我说:"啊,但是人们不相信你是这样子的!"这就好像我把它们搞错了一样,仿佛是双重的搞错应该正好是相反的情况。按照我以前的方式,我会觉得把它们搞错了。但是有的时候人们的反应告诉我现在是我自己把它们搞错了。当他们这样说的时候,我可以轻松地说:"你不了解我。但是改变行为有的时候并不那么容易,我必须根据给出的映象来进行改变。"

我们又恢复到长时间的沉默中。盖布里埃尔并没有再推进"你妈妈的爱也像水一样在涨高吗?"这个话题,而是使用了她的王牌——沉默。我等着。等着她用何种方式重新理清说话的思路。

　　盖布里埃尔:人们都是这么反应的,在某些方面我很符合。

　　医生:发出响声是为了把桌子拖到你那儿,是为了更舒适。你不想你的改变发出声响,不想你的改变引起别人的注意,是这样吗? 这是不被允许的吗?

　　盖布里埃尔:所以这还是为了引起别人注意,诱惑别人。

精神分析师的话中把"发出响声"和"吸引别人的注意"这两个词并列起来。患者又补充了"诱惑别人"。

内在性

　　一切都从同一根轴线攀附而上。梦中水在涨高,在噩梦的边缘停了下来,几个并行的发展相互呼应。一个人透过内心之窗注视着这一片水景。做梦的人就是注视的人,也是这片景色的创造者。

　　我们可以想到克劳德・西蒙[1]小说的片段。西蒙的小说有好几本都是互相呼应,互相交错的。这些小说建立起了文章之间的相互关联性,这让读者把所有的书都读了。透过他的窗子,读者可以在一本书的深处发现另一本书,读者期待着另一本书的出现,找到它又失去它,直到下一次的它重新出现。在《洋槐》(*L'Acacia*)

---

　　[1]　译者注:克劳德・西蒙(Claude Simon, 1913—2005),法国新小说派代表作家。

一书中，克劳德·西蒙描绘了这样的一片景象。在过一条小溪流的时候，马蹄溅起了水花和泥土，同时并行的情节是书中的一个人物正和一位性感的女性在一起。在这个情节中，这是一位骑兵，被强烈逼近的死亡的感觉驱使着前进。当时正是 1914 年第一次世界大战。他身处这噩梦般的情境下。他身边的其他骑兵倒了下去。他听到战机轰鸣的声音。他求生的欲望高涨，这是原始的动物的求生欲。他贴在马背上，他们要从水中跃起。我们看着文章的时候总有着读另一本书的趣味。另一本书中他和一位女子贴紧身子，感受着同样的动物的包裹，给他传递着生命力。马儿能不能找到跳跃的节奏来越过障碍呢？他陷入回忆，只有噪音和移动，两个并行的画面互相呼应，随之而来的是爱和死亡。

在治疗暴食症的经历中，内在性也用类似的方式转变成连续的映象，失去了又找回来，互相交错，又重新分离，变成了连续的噩梦。内在性通过噩梦重新创造出梦境的功能。盖布里埃尔是这相同的改变的创造者（噪音和移动，动物躯体）。除了噩梦之外还有另一个梦境在进行：她拉桌子，她坐着，她夜晚的时候出现了，没有被"打扰"。早上的时候，她毫不掩饰地表达了想要动起来的动物欲望。她大声说："是的，是我制造的噪音，是我创造了这个妈妈，这个习惯告诉我这就是我真的妈妈，生活和诱惑都没有用。"夜晚时分，她与上个星期的噩梦建立起了"联系"。噩梦准备就绪。她"上桌吃饭"，她承认：她没有停止跃进，她实现了跳跃。这天晚上她没有考虑她内心创造的妈妈，她接受了做自己，没有被扰乱的自我。混乱的自我。她正在改变的身份的非连续性不再是一堵无法逾越的高墙。

肥胖症

对于盖布里埃尔来说,肥胖症其实是用来进行自我防御的,这和开始断奶、不顾一切想要自己站起来的婴儿的高渗性自闭症是一样的———一位不能倾听自己内心的母亲,也不会倾听到孩子的诉求。拒绝做梦,把梦境化为泡影有可能就是一种形象化的表现。后退、退缩可以让精神分析师通过倾听摆脱诱惑。精神分析师必须从自我倾听开始,在他自己的幻想中倾听出内里的诉求。在这个过程中,精神分析师看到了很多以前对她的精神分析,有的时候会突然出现,就好像是雾天突然出现的一线晴天。在纳粹党上台以后,她的爷爷选择了自杀,面对她爸爸的脆弱,她失去了她母亲的怀抱,从童年时期起,她的爸爸就既不参与也不关心她们母女之间的关系;当她爸爸去旅行的时候,厌食症就占据了她的身体让她躺在床上。青少年时期的母女关系充满了沉默的愤怒,在妈妈不允许盖布里埃尔化妆的时候,她的爸爸永远不会居间调停。她既没有权利说话,也没有权利得到来自爸爸的关心和安慰。广场上水在上涨,她用嘲笑和秘密的暴食症来做掩饰。于是她面前的广场又被重新掩盖上,变得难以辨认,在她嫁给这个害羞的男孩之前,她并没有其他爱人。

从这个角度看,暴食症痊愈了,门前的广场就能够再次变得可以接近了。这个老师是怎样的男人呢?梦境展开了这个争论。

直到这个噩梦催化出了新的躯体感受,情绪出现在了唇齿边(这里是发出声音的地方),情绪也表现了出来———愤怒、悲伤、罪疚感。罪疚感的苦涩的确会让人有咬东西的冲动,这是为了给自我带来他人并留住他。能够竭力地咬噬生命是建立在内心中破坏癖的整合作用上的。盖布里埃尔其实也在攻击梦中身陷危险的孩子们,水可以把他们带走。他们是谁? 孩子们的母亲又是谁? 这个看不见的人物有可能是最重要的。盖布里埃尔是家中兄弟姐妹中最小的一个,在她的意识中,母亲分给兄姐的关心会给她带来痛苦,而她必须承受这种痛苦。她感觉到经常被母亲所忽略。她希望他们可以消失,这样她就可以在妈妈的心中占据重要的位置。因此,一旦她的肥胖症痊愈了,她就会失去妈妈的陪伴和关注。体重的增加并没办法改变她一直以来默默承受的来自家庭关系的痛苦,但是即便如此,作为一个成年人,她仍然强迫自己增重。我们相信她能够冷静地解决棘手的问题。她懂得和别人结成同盟……但是这个噩梦的突然出现向我们展现了一条意想不到的道路。

混乱和前进

梦境有两个极端:混乱和窗户的阻碍使得做梦者并不是参与者,她只是看着发生的这一切,但是同时噩梦又随着情感的变化而有所发展,做梦者也随之前进,以致最后严重威胁到她的身心平衡。即使噩梦停止了,仍然影响着噩梦中不包含的治疗联系。噩梦所引起的恐惧促使做梦者再次谈论这个噩梦。

做梦者总是做同一个噩梦。它就像是扼住了做梦者的内心和咽喉,它影响着做梦者的身体。它让做梦者体验催人泪下的情感经历。它在浅滩中唤醒做梦者,让她重新讲述这个噩梦,谈论清空了她思想和让她感到窒息的情感,创造了更为充沛的注意力。在遭遇了恐怖之后,她变得平静。于是空虚变成了主导,这扩大了做梦者对于关怀的渴望。对于梦境长时间的沉思让做梦者可以有所感知,然而正是彼此之间的认真倾听让我们可以支配并敏锐地关注这些感知,梦境中绝望的感情深处也萌生出了一线希望。现在噩梦可以被吞咽下去、被消化、被遗忘从而消失殆尽了。它已经完成了自己的使命:它让做梦者说话了,因为坚持,做梦者能够表达了。

身份的非连续性仍然处于若隐若现的状态。

以前的狼吞虎咽抹杀了这若隐若现的感知的觉醒。但是因为我们关心她做的噩梦,所以她还是无法描述出她的噩梦。噩梦觉醒了。这次的觉醒并非像牙齿一样是向外面打开的,而是内心的心门向内打开了回味的大门,对于噩梦的回味让她能够表达出来。她曾经失去了怀着的双胞胎中的一个。他"融合"在了她的肚子里……这个生命的逝去对她来说太可怕了。

映象的力量。家门前的水在上涨。广场上一片汪洋是多么美丽的景象啊。精神分析师通过陪伴患者带来了这些水。精神分析师那些水漂似的连续弹跳的话语伤害了她。"妈妈的爱就像上涨的水一样",引起了一圈又一圈波纹,那是痛苦的波纹。这句话是多么残忍。突然出现了一个新的噩梦,这个噩梦中的情感更为亲密而隐秘。孩子们和他们的老师一块儿出门。她感到很害怕于是就醒过来了。妈妈没有和爸爸在一起吗? 她想起了有一天晚上她在妈妈的床上尿床了,那天她睡在了爸爸的位置上,老师并不在他的位置上。她再次觉得不高兴:她爱她的妈妈,但是她不希望她的爸爸和弟弟不在。在她的弟弟出生后,她还经常回想起另一件事:她把准备好要倒在橡胶小澡盆中的水倒在了地上。她把为宝宝准备的水倒了。倒掉洗澡水,意味着扔掉宝宝,她希望他不再存在。她想要得到妈妈完整的爱,她怨恨爸爸,她想要自己得到父亲的身份。溺水的既不是老师也不是孩子们。代表着母亲的水只属于她一个人。一个人？性别的特征唤醒了她的孤独。她必须重新体验孩童时代的失望，现实并非如梦境中那样，她再次倒下了。倒到地上的洗澡水是为了倒走她的弟弟，现在她因为恐惧而精疲力尽，一个婴儿死在了她的羊水中。

这个噩梦很难被吞咽下去，但是它聚合了那些被遗忘的情感。为了实现这个结果，必须唤醒患者的感受性。吞下去让人心烦意乱的话语，首先吞掉精神分析师的话语，然后让她在沉默中找到自己的表达。片刻的精神集中可以启发患者的表达。这些话语创造了精神的音乐性，展开了时间。记忆会保存这些话语。精神分析师的话语是残酷的，但是却安慰了她，因为她的痛苦被人发现了，这让她摆脱了压力，她的痛苦也就随之而去。

当正在痊愈过程中的患者和她们的改变进行亲密接触时，她们也注意到了一直以来被忽视的亲密的思想，并且我们发现它们也被复苏了。通过患者们使用的几个简略的词句，她们调整着内心和无意识深处属于自己的节奏。

整合

中断、反弹、沉默、宣告，被重新倾听的噩梦确保了远离暴食症的过渡阶段。噩梦确定了盖布里埃尔痊愈的前景：在她感到最害怕的时候，通过一个创造性的突变来整合她的非连续性的内在性，这个突变可以无视害怕，或者带着在两者之间犹豫的害怕，把非连续性的内在性的两个边缘连接起来。当感觉和情感很强烈的时候，她必须选择坠落，因为她害怕失去生命。

我们说话的艺术就是要富有创造性。这些话是最接近她们本能的话语。盖布里埃尔知道要借助我们的话语的帮助，为了可以用自己的话语表达，她冒险想要抛开我们的话语。中断、反弹、沉默、宣告。她集中了所有她所拥有的。她喜欢照相取景和拍照的艺术，所以她将视觉画面的美感和说话节奏结合起来，这样可以综合来自不同创作者的优点，例如绘画、诗歌、音乐。

她将噩梦投射到治疗的银幕上，以此唤醒内心深处的高墙，高墙后面隐藏着她内心原有的一成不变。这堵墙似乎在她的喉咙深处，在那里没有任何的话语。她从倒流的话语中汲取出歌声。在做梦和治疗之间，突然出现了打开心扉的方式。

调整了的罪疚感

在接下去的时间里，梦境的空间被清空了，也就是说患者把一切都想起来了。于是治疗节奏变得很慢。

盖布里埃尔：我整理了我的办公室。两个星期以来我想不起来任何我做的梦，这是我潜意识的压抑作用，就好像是潜意识压抑住了梦境。我感到很沮丧，我把这解释成就好像是有一些东西不想从黑暗中走出来一样。我想要藏起来的是什么呢？

医生：你的身体感觉怎么样呢？

盖布里埃尔：从这个夏天开始，我大部分时间都在室内，我感觉没有那么看不清或者那么夸张的感觉。或者我看不清我自己，或者我看清我自己但是我选择看不见，这是一种精神视觉。我不再那么夸大这种看不清，我现在可以看得更清楚了。我可以更真实地看待自己。自从可以更真切地看自己，我更注重我的身体了，我觉得这样才是更真实的。体重仍然是个问题，我不再发胖，但是我也没有变瘦，这是一种不健康的担心。我批评自己，我不应该吃的我还是吃了。这种活着的方式，我觉得这是不平衡的，也是不正常的。

医生：这不是痊愈了吗？

盖布里埃尔：是的，但是并没有完全康复。可以从"不健康"(malsain)这个词的每层意思来看，例如"坏乳房"(mal sein)，也就是妈妈的乳房，再比如"营养不良"(mal nourri)，还有"在后面藏着什么东西"(il se cache quelque chose derrière)。

但是这种新的空虚是什么呢？盖布里埃尔的例子让我想到了高行健的《灵山》(La Montagne de l'âme)中的爬山，一步步，一站又一站。登山的旅途一步步地描画出遇到的天气、风景，这些是让读者难以忘怀的。美就是薄雾之美。犹如昙花一现，薄雾消散以后又是另一派风景，这很难用画笔描摹出来，因为消散的同时也磨灭了它的出现。

"我吹灭了灯火，合上了百叶窗，我沉思着，倾听着自己的言语，有的时候我会说话很大声，这样可以让我切身地体会到这种感觉。或者我会凝视着我的其中一幅画，这让我感觉是在欣赏音乐。我陷入沉思，这让我进入了一种难以形容的状态，然后我开始写作。"(高行健，D. Bourgeois, 1997, pp.56—57)

在研究了很久梦境中涨水的情况以后，精神分析师和精神分析对象对这个场景都进行了思考，在找到其他语言来表达之前我们都还需要很长的一段时间。首先出现的是音乐性。我们感觉到了她的情绪，她的变化。精神分析师又说："妈妈的爱就像上涨的水一样吗？什么样的爱？对于她的爱，她的爱给谁了，是谁的爱？……"
这样两种声音的交替，就好像是一场用两种乐器演奏的音乐会。

> "或者我会听到宗教音乐，这乐声仿佛喃喃细语，犹如话
> 语的祈祷。所有这一切的目的是为了清空我的思绪，找回说
> 话的本能，不再受语义的束缚。"(id.)

在末尾简略地说"妈妈的爱就像上涨的水一样"并没有带有某
种含义。椭圆曲线建立起了和协调的本能联系……一个倾听着却
不说话的孩子，她在思考、在酝酿。在某一瞬间她回忆起几个音
节。她被留在了水平延伸出去的无尽时间中。情感鲜明。

> "思想变得纯净。一旦我开始写作，我就什么也听不到
> 了，我在说话但是我意识不到自己在说话。"(id.)

盖布里埃尔摆脱了她曾经暴食的处境，她沉浸在心理咨询会
谈的时间中。梦中景象的空间"让底层的空间变得可见，在这底层
蕴藏着内心世界，但是我们没办法到处移动。这只是在感觉层面
的一轮心理会谈。只有自身发生改变的时候才能成形：把非连续
的到来整合成统一体。"(Maldiney, 2004a)

噩梦之所以能起到这个作用，是因为噩梦受到了精神分析师
的影响，在发生突变之前先接受了突变。

缺梦

医生：你是不是不让自己梦到自己不能痊愈？

盖布里埃尔：为什么我要禁止自己梦到这个呢？

医生：或者是为了不要改变，或者是为了让我不被指责。

盖布里埃尔：为什么我要指责你？

医生：指责我没有帮助你改变这个状态。

盖布里埃尔：我并没有想到这些，这不光光是因为我们的

治疗关系,我早就发现我很少会去指责一个试图帮助我的人或者我很喜欢的人,我总是觉得这是我的错,这是我看待合作关系的方式。

　　医生:但是你有权对什么都没有改变而感到失望。但是这并不意味着你要赋予自己父亲的身份。

我把"这并不意味着你要赋予自己父亲的身份"这句话戏剧化。我说她没有父亲的身份,所以才有老师在那儿。我又想到了那个噩梦。水在涨高。我把隐藏在井底最深处的东西往上拉,那是关于性的最隐秘的东西。

空虚的父亲身份

父亲的身份让人空虚和紧张。因为他人倾注的力量,不幸和缺陷重新上演。她希望我离开,她希望我不要说出她仍然藏在深处的秘密:那就是童年时,她父母都没有发现的悲伤抑郁。

她告诉我她的状态:"我整理了我的办公桌,我没有做梦。"这是她不再退缩的非常重要的时刻,来自外部的一个对于她来说很重要的人陪伴着她。为了能够借助我们现在的经验进入到遥远的过去,进入到她最痛苦的区域,我们重新回到她的状态上。

在两个治疗阶段之间她没办法做梦,于是她就将此转化成了行动:她整理了办公桌。为了能够做梦,为了"整理",为了消化她情感经历的感知,必须先打乱才能让她的思绪成形。如果她不能够改变她的想法,她就不能够梦到这些想法,既不能睡着也不能清醒(Bion,1979,p.24)。借助治疗联系(沉默和说话的联系),对于以前噩梦的感受仍然存在,但是很飘忽。怎样才能让这些感受变成新的映象呢？这些感受有着潜藏的生命力，并且一直保存着这份生命力。15天没有对梦境的回忆，并且没有重复的动作，这表现出了治疗的效果：这种缺少创造了空虚，清空了一切。她能够感觉到这种空虚，于是她清空了她的办公桌，这已经很接近这种感受了。

和曾经很接近的这些思想建立起联系，这种联系在以前是不可见的。

盖布里埃尔：所以这有可能是对父亲或者对男人的一种失望？……

医生：一具更灵活更优雅的躯体……

盖布里埃尔：灵活是肯定的，但是不会再优雅了，会变得给人以更多的安全感。从这种意义上来说，这已经是进步了。

医生：你现在的体重已经比接受精神分析治疗前有了明显的减轻，是吗？

盖布里埃尔：是的，这一年来我的体重都很稳定。这是一种福利也是一种成功。为什么我在这时候变瘦了？我吃得更少了；因为这段时期我一直很抑郁，我觉得自己溺水了一般。

医生：你梦到了水一直漫延到你的家里？你并没跟我说过这一点，但是这些梦后来把这一幕形象地表现了出来。

盖布里埃尔：我觉得找不到通往出口的大门，于是我越陷越深。我想，如果我在没有吃的欲望，而且非常不舒服的情况下，是不是也不会变瘦。不再重新增重要比减重更容易成功。尽管对于我来说，在精神分析过程中这种抑郁是一种成功。我放任自己，有可能是因为我没得选择。我决定不要流露出任何东西，也不要进行任何表达。

医生:是不是在你梦到花园里种着东西的那个时候？你还告诉了我里面藏着的东西。

盖布里埃尔:那是两三年前的冬天。

医生:有没有什么东西对于你来说代表了能够疏散抑郁的出口,是做梦？对梦境进行解释说明？还是治疗？

盖布里埃尔:没有。我只能说当我有能力的时候,当我想要继续前进的时候,当我想要对自己并对你诉说的时候,那么我就在好转。

这是怎么运行的？

和精神分析师之间的联系把破坏癖(destructivité)定义成发挥性欲和爱的功能。盖布里埃尔把无意识的强烈的欲望移情到了噩梦中——想要快速地占据整个广场。这种欲望不断地升腾,然后很快地淹没了整个广场……小时候,她尿湿了整张床。她刚刚找回了欲望的无意识力量。她不希望再被欲望所纠缠,她不想要再偷偷地把这种欲望转化为狼吞虎咽的行动。取而代之的是,她将这种欲望变成了梦境,即使这是一场噩梦。盖布里埃尔发现了这一切,于是醒过来后她感到害怕。今天她的联想表现出,她会无意识地害怕老师的死去——因为老师是她父亲的象征,是妈妈的丈夫,是创造了这个人数众多的家庭的人,也恐惧孩子们的死去——也就是她的兄弟姐妹。

她重新回忆起广场上会引起灾难的洪水。梦中清空了感受,当做梦人联想到死亡的时候,梦就停止了。就像她清空自己的办公桌一样,那些她想要清空的感受还一直困扰着她。半个月以来她一直逃避做梦。从某种意义上来说,是她创造出了她的梦境和那些孩子们,所以当他们不复存在的时候,她就可以开口表达了,这真是棒极了。因为发生的事情创造了有益的空虚,她最终能够将她的思绪倾泻而出,将它们都告诉我。用来转移空虚的水泵开始运行起来了。

她艰难地将身体融于平静中去。她有意识地知道她想要前进,想要对自己说话,想要对我说话;这运行起来了,她感到很自由。噩梦的空间对她非常有帮助,应该要进去,但是不能太过匆忙地进去,我们不能用一种有可能阻止噩梦带来影响的方式来解释这些梦境。直接解释梦境的内容有可能会阻止梦的进程。为了不造成一成不变、倒退或者定点,重要的是患者能够坚持有进步的变化以及想要前进的愿望。精神分析师也不再只是影响患者的谈话内容,他也可以影响话语中的感情以及话语的传播。他也不再有意识地去思考他的治疗措施。他说话时靠直觉,这源自对于无意识的倾听。精神分析只是表现出了患者向前前进一点的时候。

我们不能用传统意义来谈论精神分析,而应该从抑郁、放松、减压的角度来进行精神分析,这些角度有很多可以言说的余地。也就是说目前为止还没有展开对精神分析的不同意义的有意识的研究讨论。我们以前描述这些只是为了让读者听到内心声音的多种形式。相辅相成的、连续不断的意义只会在后面出现。

医生:你说"这运作起来了"。我想,起到决定性因素的既不是被切断的语言的梦境也不是精神分析。

盖布里埃尔:当然,(很长的沉默)这是让我印象非常深刻的一个梦,而且很难理解。对于悲观的我来说,这很难描述。但另一个梦,那个我们分好几个时期,进行过好几次分析的梦,我的记忆是最深刻的:当我开着我的货车出门的时候,被一个女人告上了法庭的故事……在审判的冲击下我摔倒在地上。

医生:我想这是你早期接受精神分析时做的一个梦,在梦到被打断说话的时候,我们谈论过这个梦。那么现在你是怎么看待那个梦的?

盖布里埃尔:让我说不出话来的是我内心的审判。我没办法回答。剩下的只有体重,比体重还多的是力量。

医生:你刚刚说到了体重? 体重是不是就是判决? 内心的法官惩罚你用这种方式拉着你的货车,或者以这种方式摔倒。

盖布里埃尔:在这个货车里面装满了短袜。现在我不再给我的孩子和丈夫叠袜子……我可以让你每个礼拜来数袜子……现在每个人都自己叠袜子了。

医生:我认为这些袜子是不是要缝补一下?

盖布里埃尔:是的,是要补了。我从来没有缝补过袜子。

医生:一个穿洞的容器?

盖布里埃尔:就好像是我的货车。它是不是从来没有装满过,只有没有尽头的空虚,饥饿? 在梦里面这是确定的,"没有尽头"……

医生:体重是很稳定的东西。在和你自己的关系中是不是有不一样的抑郁?

盖布里埃尔:我觉得我对自己更乐观积极了,我不知道为什么会是这样,也不知道我是怎么看待体重或者怎么感觉的;这肯定是一种更积极地发现自我,或者感觉自我的方式。

医生:这改变了你和法官之间的关系吗?

盖布里埃尔:他变得没有那么绝对了。

空虚的变化

下一个治疗阶段:

盖布里埃尔:你问的关于我的身体的问题有什么隐含的意义? 体重不再是这样了;并不是磅秤称出来的客观的体重,它有所减少,它把我和外界、和其他人分隔开来,甚至和内心的自我也是如此。它对于我来说是一个理由,可以让我对自己说这是不可能的,它阻止我对于欲望、对于一切的表达,我对此是有意识的。这是由什么运作的呢? 我能够恢复原来的体重,并作出比较。与其说内心体重发生了变化,不如说表象发生了改变。我可以更好地接受赞美和批评。

医生:你不再必须不说话。你是不是还偷偷地吃了面包呢?

盖布里埃尔:我没办法一下子直截了当地回答……我还没有完全放弃我一冲动就吃东西的习惯,就算不饿也是这样,但是我不再偷偷地吃了。我想到了当孩子们更小的时候,我没有给我自己买任何东西,因为如果我买的话肯定是偷偷地买,那么一切就结束了。

下一个治疗阶段:

盖布里埃尔:我梦到本子上面有一个名字被一个"十"字划掉了,有人跟我说:"是的,现在都结束了!"我想要醒过来,"这还没有完全结束,但是我会给我自己时间。"(很长的沉默)

为什么我会觉得很空虚呢？还有体重和打电话的问题,我每天都在抗拒这些问题。

医生:你还在期待,这有可能让你想起什么?

盖布里埃尔:我爱的人们都有一个共同点,那就是我和他们之间的关系总是会变得疏远。这不是因为我不喜欢打电话,我喜欢别人给我打电话。

医生:抗拒? 是什么意思?

盖布里埃尔:我觉得这取决于和别人的关系,我害怕参与进去。这是一种克制,也是担心自己被拒绝。

医生:所以是你在抗拒。

把两张嘴连接起来

如此被抗拒的躯体融合的地方,就是活的语言融合的地方。这个地方也是吃东西的地方。两者在嘴里、在喉咙里相会合,这是创造的时候,既不平常也不是线性的时间,而是无限的、即时的、短暂的一段时间。我们通过品味她的话语揭露了这一点。语言创造出一种情感,诉说出还没有真正存在的感受,感受的名字被一个"十"字给划掉了。这结束了,不再有"十"字也没有障碍,感受已经存在那里了,是可能被"感受到的"。

一触即发的秘密的亲密情感逐渐变得明确起来。这种情感可以在喉咙深处表现出来。正好能够说出一口正确的话语。这些话语是需要创造出来的,通常来说,这些话语需要用很简单的东西创造出来,因为在以前这些话语是没办法突如而至的。

制造混乱变成了制造空虚——分离身心平衡的地方变成了健

康的抑郁的所在，这是身心平衡所必需的健康的抑郁。平衡总是需要患者来维持，或者更确切地说是恢复平衡，再加工成一个整体，而这个整合体永远都没有达成过。身心的交界面，这是精神集中、严肃、认真的地方，也是整合责任的地方。

现在这个身份非连续性的地方、不成形的地方，变成了吸引那些一成不变的东西的地方，一成不变的有精神的后咽部，还有对于疲倦的回味。

当回想的时候，这种感觉从心底往上升腾，让人感到害怕的是贪婪的欲望，那是早熟关系存在的地方。嘴巴缩回到内心直到消失为止。精疲力尽的盖布里埃尔就不再觉得饿了。用她的话说，带有一个小喷口的饥饿是"不健康的"，这个开口既没有扩大也没有太张开，这是为了不损坏乳房、不把它们弄出洞来，她曾经希望乳房只是留给她自己的。

为了在暴食症阶段保护自己，她把两张嘴连接了起来：表达之口和饮食之口。通过治疗，她找回了自己的表达之口，作为人类的纵轴，是具有人类文明、语言和表现的人类。她教会了嘴巴饥饿，这是动物的本能。为了恢复两张嘴的平衡，患者必须努力实现本能的语言，动物性原始的语言表达能力。

盖布里埃尔这样陈述这个问题：

盖布里埃尔：我意识到这是一种对于吃的渴望，这是一张"空虚的嘴"。我觉得让我厌烦的是我还在吃，我无法理解这种行为。但是我又停不下来。这不是数量的问题，我吃得比以前少，但这是一种方式。我不明白在吃的后面隐藏着什么。很少的一点就会让我失去平衡。我不知道哪些是必须要具体化的东西，哪些是能够起不一样作用的东西。

医生:不能吃,不能堵塞空虚,你想要说什么?

盖布里埃尔:我希望没有这种吃的欲望,吃会代替其他东西。

医生:那么必须要有其他东西吗? 对你来说爱比较好不是吗? 你的嘴最好能去做别的事情。

盖布里埃尔:这个我知道。但是这个问题出现过很多次:为什么没有和别人交往、交流呢? 我能不能接受用别的东西代替食欲?

医生:那么在你身上有一种欲望,是吃的欲望吗? 这正是你所缺乏的?

盖布里埃尔:但是和别人交流的欲望现实吗?

医生:这要看情况,要看你会不会去找别人交流……

盖布里埃尔:我不认为这是绝望的。

医生:那么诱惑呢,是不是绝望呢?

盖布里埃尔:为了不再被诱惑,我需要很长的一段时间。我觉得跟以前相比,我已经更好地准备好被诱惑了。(很长的沉默)我开始明白,这不是我的躯体,我的躯体是障碍物。在我的内心深处,我曾经看待事物的方式就是这样的。

医生:你渴望抛开你的保留,这个欲望现在处在什么阶段呢?

盖布里埃尔:我觉得就到那里。

时间变化不定,大量咨询会诊

现在我有经验了。从那以后,我就变得稳定了。这不再是"我吃得少了,我就输了";更确切地说,这和抑郁的形式有关。我曾经会想:"不,我不喝酸奶,我不饿。"

这些就是盖布里埃尔总结的内容,这些更确切地描述出她对于自己身上的混合型抑郁的体验。她谈到了好几种情感的混合。跟我谈论这些是为了让我也能够看到这些。她艰难地前进,就好像是在靠近刚喷发完的火山熔岩。从这一边到另一边,她量着两边之间的距离。我们觉得她靠近了。她和我接触的时候是一种很平静的状态,我可以感觉到她内心的节奏。她在靠近她的躯体。我的倾听让她能够接受自己,对我向她提出的问题敞开心扉。我们的谈话大部分情况下都是提问的形式。我们把注意力放在倾听那些让她颤抖的抑郁流,它们是如此鲜活,隐藏在混乱的亲密关系的最深处。

戒除暴食症疏通了内心的空间。同时也将悲伤、精神集中和严肃的氛围驻扎在内心,既没有固定也没有纵容。在抑郁流中的这次旅行的基调让内心得以呼吸,将来自内心深处的一股气流散发出来。我们感觉到这股气流很激动但是也很稳定。这种"中间是空虚"的经历创造出了对于自我的亲密感,使得她能够倾听到自己内心的节奏,倾听到新的变化。情绪有的时候骤落,有的时候飘忽不定,还有的时候让人颤抖。内心的冲动还是犹豫不决的。有的时候是不成形的;情绪的形式有的时候平静,有的时候因为恐慌而有所怀疑。但是很快又可以得到恢复。

对于亲密和诱惑的恐惧有的时候很强烈,当这种恐惧经常出现的时候,盖布里埃尔会想她能不能掩饰住让她颤抖的情绪,掩饰住自己灵魂深处对他人的渴望。她会混淆健康的抑郁(当她卸下防备时她能够接受空虚)以及病态的抑郁;当为自我创造位置时所产生的变化让她感到惊慌时,所占据她的汹涌的情绪会让她害怕空虚。抑郁其实就是一种空虚。抑郁是女性的体验,是对于她的不确定的体验。

但是这种空洞对于女性来说,有时候是不稳定的,有一部分是和女性生理周期中突发的激素紊乱有关的,同时在这接纳的空洞中会偶然出现"对他人的易接受性"(réceptivité à autrui),也就是开放女性空间。

构建空虚

从空虚到空洞,从抑郁中萌生出易接受性,不成形开始发生变化。通过精神分析治疗造成的空洞,或者精神分析启发下的治疗咨询,让患者产生言语断续、情绪波动、重要的呼吸音,语言和成形。因此空虚是治疗阶段中两个人秘密的对话的新时期。它变成了萌生出的主观性的时间性。对于盖布里埃尔来说,不成形的空间已经度过了父母移情的抑郁。

很多大声的谈话都类似于独白,但是在精神分析师的倾听中这些对话突飞猛进,精神分析师通过回答来证明患者说的话是有意义的。通过重新推进谈话,心理医生表现出他很认真,投入了很多的精力。多亏了这一切(他的精神集中和倾听),盖布里埃尔的流浪几乎变成了一种治疗方法。盖布里埃尔尝试着掏空自己的内心,卸下自己的防备,她体会着自己变得本能化。她对于语言的表达是经过精雕细琢的。她用一种方式将自己经历、感受和感知据为己有,但是不会使它们固定不变。她说话的质量是经历了一个又一个治疗阶段以后的结果,她学习着一点点说,一点点倾听自己,而且表达越来越正确。这个过程经历漫长的抑郁期,有的时候是潜在的悲伤,有的时候非常痛苦,我们也可以称之为建立在移情上的抑郁,将情感分享和被分享所建立起来的移情。

我们给出了研究主观性的办法。盖布里埃尔难以觉察地走向了她秘密的内心空间,在那里混杂着幼儿的性欲和儿童的抑郁,青少年时期身为女性受到的伤害和作为年轻母亲所受到的伤害,以及成年女性潜在的抑郁。治疗阶段给我们一种这样的感觉,就好像是一个演员在写一篇日记,而我们在读这篇日记。治疗阶段的努力是一种写作,通过她的写作我们可以倾听到抑郁流当时冲动的呐喊。在仍然模糊的移情的推动下产生了这些抑郁流,因为移情的作用这些抑郁流既频繁也短暂。移情的推动力伴随着治疗,锻炼患者自我深入到内心的能力,但是不让自己沉溺在内心而不得自拔,这才是最重要的。通过解释,我们把这些推动力标记出来,解释有利于推动力的运作,阻止患者汹涌澎湃的情感。然而这正是我们想要恢复的汹涌。目前我们对此既不需要阻止也不需要驯化,相反,重要的是让这种汹涌水平地铺展开。

盖布里埃尔很快适应了治疗,并在治疗之路上越走越远,被她的抑郁扩大的内心深处终于得见天日,直到我们可以倾听到她自在的表达。她的多重声音能够让我们理解她的精神现实。躯体的内在和精神的内在恢复到协调一致的状态,变成同一种根源,经历同一种前进,通过这个过程语言会变成短暂的感受、生存的意识以及时间的流逝。不成形的是变化不定的语言。

移情带来的冲动是一种推动力,弗洛伊德把它比作是火山接连喷发出的岩浆,最后终于又混合在一起。这些层次定义了一个整体的构造,但是有一些层次和另一些层次既没有相同的时间,没有相同的宽度，也没有相同的思维黏滞性。它们可以到处叠加起来。

在治疗的过程中，我们发现几股抑郁流以同一种方式同时叠加在一起的。所有的抑郁流和戒除瘾癖所用的长时间有关。摆脱营养不良的时间，摆脱生物钟紊乱以及激素紊乱所需的时间更久。一旦躯体的生理功能恢复，当这个过程结束的时候，患者就能够痊愈了——但是仍有短暂重新发作的风险，然后越来越快地恢复平衡。

第八章
话语的治疗，空隙

　　喉咙深处的感知并没有主观的体验。暴食症治疗的开始表现为在医生身上出现了渴望，渴望创造出能使这种感知出现的条件，仿佛薄荷的清凉在绵延，舒展到嘴巴深处；仿佛有的时候雨后薄荷的香气笼罩花园深处，创造出向远处不断延伸出去的情感和微妙的感知。语言表达的问题就是在这种特殊的背景下提出的，患者要向自我、向他人敞开心扉。但是似乎有的时候医生和患者都不相信嘴巴里有两扇可以让味道进入的门，一扇在前面，一扇在深处。嘴巴是一间隔离舱，有一扇可以从外面看进来的门，我们可以看到嘴唇和牙齿，下颌是阀门，如吊桥般上下起落，人们可以启动阀门来关闭内部的城堡；同时还有一扇深处的门，由肌肉构成，圆形的门很灵活，它是一条狭窄的通道并不是巨大的开口。没有任何东西可以被客观地卷进身体里，一切都只能通过喉咙吞咽下去。在了解了语言的滋味以后，这些话语也只能一小口一小口地被吞下去。

307

在喉咙深处

找到话语

索菲亚在她怀孕四个月的时候回来找我复诊。她三十多岁。我以前对她进行过暴食型厌食症的跟踪治疗。在吞食了大量的食物以后,她每天都要吐好几次。现在,她怀了一个女儿,这对她来说是一个打击。

索菲亚:如果怀的是个男孩儿,那么将来把厌食症传染给他的可能性不是很大。但是偏偏怀的是个女儿,我害怕一切会重新开始。我以后能对她说话吗?

医生:你必须像从前你来找我复诊时做的那样,找到准确的话语来将这些表达出来。

索菲亚:这是什么意思?

医生:找到能够带来安慰的话语。

索菲亚:怎样的话语才能带来安慰呢?

医生:这是你要明确的。

索菲亚:在这里,你会说出我所感受到的,说出我没能够表达出来的。

医生:安慰,是不是意味着你所感受到的能够被倾听?

索菲亚:是的,我的情况就是这样。

医生:这就和你怀着的女婴是一样的。不要把你自己当成是你怀着的女婴,即使这是一个女孩儿不是一个男孩儿,你也可以找到她所感受到的,找到属于她的,让她能够在你的话语中认识自己。你在我的话语中所感受到的安慰，难道不是在学习倾听自己吗？你并不能够像一个成人一样照顾自己，"你已经不再是一个需要接受照顾的婴儿！"让自己得到照顾意味着在内心深处遇到那个用话语触动你的某人，这样可以逐渐确定那些压抑自己说话的地方。

声音的牢笼

索菲亚：是的，我感到窒息说不出话来，这是怎么开始的呢？

医生：我们可以想象到，当你还是个婴儿的时候，没有人听到你的哭声，有可能别人用食物堵住了你的嘴巴，就好像你后来自己也这样子做一样。如果你是个新生儿，你听不到内心撼动你整个身体的叫喊声，你也听不到自己的哭声和牙牙学语声。总而言之，你不能够通过从嗓子中发出的声音感觉到身体的统一。你之所以那么喜欢低声抱怨，是因为那天你正在获取新的东西，这分散了你所有的注意力。如果这既没有被接受也没有得到语言的回应，"啊，今天你看着精神状态不是很好，你怎么了？"你的声音就被关进了牢笼。

索菲亚：我的声音被关进了牢笼，你说的话让我很激动也很感动。

索菲亚的声音中带着哭腔。

索菲亚：我又看到我七岁时的样子，有一点疯癫、足智多谋、想象力泛滥，经常会对着我的洋娃娃编造出一堆的故事。

然后我变得睿智，我在学校里学习很好，因为这是他们要求的。然后我又变得很虚弱，因为我要适应因为生活疲累的大人们，他们还没有准备好来认识他们孩子的杂乱的生活。但是我太早就学会了演戏，如果我是另一个人的话，我就可以得以喘息。但是能够喘息的并不是我自己。我对于自我要求得太多，我想要进入戏剧类的高等学府。我那时候特别喜欢契科夫。我的父母对我说："先通过高考再说吧。"于是我通过了高考，但是当我想要去戏剧类的高等学府的时候，他们又说："先参加教师学科考试吧。"就是从那时候开始我变得暴饮暴食。我放弃了一切，我想说我完全放弃了戏剧。我成功通过了教师学科考试。我开始接受精神分析治疗。但是我并不谈论我的暴食症，我说不出来。有一天我一下子停下了一切事情，选择去住院治疗。后来你就认识了我。

解释的回流和无意义

医生：精神分析的解释是没有意义的，这些解释是无效的，是不是因为这些解释会回流出来，就好像你吞下去的这一切会再被吐出来？

索菲亚：是的，我并没有领会这些解释。

医生：解释之所以没有被消化，是因为以前你并没有摆脱你内心深处的障碍，也没有摆脱令你恶心的呕吐。你的呼吸并没有找到通往内心深处大门的道路——舌后部、颚后部和喉咙深处，小舌，软腭……前门的门——嘴唇，牙齿以及在舌前三分之二的地方。

　　我问索菲亚发生了什么事情才使得她用冒泡的可乐灌满嘴巴,她想要吞下去的是什么。她回答她客观上知道她只能一小口一小口地吞下去。但是主观上她却并没有这么做,她觉得一切可以一下子吞下去。因此在暴食症症状上,我们会观察到估算数量的紊乱,在痊愈之前暴食症又复发了好几次,索菲亚就是这样。在吞咽的躯体机能的客观感知和精神机能的主观感知之间出现了断层。

　　这些机能转变成了一种对抗贪婪而猛烈的欲望的斗争。而这种贪婪的欲望投射到别人身上。如果她不关闭吊桥来阻止这种欲望的话,他人就会被这欲望吞噬,尤其是她的父母。"他们想要占有我……"难度很大,因为他人真的会被占有,掺杂着的真实巩固内心"妄想的"体验,这种体验是在和他人亲近的时候患者所感受到的恐惧和惊骇。

吞咽

　　　　索菲亚:我觉得在我吞咽的时候,一旦食物掉到了里面,我什么味道都没有记住。我觉得舌尖感觉到的味道消失了,我什么都没能留下。

　　　　医生:就好像在你的精神分析治疗中,你什么解释都没能保留下来。

　　　　索菲亚:在治疗前我往往会发作。

　　　　医生:你感受不到的是节奏,交替进行的治疗阶段伴随着做梦时期所创造出的节奏,于是你将此转化成了发作。治疗阶段的交替并不是阶段的交替而是说话和梦境的交替,日与夜的交替。暴食症破坏了时间的节奏。在破坏了饮食节奏的同时,暴食症也逐渐破坏了日夜的节奏,然后也破坏了女性特征的节奏。说话和治疗中的节奏,就好像你通过对戏剧热爱而喜欢和感受文学的节奏一样。你想要成为一个演员,这一点在小索菲亚的记忆中扎下了根,有一点疯狂,总是会对着洋娃娃编故事,在和洋娃娃的对话中创造出亲密关系。

索菲亚:我在契科夫的作品中可以感受到这种节奏,尤其是在《樱桃园》(*La Cerisaie*)一书中。既然我恢复了感知,既然我能够亲密地走进自己的内心,感受到我丈夫的生殖器在我身体的哪里,感受到生殖器改变位置时给我带来的感觉,我必须要做同样的事情才能够感受到在我吞咽之前和吞咽的时候嘴巴深处感受到的感觉。

不存在对自我的信心

医生:在暴食症的治疗中,如高康大[1]般的食欲似乎会如期而至。吃人妖魔是对暴食行为的幻想的写照。拉伯雷写的这个故事建立在他孤儿的背景上。他使用了他童年时的时间和地点,他那时候栖身的城堡。他将小说中的人物写成了巨人,因为他是用孩子的视角来看成年人,例如爱丽丝。爱丽丝穿过了代表外面的现实的镜子。她来到了镜子内的真实,来到了一个奇异国度。红桃皇后有一只宠物小猪,她把它当作自己的孩子,当她严格统治着整个世界的时候,她会抱着一

---

[1] 编者注:《巨人传》主人公,一天能吃一万七千多头奶牛的奶,从三岁到五岁,生活就是喝吃睡,吃睡喝,睡喝吃。

头巨大的小猪。当然爱丽丝也在她的管辖范围内。她总是威胁爱丽丝要砍了她的头。

你就好像爱丽丝一样，你试着吞咽。爱丽丝或者变成巨人，或者变得特别小。这是不稳定的。她不知道怎样让"他人"掉到她的内心中去，就好像臂弯深处没有她的位置一样，于是她步履蹒跚得厉害，仿佛变成了红心皇后怀中那头小猪，一头发胖的小猪。她感觉不到流淌在她身上乳汁，感觉不到另一个人的陪伴，然而却能感觉到给予她怀抱的臂膀。因为怀中的位置能够变成自我的内心深处，变成对自我的信心，但是却不存在这样的位置。在治疗阶段之间，你摇摇晃晃很难维持平衡是吗？

索菲亚：食欲是不是就好像个无底洞一样，那是真正的达娜伊特的酒桶，往里面倒得越多，就空得越快？

医生：无论如何，那些没有体验过放松的人会一直焦虑不安地监视着活着的人，因为只有满足感才能够让人放松。为了取代用满足感建立起来的内心深处的平静，她们保持着内心痛苦带来的麻木感，内心的痛苦一直通过快速的暴饮暴食折磨着她们的内心。

在喉咙深处什么人都没有

索菲亚：喉咙变得有气无力、僵化、迟钝，吞咽后既感觉不到滋味也感觉不到气味，或者说变得绷紧、加速、失控，这是一回事。

医生：但是理解了发生的一切，就会觉得很惊讶。因为事实上,嘴巴深处并不是不经过分类就可以通过的地方,肉体上的暴食症就可以证明着一点。在狼吞虎咽的背后,还有另一幅场景。主观上在这一切到达无底洞之前都会被吐出来。因为在嘴巴的深处,主观地来说,内在之门出了故障。不仅仅是门出了故障,连同它的主观遥控系统也被损坏了,但是没有人知道出故障的地方在哪儿。即使暴食症患者本人也不知道,因为在嘴巴深处,没有任何人。

索菲亚:在喉咙深处谁都不在?你说的这些太吓人,太不可思议了;但是当我告诉你,我必须像我在阴道深处感觉我的丈夫一样,根据味道在嘴巴深处的不同位置来感受它们时,你说出了我的感受,我感到了多种不同的感受,它们的不同就好像是从快乐的强烈发泄过渡到内心性生活的亲密感,我通过和丈夫的交谈来分享我内心的性生活。这让我将吞咽的体验和口交的体验联系起来。口交就是感受抽动的生命力,在喉咙深处感受男性的生命力。

治疗就是对彼此残忍

医生:你是不是害怕这种感觉?因为你在喉咙深处再也体会不到这种感觉了?

索菲亚:这太让人吃惊了。

索菲亚:你说在喉咙深处什么人都没有,是因为在感受到覆盖在内心深处上的滋味以后,能够一小口一小口地吞咽吗?

医生:我会跟你讲一段荷马史诗中《奥德赛》的故事,你可以感受一下。你欺骗了你的恐惧。

波吕斐摩斯(Polyphème)是个巨人,被宙斯抛弃在塔塔尔深处的一个巨人(Hésiode, *La cosmogonie La Théogonie*；Vernant,2000)。他只有一只眼睛。他抓住了尤利西斯(Ulysse),尤利西斯当时在找住处,床和被子之类的。波吕斐摩斯把他和他船上的同伴一块儿关在山洞里,这样他就可以自在地把他们给吞食了。躲在山洞里的尤利西斯的大部分同伴都被吞食了。他们安歇在了他的肚子里。尤利西斯为了能够活下来使了个诡计。他用喋喋不休的长篇大论、用甜言蜜语迷惑着波吕斐摩斯,让这个巨人变得很兴奋。波吕斐摩斯告诉他会最后一个吃掉他,因为他是那么讨人喜欢,于是他问:"你叫什么名字?""人"(Personne),尤利西斯回答。波吕斐摩斯想要用手抓住他把他也吃了。但是情形有了反转:他喝酒喝醉了,于是他陷入了睡眠,这给尤利西斯准备反击的时间。尤利西斯在炉子里烧红了一根木桩,找到可以躲起来的地方,可以让他偷偷地躲过波吕斐摩斯的地方,当波吕斐摩斯放羊出去吃草的时候,他就逃出去。于是他躲在了公羊中最肥的一头的肚子下面,浓密的羊毛可以掩护他。当波吕斐摩斯醒过来想吃他的时候,他就会弯下腰来抓尤利西斯,那么他就拿木桩子直接去戳他的眼睛。在波吕斐摩斯找到尤利西斯的时候,俩人靠得非常近,几乎面对面了,波吕斐摩斯的眼中还氤氲着酒气,然后他的眼睛被一下子戳穿了。波吕斐摩斯瞎了,然后他打开了通往外面的门。波吕斐摩斯在门槛那里嚎叫着,徒劳地摸索着从门口跑出去的一头又一头羊,他既看不到也感觉不到。尤利西斯一逃出去就跑着逃走了,跑下了山。回到海上,他重新起锚,最快速地离开了海峡。波吕斐摩斯一直在嚎叫,他洪亮的叫声穿过一座又一座高山,把他的兄弟们呼唤了回来。"是谁伤了你?""没有人。"[1]"那你为什么叫我们回来? 等等,如果没有人伤了你的话⋯⋯你自己把自己给弄伤了,如果你疯了我们可没有办法"。那么这个"人"就可以逃跑了。

有的时候话语会触动暴食症患者,如此尖锐的话语会引来痛苦和安慰。暴食症患者发现自己既是吃人妖魔也是尤利西斯。木桩带来的剧烈疼痛,刺穿了阻碍。患者发现在治疗中她是尤利西斯,因为她在和内心的吃人妖魔耍诡计。她灌输了足够多能够实现痊愈的渴望的美酒,是狂热、惊叹,是对于治疗关系力量的信仰。当遭遇痛苦时,她是吃人妖魔,看不到痛苦的到来,只有盲目的吼叫。她逃出了吃人妖魔的避难所,逃出了她的抵抗,承认自己变得疯狂,她没有其他人。治疗是对彼此残忍,自己和自己争吵,从食人妖魔的自我到尤里西斯的自我,再从尤利西斯的自我到食人妖魔的自我。有的争吵输了,有的赢了。为了包围破坏性的地方,这是长期的斗争。治疗对于医患双方来说都是残忍无情的。是时候要些诡计了。也有可以幸免于难的人。

索菲亚:残忍无情?

医生:治疗利用了医生,却没有考虑过会给医生带来的烦恼。患者在开始几个月的生活中,违背发生在她身上的事情

---

[1] 译者注:这里是一个法语中的文字游戏。尤利西斯回答波吕斐摩斯他的名字是 Personne,是人的意思。在波吕斐摩斯的兄弟问他是谁伤害了他的时候,他回答的其实是尤利西斯告诉他的名字,但是在上下文语境中可以理解成"没有人"。

而活着：在这头几个月中，她总是在担心她的环境；害怕失去一切关爱，患者试图去适应她母亲的喂食节奏，即使这并不适合她；她是如此害怕失去她的母亲。这个时候她必须要依靠医生的温柔。这种温柔甚至会出现在治疗所要求的残忍无情中。她觉得自己被引领到了山洞里，困在了嘴巴的隔离舱里。她是个食人妖魔，一切都会死在她的舌头上，就好像尤利西斯的同伴们都被那个怪物给吞食了一样。但是她同时也是不吃人的尤利西斯。她需要感觉到被抓住了，感觉到不能够逃出去，但是仍然不停地试图活着逃出去。医生从来不会阻止她吞咽。因此治疗对于尤利西斯和食人妖魔来说都是痛苦的。对于医生来说也是痛苦的，因为医生要将自己同化成这两个角色，来帮助他们俩在内心上演一台戏剧。

呕吐过后是眼泪

我们先放一放索菲亚的病例，来看看奥利埃尔。我们详细地分析一下她，怎样的精神分析治疗才能够唤醒她的喉咙，让她重新自由地说出话来。

在经过了十八个月的噩梦以后，奥利埃尔描述了她现在的状态：她现在能够哭出来了。当她接受完治疗，走出门口的时候，她哭了出来。在治疗阶段结束的时候，情绪一下子就上来了，于是她哭了起来。

奥利埃尔：从此以后，我不会停止哭泣。还有另一种痛苦。我这两年来第一次在这里说出了我的痛苦。现在一切都有所好转，但是来到了另一个阶段，另一种痛苦。有更多的东西。我有了新的目标。我不知道要怎样处理我的情感投入。我身上缺了些什么。

让自己失去一切吧，奥利埃尔突然有了这样的感觉。这很痛苦。她从婴孩时期起就总是很多动。她的目标是让自己活跃起来，和不幸作斗争，而不是一直用眼泪来吓她的妈妈，她的哭声很有可能会吓晕她的妈妈。现在她感觉到被夺取了什么，奥利埃尔能够感受到了。必须举出用"可以感受到的"（ressentissable）来描述她身上发生的事情：她变得能够感受到一直以来自己所抗拒的感知，忍受痛苦的悲伤的感受。当她无法用语言表达的时候，她所遭遇到的痛苦变得可以忍受。

十八个月以来，噩梦汇集了混乱、不安、分散的痕迹，这些痕迹也抹除了痛苦：阴暗、黑暗、模糊、被开封、摇晃、在水下。能够哭泣，能够感受到整个人在发抖，说明它们将痛苦的源头结合了起来，这是可以到达内心的源头。在这些噩梦中有一个噩梦是这样的，她的身体在下坠——她自己在自己的身体里坠落。她感觉到自己停落在内心深处的沙子上——她开始能感觉到更多。她难以察觉地慢慢地感觉到自己重新上升到表面——她回到了喉咙。她看见她的脸和表面齐平，这张脸是别人的脸，是摩纳哥公主卡洛琳哭泣的脸庞。她感觉到有什么在显露出来，她看到了，她感觉到了……眼泪上升到了眼眶，从内心一直上升到脸庞，直到化成了泪水。在治疗阶段以外就好像在潜水一样，一旦离开水，嘴巴的隔离舱中的眼泪就如同被精神分析师的话语所加剧的痛苦的吟唱。轻轻地或者重重地，最终变成了近在她眼前的显而易见的事情：本来她是不可能摆脱混乱和恐慌的，本来她是说不出话来、没有节奏的，没有另一个男人，没有另一个女人，另一个女人就是她的精神分析师。

医生:在经过两年的呕吐以后？这意味着什么？

奥利埃尔:我找不到其他的话语来描述这两年。呕吐,是
让一些东西排出来,然后我就可以看着它们。呕吐或者反胃。
呕吐是把东西排出体外,是在清理身体。在这种呕吐中,会有
好的东西。因此我感到被扎根在了土壤里。呕吐也有另外一
面。当我呕吐的时候,我不会分类呕吐的东西,因为这是分散
的。我与此无关,这是错的,因为里面有重要的东西。我不会
分类吐出来的东西。因为我觉得恶心,无论是好的还是坏的,
喜欢的或是不喜欢的都会吐出来。我越来越不想呕吐,也就
是说我因为消化不良而感到恶心,我也不想和你谈论这种恶
心,因为我并不觉得这有什么问题。就是这样。在家里面,女
人很容易就吐了。在我看来,我和她们是一样的,和别人是一
样的。

奥利埃尔既没有谈论她的暴食症,也没有和我谈论她的呕吐。
我觉得她是想无视这些。她表现得似乎这一点都不重要,对此表
现得漠不关心,就好像没有任何人有这样的行为。这是一种秘密,
甚至对于她自己来说这也是一个秘密。那么别人是不是也没有察
觉到呢？归根到底,她什么都不知道,她看到我从很久以前就开始
思考这个问题,从精神分析她做的第一个噩梦开始,梦到自己在海
里溺水了,怀里还抱着一个婴儿。情感在内心泛滥,淹没了她,躯
体实际地体验了精神上的消化不良。在开始精神分析时,她害怕
一切都涌向她,害怕一切不是一点点地经过她的嘴巴而是一下子,
也没有体会到语言的滋味已经过去了。把一切吞下去就好像是自
杀一样,让自己被影响、被夺走。

在倾听第一个梦境时，我感到很害怕，并且情绪低落："如果是这样，精神分析就会杀死两个人！"我和她就会像巴努西的羊一样。一只羊之所以会掉进沟里，是因为另一只羊跳进了沟里。如果有一个人被情感淹没，那么两个人都会陷入自杀的疯狂，毫无保障。集体逻辑，集体恐慌，领袖逻辑。奥利埃尔在来见我之前中断了第一次精神分析，我意识到她并没有带情感地去描述这第一个噩梦，几乎没有任何情感的投入，这有可能会让她一直重复同样的事情。

精神分析建立起了和母亲的"杀害婴儿的情感"之间的内在联系。很模糊但是可以感觉到。医患双方存在着集体自杀的风险。在以前的精神分析中有发生过这样的事情：暴食症的心照不宣，精神分析的错误开始，因为表面上患者讲得很好，出口成章一般，她拥有的才情让她相似于伊莎贝尔·阿佳妮的另一张脸庞浮出水面。

为了避免集体自杀的情况，我必须在每个治疗阶段中做到使上一个治疗阶段结束时的回忆变得可以忍受，我必须意识到移情的危险——如果我为了让患者站在治疗的边缘，而忘了她是一个需要稳定的拥抱的婴儿的话，就好像是将一个残废的患者独自留在外面。但是这种母亲的移情的风险（在外面的母亲是听不到的），并不能解释。奥利埃尔希望相信我和她妈妈并不一样。治疗环境必须让精神分析师的可持续的情感投入变得明显，精神分析师需要注意在治疗阶段中创造出可以让人接受的话语和情感的节奏。这样奥利埃尔才能够离开而不会跳进沟里。

精神分析师在分析情境的时候都会有风险。即使只有两个人，也要提前预防集体现象的危险。这是精神分析师在治疗暴食症患者时要面对的最主要的一个问题。他并没有进行癔症的辨认。他无法在话语中倾听到潜在的欲望。这就涉及了另一种水平的倾听,通过情感同化的渗入,通过直觉,通过影响来倾听⋯⋯
(Freud,1921;Rolland,2004)。因为当他处于情感同化状态的
时候,有些东西就会越过无意识的障碍。他之所以会接受被影响,
是因为某个分裂的东西需要通过侵占某个人而起作用,这个人对
此毫无防备,而且放任它进入内心。尽管受到了这些影响,精神分
析师也要保持头脑清醒,他可以放任它在他身上有所行动,但这是
为了能够感受到作为人的感受。分裂让痛苦变得难以察觉。这就
是其优势所在。但是当她奋起反抗时,痛苦就会变得剧烈而鲜明
起来,就好像是被针刺痛一样。这就是当奥利埃尔能够哭出来的
时候所感受到的。

情感的投入

奥利埃尔:但是现在出现了痛苦的阶段。有什么东西留
在了里面。有一些情感在那儿,正是这种情感让我哭泣的,也
就是说出现了情感的投入;这并不会对我造成困扰,我猜想让
我哭泣的会不会不是这种情感。最后几个月我对于死亡的焦
虑有所减少。但这并没有让我有所轻松。这种焦虑的频率还
是可以忍受的。最后的几个月,就是一种极限。然而在最近
的几个月中,我实在没有办法忍受哭泣的人们了,现在就好像
是我又害怕又焦虑地发现了什么。是因为这样我才会哭的。

医生:你发现了情感的投入,你是怎么来定义它的呢?

奥利埃尔:通过眼泪⋯⋯害怕失去⋯⋯还有死亡。但是
我开始能够感觉到某些情感了:别人,是我投入情感的对象。
他和我是不同的,也就是说是已经分化了的。因此当我们两

个人在一起的时候,我就不是一个人了。这有可能没有那么舒服,但是更充实。

医生:更充实但是没有那么舒服?

奥利埃尔:这就有点像一切都变得很珍贵,就好像我在一个瓷器店闲逛,但是我是一头大象。之所以更充实是因为我觉得除了呕吐我不会再张开嘴巴。然而从前,我觉得大部分的时间嘴巴都在忙于呕吐。而没有那么舒服是因为我必须有新的目标;我必须要接触我所不了解的东西,新的东西。

几乎,完全,被我释放掉的暴力

奥利埃尔:我……但是相反地,想要恢复定量饮食,找到有节制的位置,找到一个妥协的办法是很困难的。以前我不需要思考,很明显是因为我不需要分类、不需要拣选。

医生:分类,这是不成形的变形,这是开始制造混乱,这是一种新的力量。

奥利埃尔:在职场生活中,我需要时间去适应和别人一起工作。这就是发生变化的地方。以前一个同事跟我说,我们必须停止我们的妄想,我会马上跟他吵起来,但是现在我会等等……一开始的情感波动更确切地来说是"恐怖主义",然后我感觉这对我来说很困难。但是更有趣的是我觉得情感上更为矛盾。以前在情感投入中我会随波逐流,甚至会切断我的情感投入,这样在回答"是"和"不是"的时候我才会更舒服一些。

很长时间的沉默。

犹豫

奥利埃尔：我开始变得犹豫。

医生：你犹豫要不要说话？

奥利埃尔：有可能更多是在犹豫我对于爱的投入。我对妈妈的情感投入更为平静，我会谈点别的东西。我变了。就好像内心有某些东西组织了起来。但是不会因此而消除了所有的痛苦。当我来到这里的时候，有点像贝鲁特[1]。贝鲁特建立起来以后又被重建，但是我必须有所了解。我梦到我的一个男性朋友和另一个男孩儿，一个穿着白色的衣服，另一个穿着黑色。我们要去参观一座房子。我是独自一人。只有房子，还在建的房子，我的朋友跟我说到了一间房子，那是我童年伙伴（女性）的房子，她既是我童年时的玩伴也是我青少年时期的玩伴，她到现在也还住在那里。

在这里重要的是精神分析师遵循患者的节奏，以及她想要一个人来参加会诊的愿望。奥利埃尔保留着自己的秘密，但是她很犹豫。在两个愿望之间她还很犹豫：不想说、想独自一个人待着的愿望，以及和我一起参观梦中的房子的愿望。我们可以想象到这个梦中的朋友正是精神分析师，另一个男孩儿也是。为什么我在她的梦里是男性呢？我们先留个悬念。要不要在做梦之前接受检查，这是她要做的选择。这是她第一次在精神分析过程中的梦境中梦到这个朋友和这个男孩儿。

一些对称的东西出现了。楼梯的梦浮现在了她的脑海中。在楼梯阶梯上，有童年和青少年时期的女性朋友，每次相遇，她都可

---

[1] 译者注：贝鲁特是黎巴嫩的首都。1992 年起政府制订了大规模重建计划，城市面貌逐渐恢复。

以很容易就认出她的这个朋友来。这个朋友代表了作为她的支撑的移情,在移情作用下,精神分析师对她来说就非常熟悉。于是她在心理咨询会诊中变得很顺从听话,精神分析师在她的内心世界中是一个对话者。但是也有让她担忧的外来人,这个外来人代表了让她担心的最重要的部分,但是一开始她不能够、也不知道怎么表达出来。后来我们辨认出了这个人。这是她姻亲关系中的一个表妹,在她家里有一只被做成标本的狐狸。我是父亲那边的某个人,对她来说是第三个陌生人,同时也是那只嘴张开着面对着她的狐狸。我的陪伴让她想起了喜欢鸡的狐狸的贪婪和狡猾……现在是两个人了吗? 这个新的梦境是不是让这个要去拜访女性家的男性清晰地显出了轮廓,和母亲或者和另一个女性的亲密关系相比起来,这种亲密关系是不是没有那么危险? 而我正是这个男性。

奥利埃尔:我在治疗我的表达能力,但是我的内心并不退让,我并没有在走廊里跑——她对我说,这是暴食症死胡同的出口。当我得肾病的时候,我的妈妈把我放在楼梯口外的长椅上,这样我就不能再走路,如果我哭的话,我的妈妈在里面也听不到——她站在精神分析室门边上的时候说,在梦中她感觉到楼梯踏板都被拆除在她的脚下,这是连接内外的踏板,也是连接她和精神分析师的踏板。

话 语 运 载

破坏癖

精神分析师的技术定位变得明确起来。说的一点点话既能起到外壳的作用,也能起到这个外壳里面一点点内容的作用。用话语治疗，从某种程度上来说就是给了一小口面包，并不大，很小一块而且是极小的一口，是"可以吞咽的"。

否则患者会遭受怎样的危险呢？有可能会有阻止她哭泣、阻止她感受的危险。奥利埃尔非常渴望可以哭泣，可以有所感受，于是我精打细算地把这些给她。我从话语的无尽保留中取出了某个有空隙的东西。我只说到了一点点的感觉，并不多，因为她会被自己的贪婪所占据，狐狸的贪婪被投射到我的反移情上。

精神分析师并不会鼓励暴食症患者大敞心扉，因为她们有着贪得无厌的嘴巴。当患者说"我哭得停不下来"时，精神分析师并不会塞一个巨大的奶瓶到她的嘴里。让人感到迷失方向的是我们不知道是妈妈贪婪，还是女儿贪婪：妈妈给了一个巨大的奶瓶，或者女儿使劲地吮吸。但是我们知道，如果解释很多很频繁的话是起不到作用的。

奥利埃尔现在接受心理咨询的时候还是会自己一个人待着。当她能够安静地思考父母的爱的结合的时候，她就能够在有他人存在的时候独自一人待着。这让我们想到了这两个男人，将来有可能会演变成爱的场景，两人中的其中一个会变成爸爸，她看到他怀里抱着一个婴儿。奥利埃尔会想到爱的投入，她把爱的投入都留在了对于亲密关系的沉默中。父母和睦是为了孩子，分离的体验让人体验到男女之间亲密关系的重要性。

但是我们会不会认为，暴食症在治疗期间之所以变得更活跃而不是有所平息，是因为治疗的负面影响呢？患者在接触到父母的性爱以后会产生破坏性的想法，这让她无法独自一个人待着。这种移情影响了精神分析的情境，但是在治疗结束后，与自我无关。在想到性生活时，患者要怎样才能够保留住治疗的痕迹？

在我们看来，就像弗洛伊德在第三十二次研讨会上所说的(Freud，1931)，我们发现我们不满足于治疗负面影响的假设，就好像弗洛伊德放弃了患者是性受虐狂的假设，因为这种解释并没能够提高治疗的效率。这些理论假设并没有改变患者在治疗期间暴食症复发、重复暴食行为的状况，尤其是在经过了一次有成效的治疗以后，患者有的时候也会突然出现暴食症的复发。此外，病情的复发是不可预见的，因为有的时候进步并没有引起退化。有没有倒退？如果有的话是什么时候呢？为什么在接受治疗后的满足的定量会在这次变成病情的发作，而不是在别的时候呢？让我们回到对情感的思考上。

话语调整

话语和否认有着非常重要的联系。在治疗过程中出现过多正面或者负面情感的原因是什么呢？是话语太多地触动了患者。索菲亚、奥利埃尔在治疗过程中都会担心生命力。我们认为否认和生命力是通过对话语的研究治疗而建立起联系的。使用否定词"一成不变"(immobilité)已经意味着重新开始的生命。重新开始的生命以口交这种幽灵般的形式出现了。于是否认发生了改变。否认就像是景点一样向大家开放，这样有助于让生活重新走上轨道。如果我们检视这个地方的情感状态，我们会改变观点。我们会发现否认防御正是最有生命力的地方。我们必须明确涉及的是哪种形式的活力。

迪迪埃·安齐厄(D. Anzieu，1990)建议对于话语进行研究治疗，在仅有的映象中，话语掌握了生活中的素材以及病理学的论据。这些是话语的"调制器"。例如在对娜塔莉的精神分析中，他建议比喻成浮游生物。藻类植物没有根，随波漂流，但是同时它对于在海上遇难的人来说也是生存来源。为了用另一种方式来思考娜塔莉对于治疗的反应，他直接找到了来自娜塔莉的一个比喻，或者经过精神分析师修改后的一个比喻。他试图通过比喻将代表着生命的来源、情感投入的力量的来源的精神生活，和代表着疾病和痛苦根源的精神生活联系在一起。娜塔莉，体重严重超重，在谈论自己的时候总会使用否认，她说自己就好像是漂浮的藻类植物。迪迪埃·安齐厄在两个治疗阶段之间一直潜心研究关于藻类植物的生物学。之所以用这个比喻是为了用无根漂浮的方式来谈论母亲的移情。她无根地活着、漂泊着，就好像是万千水藻中的微小一片。他通过收集关于浮游生物的资料改变了他对水藻的看法（渺小的水藻）：这在十分困难的情况下是可以提供营养让人活下去的东西。迪迪埃·安齐厄想到了娜塔莉的痛苦。从他的生物学知识中提取出能够丰富她在治疗过程中说话所用的比喻，他告诉她是这种漂浮而模糊的感觉加剧了暴食症的发作，供养着暴食症的发作，从某种程度上来说，病情的发作让她变成了渺小的水藻，现在她拥有的是有活力的生命。暴食症的发作正是浮游生物。

噩梦的有空隙的保留

安齐厄在这篇文章中强调了精神分析师在话语中发挥想象力的重要性，精神分析师要善于虚构故事，生物学的奇迹，表面上甚至是种妄想，即使还没有被广泛使用，但是这些有利于患者使用正确的表达。我使用了各种各样的话语手提箱（Roussillon, 1997）；

对索菲亚我用的是"可以感觉到"（ressentissable），对奥利埃尔我用的是"杀害婴儿"（infanticidaire）。我也展示了我是怎样讲故事的，就好像夜晚时分噩梦侵袭这些患者一样。在治疗过程中接触到她们的精神生活所承受的致命危险后，心理医生和患者都变成了谢赫拉莎德[1]（Schéhérazade）。

我们必须用这种"令人遗憾的依靠妄想和抵抗虚构"来进行治疗，来进行精神分析。

> "（这种依靠）能够理解思想的无力，精神分析能够驱散一直推动众人的魔力。就好像必须理智的绝对权力在面对集体几乎不合理的功能时，必须在事实上得到制止，而不是在法律上得到制止。面对不合理的集体运作，垂直逃脱智力的控制范围。我们能够也必须很好地使用致幻剂，或者说尽少滥用……"（Debray，2001）

治疗关系中的语言表达规定了说话的范围。这个范围是集体的，但是每个人都拥有属于他自己的范围、自己的风格，（Jean-Claude Rolland，1998）。在对患者说话内容的分析治疗当中蕴藏着人类某种神圣的能力，话语把空虚和不成形变成了故事和噩梦的有空隙的保留。故事和噩梦是有空隙的，为了能够改造某些东西，它们要求四处渲染夸张。我们维持着面对语言时的惊叹的感觉。

> "妙者，思经天地，万类性情，文理合仪，品物流笔。"[2]
>（荆浩，山水画家，九世纪末，引自《笔法记》，记录了绘画艺术的笔记）。

---

[1] 译者注：谢赫拉莎德是《天方夜谭》中的苏丹新娘。

[2] 译者注：奇妙的是能够贯通天地的构思，构思能够符合世间万物的本性。因此从笔尖流出的万物都是神形兼备的。

替代空隙的话语

话语，在我们看来是有空隙的，阻止了在不成形中漂泊的恐惧。话语就好像是海中的浮游生物，它们可以安抚吞咽或者沦陷的欲望。话语限定了一个外壳的范围。话语变成了第一个外壳的相似物，当婴儿在妈妈的怀中拉扯着妈妈的头发、嘴唇、鼻子，将它们牢牢抓住据为己有的时候，在他人生中这最初的几个月中形成了这个外壳。他触摸着它们，抓住它们，用他的手记下它们的痕迹，用鼻子闻气味，然后他的眼睛又忙着看别处。在勾勒他刚刚形成的这些记忆时，他用他近视的眼睛看着视线平行处模糊的点点光亮——这些躯体的记忆是他在母亲抱着自己的时候形成的，是母亲对他的陪伴和给予他支持的记忆。在他吃完奶以后，他的躯体最深处还有着潜在的空虚，这时候如果他的妈妈能够忍受他抓挠她，而不用担心自己在这一刻是个破坏者，那么他就能够感受到陪伴，身心也能得以平衡。因为他抓住的东西，头发或者是衣服，都是母亲陪伴的一部分，他想要将这些内心化。他保留这些一点点的感觉留待以后再使用。他之所以能够更好地保留住母亲的陪伴，是因为他抓住了陪伴的代替品。他并没有真的扯下妈妈的鼻子或者头发。妈妈也没有在他想要看别的地方的时候强行把他的脸转过来。她也没有强迫他看向她视线所在的地方。当她把他独自放在那儿的时候，他在自己对于妈妈，以及对于别处光亮的多重奇妙的感受中迷失了自我。他会失去方向，于是妈妈的陪伴也偏离了方向……传统意义上的解释，这有可能是他感受到的母亲的移情，例如"看看我"或者"看我看的那个地方"。

相反，竭尽全力的话语表达有着能够创造出孤独时期的缆绳般的运载能力。话语能够在治疗期间和治疗之后让患者忍受住嘴巴的空虚,更远地来看,话语会有着意想不到的效果。创造话语,就是创造空隙的替代品,就是要拉开患者话语的布匹,我们只要抓住很小一段就可以了;或者更确切地说是想象出一小段,在抓住了这一小段以后,就好像抓住了一束头发一样,我们会帮助拉开这匹布,创造出缺失的联系。有的时候只要一点点就可以了。有的时候我们必须像谢赫拉莎德那样不断夸张渲染,她用了一千零一夜,我们也许也需要一千零一次的治疗。

在患者和心理医生之间,这种行为是相互的。从一方到另一方,再从另一方到这一方:使用适合的话语,专心于讲话,这样话语能够被抓住、改变、研究,也可以创造出第一层外壳,那就是语言的破坏癖。破坏癖从别人的话语中拉出了一小段,这小段变成了其他东西的痕迹。因此这证实了正确表达的研究价值所在。这让它变成了多孔的替代外壳。

好几个隐喻能够代表对于创造语言的研究,用话语表达来研究治疗的感觉和体验,话语表达让这些感觉和体验变得"可以感受到"。就有点像精神分析师和患者分享了破坏癖,扯下一块正在进行的治疗经历,为了搅拌、触摸、嚼碎破坏癖,为了从中能伸出手,刚刚萌芽的精神之手。重新连接聚合,坚持不懈地建立起联系,仿佛上下翻飞在编织的梭子,上上下下,上上下下。

想到话语起到的承载作用,我首先想到我小时候观察到的一个画面。我看到山上运载矿石、碎石、沙子的翻斗车,翻斗车之间用钢绳连接着,牵引着翻斗车的这些钢索都是悬于空虚之上的。

我偶然地想到了细胞和细胞膜的作用。如果我们把个体比喻成是一个细胞,那么为了让细胞膜能够再次充当实现整合作用和内心化的通道，我需要直觉地相信治疗中的反移情。为了让个体摆脱一成不变的状态，我们需要首先治疗个体的细胞壁。我觉得这样能够唤醒沉睡着的喉咙深处，让它恢复没能执行的职责，让喉咙深处的东西可以逆流出来而不是让别的东西进来。对于这些发挥作用的话语的体验有着更为细腻的描述。话语在改变的同时也联系了起来。我利用话语通过细胞膜，这让我想到创造一种能够通过细胞膜的运载方式，并且/或者能够移动到细胞内部的运载方式。我们现在置身于细胞生物学的国度。我们想到可以创造胞饮[1](pinocytose)囊泡，可以"扯开"一点细胞壁来往里面运输来自外界的某些东西。我们可以想象，通过研究恰当的话语表达，的确可以创造出胞饮液泡的外壳，运载微小的内容，但是这微小的内容对于细胞的生命来说是必不可少的。话语就起到了这个外壳的作用，它包裹并运载能够确保内心世界生命的东西，话语向内在世界提供了移动的工具，而且话语也接受了运载的客体。

运输蛋白质的容器

在对于暴食症患者的治疗和精神分析中，我们能够用细胞生物学将话语研究比喻成创建可以接纳运输蛋白质的专用通道。这个庞大的分子有着能够开放接纳的部分结构，而这个接纳的专用通道会暂时容纳另一种蛋白质，它非常微小，它附属在分子上以实现移动到内部的目的。

这是细胞世界中一个非常有趣的现象，一个庞大的分子被用

---

[1] 译者注：胞饮吸收，是指细胞通过伸出伪足或与物质接触处的膜内陷，从而将这些物质包入细胞内。

来运载微小的分子。我们并没有停止过对这个现象的探索，我们试图去了解之所以会出现这个现象的原因，及其难以捉摸的本质。举个相同比例的例子，就好像是用大象的鼻子来运送一只老鼠一样。话语在这些治疗中所起到的运载作用就是这样的。需要用很多的话语形成一个外壳并创造出一个专用通道——故事，例如在本章开始的尤利西斯和波吕斐摩斯的故事——来承载新的、微小的词汇——在这个故事中就是"人"，"在喉咙深处没有任何人"。很多的话语都是通过安全管道来保护这个必须起到作用的词汇。

因此我们要深化我们的了解，就好像安齐厄一样拓展他对于海洋生物学的了解，以此找到合适的话语表达，让娜塔莉可以敏感地用另一种角度来看到她的整合能力。内分泌学是关于激素功能紊乱的医学领域，这个学科又教会了我们什么呢？氢化可的松是我们之前就已经说到过的一种生存激素。如果是暴食呕吐型的饮食行为紊乱，氢化可的松会大幅上涨。在其他严重的躯体疾病状态下也会有同样的情况发生，例如严重的癌症患者；严重的精神疾病也会如此，例如自闭症。氢化可的松的提高可以缓解休克状态下的细胞机能，例如在紧张状态下，就像我们刚才说到的一样，氢化可的松的水平升高就可以改善细胞机能。因此运载皮质激素就是"运载蛋白"（protéine de transport）大象，用来运载氢化可的松的，而氢化可的松就是细胞中的激素老鼠。

我和米歇尔·布歇讨论了我正在进行的研究：在暴食症和厌食症治疗中的话语使用。我告诉他：研究话语这项工作似乎就是创建一个通道来运载细微的内容，因为这些患者没法在治疗过程中承受太多的情感，只能承受一点点情感。我们开始比较生物学的研究和精神分析学的研究，以此再次尝试提高我们对于饮食行

为紊乱治疗的认识。这些在身心交互作用上的交流为彼此的研究
开辟了道路。

对于压力、情感以及对于女性特征的自我防御反应（男性赋予
的特权使得女性的激素机能有所退化，例如个体的基本性格变得
更为中性），这一切又重新出现，就好像是我们一直在不断探索的
难题一样。"为了实现细胞内运输，就需要胞饮囊泡或者运载蛋
白，而话语就起到了这样的作用。"这个暗喻引起了他的注意，于是
我在这里又重新写了一遍。

运输工具，调制器

这些正在进行中的研究仍然充满了争议，我也希望读者可以
体会到争议的快乐。即使读者有可能对内分泌学一窍不通，读起
来很不自在，我也并没有减小其科学难度。

行为和生物学之间的相似让人感到混乱。但是这些相似有可
能只是偶然而已。

对于因果联系的争论并没有结束。激素和行为很难结合起
来，因为血液中的激素含量并不一定代表细胞中的激素起作用了。

运载蛋白的生理学是：

——或者代表一个容器，运载皮质激素（transcortine）联系起
了 90％流通的氢化可的松，并减缓它的半衰期；

——或者代表一种特殊的运输，如果遭遇了感染性休克，运载
皮质激素会贴紧中性粒细胞膜表面的弹性蛋白酶，在这种酶的作
用下分裂并释放氢化可的松的分子；

——或者代表一种调节激素生物活性平衡的调制器，SHBG

(sexual hormone binding globuline,性激素结合球蛋白)在平衡雄性激素和雌性激素中扮演了一个重要的角色，因为性激素结合球蛋白对于睾丸素而言其相似性比雌二醇高出了两倍。

在神经性厌食症中（包括暴食型的），CBG（cortico binding globuline,皮质甾类结合球蛋白）或者运载皮质激素并没有发生改变，但是氢化可的松水平提高了并保持着正常的日夜循环周期。GHBP（Growth Hormone-Binding Protein,生长激素结合蛋白）随着体重的减轻而有所提高，闭经会杜绝受精的可能，除非有来自肾上腺皮质的DHEA（脱氢表雄酮）。

患者又恢复到青春期前无性的状态。

这当然需要思考！还有很多的研究工作需要我们去做。

为什么必须要有一个如大象般大小的分子，才能够有适合用来运载老鼠的通道？我们还不知道原因，但是我们知道运载蛋白对于运输激素来说是必不可少的。这个争论强调了运载蛋白的两个功能：容器的功能，以及调节相对立又相互补充的两种生物活性平衡的调制器的功能。用来运输的话语似乎也有着容器的功能——我们谈到过话语的保留。同样，当我们谈论到话语的时候，我们也谈到了话语的调制器功能。话语既能让人想起否认和人的生命力，也能让人想起个体的破坏癖以及个体思想或者营养的活力。

形态繁多的时间

噩梦同样也有运载蛋白的这三个功能。因此对于精神的消化来说，用语言来表述噩梦，这赋予了噩梦另一种形式。噩梦暂时用这种语言表达的形式表现出来，它被分解成了不同的部分。加速是为了找回更慢的节奏。精神分析师的非侵入性介入治疗能够将加速的时间和更慢的节奏结合起来，在介入治疗的帮助下，恢复平静的患者能够配合参与到治疗中去。

这种对于患者治疗过程中特有的语言的研究是千变万化的，患者往往无法承受爱的缺失所带来的空虚。这种研究可塑性极强（Roussillon，1997）。这种可塑性取决于时间的变化。话语不再急促匆忙，一旦急促起来患者就会激动。有了确切的语言表达，变幻无常的时间变得形态繁多。它时而拥有被限定的时刻的特点——时间的流逝是线性的、大量的，过去、现在和未来都流逝其中。在这时间的潮流中，我们可以定位记忆，是时候铺展开残留的记忆，这是用来回忆的时间。它时而又拥有转瞬即逝的时间的特点，没有持续性，只是一瞬间，它变成延展出去的无限，强烈而明亮。对于确切的话语的研究和诊断在不断地改变着时间，以此创造出精神变化的不同形式。

可塑的时间可以起到调整的作用。在精神分析师的帮助下，患者可以选择她的话语表达，这些话语创造出了某一个时间的空间，这些时间可以是短暂的时间、线性的时间、被限定的时间或者即时的时间，没有持续性、瞬间的、转瞬即逝的、无限的。精神分析师应该去适应患者。患者经常因为急促的时间而不断地感到气馁和失望，所以不应该是患者为了摆脱这种急促而去适应。患者创造出了位置。她的时间是不可变的，当遇到威胁变得惊慌时，她的时间也会有所动摇。精神分析师帮助她选择了合适的话语，这是为了让她能够用另一种视角看问题，并且可以拥有另一种前景。对于话语的研究为患者创造了一个基础，这是非常特殊的基础。

这特殊的基础吸引患者进入到自己的内心。有的时候，它对于生命的激励会更为彻底，它把患者带到了一个不了解的异国他乡。

在精神分析师的帮助下，患者的思想范围和话语可以适应她可能实现的节奏。因此精神分析师复活并唤醒了患者喉咙深处的那堵墙的活动性，这样可以帮助患者吞咽下她的一点点话语，让她更好地呼吸，让她可以通畅地发出声来，并排除她前进路上的阻塞，让患者可以向着痊愈的未来前进，让她可以看向别的地方。和话语的研究的关系，和时间变化的形式繁多的关系，确切表达的变幻不定，以及话语表达光明的前景，这些都能够帮助患者重新做梦。

确切的话语表达变成了平静宽广而深邃的河流中的波涛，人类生命力的负面能够混合进其他的梦境中，在其他的梦境中下落到自我的内心深处。普罗透斯的名字来源于希腊神话中的一条河流。普罗透斯象征着话语的洪波，治疗阶段中，患者可以精神集中并滔滔不绝。其间出现了确切表达的节奏和音乐性，这些确切的表达带来了联系，这些话语可以在瞬间联系起来。对于话语的研究分析虽然时间不久但是很具有启发性。它在创造、启发、吟唱、迷惑。它将我们带向他方。

不受管辖的地方

现在我们要重新分析的是亚历山大说过的话，让我们身临其境地观察一下话语是如何将死亡转变成生命力的。就好像在细胞中，运载蛋白的工作就是移动性激素、生长激素和生存激素。（见第二章中亚历山大的情况）。

奇怪的梦,奇怪的战争

除了所有这些对于治疗过程中话语表达的思考以外,我们用更为敏锐的精神分析倾听再次进行临床诊断。我们在亚历山大的字里行间的引导下倾听着,这样可以让她继续描述正在发生改变的内心风貌。她的嘴巴恢复了说话的功能。她把能够说出来和不能说出来的话语之间的空间称为"差距"。

我们交给她话语权,让她可以"详述"这个奇怪的梦——奇怪,就好像1914年人们所说的奇怪的战争[1],这是为了讽刺席卷而来的死亡带给人的恐惧,同时也是为了嘲笑年轻人嗜杀的暴力行为(见克劳德·西蒙的《洋槐》)……

她梦到了格子抽屉上的标签上并没有字,她打着哈欠,张大嘴,守候着标签上会出现的文字,就像等待着早晨的阳光一样。这些文字就是她期望在我们之间、在内心和外在之间出现的话语……

> 亚历山大:昨天晚上我做了一个很奇怪的梦。我在森林里复习考试,我们可以在地图上找到这个森林。有一个男人对我说:你不认识这旮旯,这和考试的复习有关。

我们已经听到了她话语中使用的否认,"你不认识……"。我们被这些词引导着:……故事……复习……考试……森林……找到……地图……,然后突然出现"你不认识这儿,这和考试的复习有关……"。我们的倾听就好像是手电筒,用来照亮每一个词。夜晚出现的这个梦要起到什么作用呢? 在话语的仓库中,在记忆的储藏库中,有一个我们所不了解的地方,一个还没有被清查的空

---

[1] 译者注:"奇怪的战争"指第二次世界大战全面爆发初期英法在西线对德国"宣而不战"的状态。法国人称之为"奇怪的战争"。

337

隙,于是她停了下来。与其说没有标签,更确切地说是标签上没有写字。

她描述了她直观的感受。我仔细倾听着她的文字游戏:

医生:这个地方,和考试的复习有关吗?

亚历山大:后面还有这样一个场景,我的儿子在不远处。我看到一些深灰色的格子抽屉。这些格子代表了智力水平,但是这些格子并不是按照水平递增的顺序排列的。这些是保险箱的一扇扇小门。在门上标注着"成年人"。当我醒过来的时候,我还想到了一些其他东西。我必须要打开正确的那扇门,于是我打开了其中一扇,里面又有很多门,里面还有一条白色的棉布。这个森林的一隅有很多的门,这些门就好像是一个个小小的保险柜,但是我想不起来全部了……那个男孩是我女儿的朋友,我在圣诞节和一次生日的时候见过他,他的怀里抱着一个婴儿……

在亚历山大的叙述中出现了男性,而且是个年轻的爸爸。

本质,形式

否认就是本质,生命力是逃避的形式。我们必须在这个被压抑的地方探测出有活力的区域。我们已经了解到,有活力的区域是最被否认的地方,而且几乎已经被抹去了,但是剩下的部分有一点分裂,就好像是她从脚下拔出了一块老旧的空心石头,石头发出了粗沉的声音。

有活力的区域也是反抗最强烈的地方,在秘密地颤动着……策动着。策动着生命力。否认和生命力,是在精神分析师身上的一种个体的意识、细节的意识，个体可以在细节中认识自己；从这份关注中出现了话语，因此否认和生命力是不完全地保留话语的艺术；否认还是在和事物接触过程中萌生出的内心的激励。"……这不是……亚历山大说。"在这里我们要研究她所用的否认。否认在精神分析师看来就是一只手。它在让她停止的难以言明的内容周围寻找着关联。

话语的生命力是肉体的本质。否认是语言的形式，然而语言正是通过形成否认来逃避否认的。否认将话语剪切，将我们引向另一个事实，这个事实就是患者曾经打算说的事实。否认将我们引向了意外的边缘。我们设想，话语的共鸣把患者的刺激兴奋、慌乱的游荡变成了一个决定，她决定彻底把自己想象成生活于未知的异国他乡。这样做的目的是为了能够有所发现。就好像是在天使和雅各摔跤了一夜后，天使平等地鼓励雅各："现在我抹了你的大腿窝，现在我伤害了你，你可以往前走了，现在我赐予你名，现在我赐予这个你要前往的地方以名。离开这个地方继续前进吧。前往别处，别再回到你曾在的这个地方。"

"习惯的迁徙"

和耐力作斗争的经历中包含了对于耐力的解释：你的习惯不断重复，习惯的迁徙——习惯向着能够表达的前方，前进、经历并改变。患者和话语重新联系起来，创造出话语，并赋予其意义。

怎样融合想要消灭生命的冲动，怎样重新建立无机状态……梦境的格子抽屉丢掉了它们的名字，除了一个有标签的格子，上面写着成年人……死亡的冲动时时出现在人生的各个阶段……

"这两种本能势力[1]的协作与反抗产生了生命的现象,至死方休。"(Freud,1933)

我们刚刚探索了能够把确切的表达解除联系和重新联系的力量,这种探索改变了持续的时间和瞬间的时间。耐力和意义就好像是生命力中的死亡,成长和性发育的死亡。它们在童年时死亡是为了去往他处。

话语开辟了专用通道

我们继续在这个地方忙碌,一切都呈现在那里,一切都是并列的、彼此邻近的。我们继续交谈,继续研究着梦境中的每个字词。倾听之间是相互联系的,所有的倾听其实是依附在同一根轴上,只不过并列而已。倾听是一种书写,倾听写出了那些还没有写在标签上的字词,或者说,倾听重新获得了令人喜悦的字词,曾经有一种魔力把这些字词都弄消失了。倾听写出了:

"(……)一件单纯的个人事务,一种观察,对于某一种体验,想法和情感的回忆,对于某一种精神状态的表达,同时也是对于思考的满足。"(Gao Xingjian,1995,p.667)

总的来说,倾听是亚历山大和我,我们此刻实现的精神集中的结果。我们现在处于瞬间中,专心于研究梦境和话语。精神分析师的话语开辟出了用于保留亚历山大的话语的专用通道,从精神分析师用话语第一次运输开始,压力山大的话语就被迁出、运往他处。充当承运人的话语既是容器,同时也是患者在面对"是"和"不是","回忆"和"不回忆","配合精神分析师的话语"和"不放任自己

---

[1] 译者注:两种本能势力指的是生本能和死本能。

依靠精神分析师的话语"犹豫时，用来调节平衡的调制器。

医生：你想不起来标签上写着什么了。

亚历山大：我看不清楚。

医生：你在学校学过识字吗？

亚历山大：我想起来幼儿园里有一位修女，她肯定教过我识字。

医生：那么地图呢，这让你想起什么吗？

亚历山大：是的，那时候我长大了。我记得是小学三四年级的时候。我看到了老师和地图，但是我没办法把地图取下来。是哪个老师来教我识字的呢？我什么都想不起来了。是的，森林里很阴暗。没有，家里没有任何人教我。我妈妈不会管我的作业。我在她黑暗的书房里看到了妹妹。

医生：地图呢？

亚历山大：我不喜欢地理，尤其不喜欢地图。在地图上找森林山川对我来说太无趣了。

医生：你觉得找它们很无趣吗？

亚历山大：是的。

医生：我们已经了解了你是怎样迁走的。那个时候为了能够定位并命名那些东西，一切都被拆除、被迁移了……在梦里有没有可能还有另一种欲望……在格子抽屉里放上别的东西……都写好标签，分类排好……

在领土之外，和成年人之间的奇怪关系

亚历山大：你说的别的东西有可能还是没有标签，在领土

之外,不在学校的地图上,而且我有可能还是想不起来? 我们也许能够重新将性爱、智力和疾病联系起来。

我经常会想到,过早生病的年幼的孩子和成年人之间有着奇怪的关系。他们经历了侵扰。有太多不同的成年人,有太多的联系。跟他们说得太多,触摸得太多。在幼年期有着太多的联系,太多的身体,太多的性爱。并不是因为我自己,我才这么认为的。但是在和医生的联系中,在面对周围有很多成年人的医生时,我觉得自己是个孩子。

医生:你在这里接受治疗,你觉得自己被侵扰了吗?

亚历山大:没有,相反这让我变得平静。在这里的治疗是可以保护我的,就好像一层保护壳,并不是侵扰式的治疗。

医生:你知道我是怎么治疗的吗? 我是怎么来做这层保护壳的?

亚历山大:我要重新用到你的驴皮记的比喻,你试着减慢治疗开始的节奏,这有助于保护壳的形成。我之所以会知道,是因为我把它和之前的精神分析师的开始做了比较:三个治疗阶段,某些东西偏离了轨迹,并没能形成保护壳,也就是说并没有开始治疗。他不怎么说话,甚至什么都不说。他有表达的问题。

亚历山大:是的,确切的语言和治疗的节奏,休息的节奏,所有的一切都构成了我对你的表象;这让我意识到一个重要的过程,在休息的时候是活着的,我并没有死去。也就是说这样的节奏是合适的,是适合我的。侵扰的另一方面,是围绕着生病的孩子的沉默,生病的孩子就是那块棉布[1]。我说出

---

[1] 译者注:这里有所隐喻。法语中有一个词组 filer un mauvais coton,意指身体或精神上情况不佳。

了我所认为的精神疗法和精神分析之间的不同,以及适合我的方法。但是他没有回答我,只是说这没有意义。我觉得……现在我知道……等一下,还有关于节奏和保护壳的问题。我们不能够像这样继续下去。我做不到。我觉得他搞错了我的语文水平,我实际能够达到的水平根本不值一提。我很生气、难过。但是我不能跟他说,因为他什么都不会说的。他很忧郁。没有一点点的支持;于是造成了太多的发病。我感到很遗憾。

我觉得我在重新下坠,比这更为严重的悲伤是我不能把这告诉他。我告诉他我想要这个想要那个……他告诉我,我在逃避,这是神经官能症,但是暴食症的结构是不一样的。

诉说并找到一种节奏,这种节奏可以减慢在亲密关系中加速的东西,也就是说,为了让患者的内心不放弃,我们需要过渡到更为轻松、更为谨慎的织造。我们必须谨慎地作出决定。

认同,误解的极限状态

诚然在我们每个人身上都有不了解的欲望。当失去平衡时,我们必须看到这种倾覆,直面这种跌倒,我们必须坚守精神分析的标准,精神分析"是愿意接纳问题和不完整的"(Ricoeur[1],2004,pp.95—104)。与其说是晦涩的话语,不如说是激发人心的话语、尽可能清晰的话语,这样才可以用我们的表达创造出音乐性,让我们听到有哪些是可以说出来的、哪些是让人激动的,同时

[1] 译者注:保罗·利科(Paul Ricoeur, 1913—2005),法国著名哲学家、当代最重要的解释学家之一。他全面论述了诠释学的现象论方法论基础。

可以巩固语言的基础。

在那里，欲望非但没有运作起来，相反还缺席了，内心的景象一成不变。心理医生悦耳的词句络绎不绝，其中蕴藏着丰富的情感。心理医生把话语分成短句，这样有助于形成阿里阿德涅之线，让弄乱的线团反弹起来。他对这个梦抽丝剥茧，他把手伸向了装着地图的格子抽屉，他摆弄着这些地图，一个接着一个地进行研究：画出轮廓，画出草图，前景的变形，眼界的认同，时间的去形式化，这些都是为了可以形成其他的前景。此外，时间的去形式化可以摆脱标准，因为这些标准先验地被简化为连续性和同时性。(Régis Debray[1], 2001, pp.96—98; Merleau-Ponty[2], 1951)。

这就是我们在暴食症治疗中所要做的。我们评估那些未知，我们衡量着价值千金的误解，我们猜想着在驴皮的后面隐藏着一位穿戴华丽的美人。这位美人敢不敢把这些大白于天下，她敢不敢使用自己的能力而不借助于我的力量？

有的时候，渴望痊愈的患者会希望重新变成别人的驴皮。她的精神分析师对于她来说，就好像是她透过破房子的窗户偶然看到的王子，她用她的裙子掩饰着自己，她还不想在所有人的眼前拆穿这个秘密，她有三条漂亮的裙子，一条是太阳的金色，一条是月亮的银色，还有一条是时间的颜色。为什么在那么多的颜色中，她让自己和我们看到了这几个颜色？是为了向自己和我们隐藏住她

---

[1]　译者注：雷吉斯·德布雷（Régis Debray, 1940—　），法国作家、媒介学家。

[2]　译者注：莫里斯·梅洛-庞蒂（Maurice Merleau-Ponty, 1908—1961），法国20世纪最重要的哲学家、思想家之一。他在存在主义盛行年代与萨特齐名，是法国存在主义的杰出代表。

的品性吗？于是我们偷偷摸摸地，但并不是难以觉察地撕下了一块她留给别人的驴皮——用这种方式向她表明，我们并不担心自身的破坏癖。温尼科特把这称为"反移情中的仇恨"。他把仇恨和抑郁灵活的整合作用联系起来，这种抑郁源自患者发现了自己对他人的关心。这种抑郁起源于无情地利用他人来运载最为珍贵的东西，他们表现得很笨拙，就好像是大象走在瓷器店里。我们也可以用另一个比喻，用大象来运一只老鼠。患者必须要感觉到自己被夺去了什么，同时也要找到恢复健康的方法。借助她的耐力和碎片，坚硬的，但不缺乏温柔的手感觉到了微妙的痛苦。当渴望痊愈的患者失败的时候，她不应该在前一天就放弃，否则痊愈的希望有可能会放弃她。她会蜷缩一团，变得麻木。对于话语的研究对她来说是一种支持。我们一直用她带有双重含义的话语温暖着她。这是取暖的火，也是烤架上的火。她必须拥有对痊愈的渴望，而且是为了她自己，不是为了我们。

结论
空虚和开放

    暴食症和呕吐的治疗属于当代精神分析的临床治疗。精神治疗、躯体治疗或者营养治疗，或者其他一切辅助治疗，例如音乐、歌唱、戏剧……这些治疗中的两个合作人都渴望实现痊愈，而当代临床精神分析也承认了痊愈的渴望是可以实现的。

    "雅森特给我写道，我做了一餐美味的早饭，有鸡蛋、散发科西嘉青草香味的奶酪，还有火腿。现在我非常渴望让痊愈的火焰慢慢地往上升腾，这是真正的痊愈、内心的痊愈，而不是在玩偶之家[1]，也不是等待着死亡的苟延残喘。我的脸？我不知道我看到的还是不是它原本的样子。当一个远方的朋友来看我时，我感到很感动。在我看来，我值得被如此对待。

    "那些我们让之站立起来的东西真正地存在着的时刻，并不只是为疾病争取到的时间，我想要深入地集中精神。只有

---

    [1] 译者注：《玩偶之家》(*Une maison de poupée*)是易卜生的代表作之一。主要描述了主人公娜拉从爱护丈夫、信赖丈夫到与丈夫决裂，最后离家出走，摆脱玩偶地位的自我觉醒过程。

被周遭的世界孤立,我才可以集中精神。我独自一人生活在
自己的角落里,我没能够用我自己的方式相信周围的人们,我
害怕我对着自己编故事,我害怕我会相信这些故事,然后发现
自己被幻觉所哄骗,发现我的保护壳没能够形成。所有的这
些时刻都会让我深深地感到失望。"

对于饮食紊乱的精神分析,在方法和精神上是否会有所不同?

是的,多亏对这些患者的精神分析,我们知道内外之间并不存
在一维空间。暴食症患者们让我们确信有两个维度存在:开放和
关闭。嘴唇和牙齿有一个易损的阀门。事实上只有在关闭的嘴巴
里面安静地咀嚼,这个阀门才可以可靠地保留住人的本能。另一
方面,内心就像是被蒙上了一层面纱,这样就不会有所改变也不会
下落。在内外之间,当嘴巴在暴食症中不再是改变过渡的地方,嘴
巴就被束缚住了。在这个隔离舱中的过渡时期不是太短就是太
长。加速不是为了真正的消化,为了能够更好地感觉到饱腹感和
放松的感觉,而在咀嚼食物的时候,给食物下落留有准备的时间
的。嘴巴的自体性欲并不总是会如预期般地发生。于是胃就会被
折磨。同样,在内外之间为了能够和他人相处,精神的口欲性不断
膨胀,它并没有遵守消化所需的精神时间,于是他人没有掉落到自
我的内心深处;口欲性作为对于消化和认同的准备,并没有起到接
纳的作用;这个时间的把握是不确定的、有缺陷的——这就好像是
患者为了实现体内化、吸收、内心化而没有时间咀嚼一样。我们来
听听雅森特是怎么来描述她的紊乱症的。

"当我来到这里,我觉得我没办法集中精神,我的灵魂穿过了我的躯体,我坐在这里和我说话的时候,我的灵魂并不总是在这儿。我希望自己可以在会诊中更专心一点,这样可以帮助我触碰到内心深处的自我,这样可以帮助我想起这个自我。"

嘴巴在饮食和表达上都有功能紊乱障碍。后咽部变成了一堵柔软的墙,但是事实上它是难以越过的,因为这里就是拒绝下咽和吐出的地方。嘴巴就好像是旋转着的搅拌机,通过后咽部反复筛选食物,自动拒绝消化别人说的话。

"这是很艰难的时候[1]",雅森特写道,恰好在上午的治疗结束之后是难以消化的情绪折磨她的时候。情绪还停留在嘴巴里,身体轻易地就能呕吐出来,为此情绪在和这种轻易性作抗争,这样就可以摆脱精神治疗。但是怎样咀嚼治疗过程,才能够为内心的下坠做好准备呢?为了能够实现精神集中,她寻找着过渡的途径。

嘴巴的通道有两扇门,在两扇门之间是空虚;这个空虚就好像是一个球体。当暴食症发作的时候,内心的圆形外廓就没有了。仿佛在内心深处什么都没有,因此开放是没有限制的。于是内心就开出了个无底洞,因为这个空间是没有曲线可以限制它的。一下子都生吞下去,这有着噎死的风险,严重的时候就肯定会出现混乱的逻辑:吐出来似乎有着自己的道理,但是为了让患者摆脱不能消化的习惯,并扼杀吃东西带来的影响,她必须一步步地抵抗这个理

---

[1] 译者注:原文为 Les heures sont dures comme autant de pois chiches."dur"在这里指的是艰难的,也有坚硬的意思,所以后面的比喻是坚硬得如同鹰嘴豆一般。

由。因此,吃是冲突的源头,而且这个冲突还是无意识的。

当空虚被难以满足的暴食症占据的时候,我们必须首先向瘾癖妥协,向全或无的混乱逻辑妥协。

我们必须自己辨别方向。事实上空虚变得很不稳定,仿佛浅滩上一块表面扁平的石头,它只是停留在一个角落里,它可能会毫无预兆地失去平衡掉入混沌中,混沌中,感知会"一步步,一点点"地消失不见。这会让医生和患者一起失去方向。然后就会轮到我们每个人都失去平衡。

对于雅森特的精神分析给出的回答阐明了束缚的挑战。精神分析的回答变成了一种解释,同时它的目标是解释体验的死胡同,以及有待创造的开放的地方。解释利用对于疾病的躯体方面的理解来过渡,这是治疗中的第三者,解释可以缓解患者激动的情绪,这种激动源自自己对气馁、放弃、失望的害怕,或者害怕自己因为不能一下子痊愈而感到失落。

"雅森特,不要害怕放松,你要试着冷静适度地放松自己。下颌的僵硬是为了让你紧张。相反地,你要试着深呼吸,感觉到身体在下沉。就好像是猫咪蜷缩成一团舒适地、放松地沉浸在梦中,这样放松的状态让它们可以在梦境中自由地跳跃。想象一下你在河边散步,你回想一下河边的堤岸,一点点的细节浮现在你的眼前,你要一直平静地、睁大眼睛看着这一切。"下面是她对此的感受:

"我非常感谢你,因为你说的话让我马上就进入了放松的状态。像那样的时刻,即将来临的时刻,构成生命、每一天的时刻,在我看来就好像是一头猛兽,因为这是一场真正的近身搏斗;这些时刻把我投射在其他的日子和其他的斗争中,足够让我失望,让我深深地感到沮丧。在这种时候,患者走在了'痛苦'的斜坡上,但是这是通往痊愈的必经之路。

"然后就是放松,慢慢地嘴巴也得到了放松,然后是下颌,沿着脖子慢慢地放松。我以前认为这就好像鲸鱼把水喷射到高空一样,所以我不知道呼吸要下沉。现在,我意识到这就像打水漂一样,要一点点地弹跳向低处。在肚子里,但是这并不宽敞,就好像是内心被折成了一层层的褶皱。我总是会回想起一些细节,是的这很好,这让我能够精神集中,这可以给我很多的小细节和短轴线。

"我要打扫完屋子再出门,所以出门的时候天色已经晚了。这天下着冰冷的大雨,实在不适合沿着河边散步。我记得帕斯卡[1]说过河流是流动着的路。只有当我第二天早晨醒来的时候,我才能够完全地放松下来,就好像我今天一开始写的那样。我在我的身体里感觉到了不稳定和不确定。我已经准备好了我的晚餐:带有茴香的浓汤,新鲜的山羊奶酪,罗勒,羊酸奶和自制的面包。

"在外面,餐厅已经不营业了。我本来想去吃海鲜的。我试着用歌唱让我精神集中。我体会到我需要坚韧不拔和很多的技巧才能够摆脱暴食症。我必须要摆脱暴食症,学会变成一个真正的人。"

那么怎样才能用一个非常不舒服的姿势来维持住身心平衡呢?我们必须有一个定点(un point fixe)……

---

[1] 译者注:布莱士·帕斯卡(Blaise Pascal, 1623—1662),法国数学家、物理学家、哲学家、散文家。

定点就是治愈的前景……

"在有躯体陪伴的治疗中，不会有飞跃式的进展，但是会形成一个基础。要想起飞，就要沿对角线出发。我们很难观察这个基础，因为这是在自我的内心深处想象出来的，这个基础不仅是一种支持，也是一个有待开放的空洞，同时治愈的前景也需要建立在这个基础上才能发展起来。这就仿佛悬在高空的半月，开口朝上，月亮需要倚靠那一道长长的轨迹上才可以悬挂在空中。空洞有的时候可能会发生变化，但是底部的线条会坚持在那里，这样可以防止内心底部的崩裂。雅森特"

我们好几次都比较了创造内心基础和注视水平线上的一点。婴幼儿把头靠在乳房上，看着别的地方，她妈妈以外的地方。在他们的亲密关系的水平线上取一个定点，他盯着这个定点，这是在他们接触以外的一个定点，因为他很稳定，而且他吃饱了。在治疗中，我们利用语言努力构建出患者可以在别处生活的前景。一旦治疗中的相互陪伴变成不可磨灭的印记并被内心化以后，那在治疗阶段之间以及治疗以外的时间里，患者也可以继续前进。

雅森特通过改善生理平衡状态为她的精神连续性打下了基础：

"机会就是在我的身体里我能够坚持，我不知道怎么准确地做到，但是一切已经就绪，沉默其实是对于沟通的渴望；这不会变成一片空白，而会变成我给予自己的贴近内心的某些东西。

"我不会说'首先在割伤的伤口那里感觉到了灼痛感'，就好像我之前说过的那样。这似乎是一种交流。我来到了内心的梦境中，有水、几本乐谱、歌声，还有城市，如果我愿意的话，它们会以一个个小小的碎片的样子慢慢地呈现在我面前。

"我可以更多地感受到我的躯体，这一点很好，我不再只是拥有人类的外表，但是我还没有信心可以愉悦地说：'明天也是一样，你知道你可以的。'"

"渴望吞食，也是渴望被吞食"，这是食人的未分化状态，在面对这些最初的体验时，就好像飞机在爬升一样。这是要摆脱两个人在一起的风险，原始的人群是联合的人群，它吞咽了自我和他人之间的各种不同，但没有真正地将这些不同内心化。研究患者在寻找味道上的不同，这可以帮助我们研究在人际交往中她们的不同之处。但是为了继续前进，光是测定是不够的，必须持之以恒地、一步步地、难以察觉地克服困难，有的时候当困难太过坚硬的时候，就需要将它慢慢侵蚀，或者当困难退让的时候，就要用尽全力将它粉碎。

"我喜欢面包、苦杏仁和柠檬味的小点心、奶酪，尤其是山羊奶酪，比如说圆筒羊奶酪。面包就好像是在上升的土地，我也不清楚。最好将身心相遇的空间和精神集中，和对于形式的研究交织在一起。我必须调整我们的治疗以及在治疗中说话的时间，必须把两者联系起来，因为我以前没能这么做。你知道的，回忆让我很厌恶说话。我把自己埋进深深的洞里。我不想回答，我等着，一直等着。我希望获得平静。有的时候我问自己什么时候才能把秘密说出来呢。为什么沉默的堤坝怎么都撼不动呢？"

有一天雅森特能够说出她一直以来隐藏的秘密，当她的信任和关怀更为坚固的时候，让她能够向内心深处的回忆屈服的时候，这些回忆让她厌恶表达。

不认同和意识域的深度

拥有惊人的记忆力可以将患者的语言归并起来,这开辟了另一种前景。我们会听到不对劲的地方,我们会让倾听变得混乱,我们让倾听失去平衡。我们让倾听从表面上看变得不稳定,"转向"。我们开始寻找说话内容中的对位、反差和对立面:一切都是相对的、反面和补充。

此外,"认同今后会经历越来越严重的误解,直到最终变成不认同"(2004)。恢复感知也是一种不认同和认同的混合。保罗·利科提出"认同今后会和误解的极限状态进行比较"。

我们继续来看雅森特的发现,雅森特慢慢地开始自我倾听:

> "这个朋友觉得我就像具行尸走肉一样,为了找到我的生命形式,就好像你说的'我生命的活力',我一直在她身边摸索着。在和别人的相处中,我牢记每个人有自己的主观意识,每个人的幻想都是不同的,也从来不会模仿别人。仿佛我的回忆是这样子的,而她的回忆却是另一个样子。她觉得我死了,因为我被我的病折磨得不成人形,而我觉得自己是在寻找生命的形式。我觉得我试图实现什么。某一瞬间我觉得自己是活着的,完全对她敞开了心扉。但是你跟我说我会失望的。你想起来了吗,今年夏天当我的妹妹离开了我,我回来复诊的时候,你跟我说了这些。雅森特"

我们在治疗这些患者的时候所要研究的就是这种空虚,这种不认同,还有当面对没有文字的格子抽屉时的"我想不起来,我什么都想不起来"这个问题。为什么要这么研究?为了将说不出的话从沉默中解放出来。话语中的意思变得很荒诞,于是治疗的地方变成了不可以和别人共享的接纳的地方，也就是说，亲密的地方是没有话语的。

为了感觉治疗过程中精神分析师的语气和治疗效果，为了感觉精神分析师对于患者无法说出口的话的研究效果，我们来读一下在一个治疗阶段之后雅森特写的一条信息。精神分析师刚刚故意说出了"我们人类"，就是为了让人们能够理解人类的弱点，为了让她在面对治疗过程中时不时出现的我（精神分析师）的或者她的令人失望的缺点时，她能够宽容地对待，误解和不认同是无穷尽的。雅森特将精神分析师、她自己与其他人联系起来，其他人指的是享有共同的人类主观性的所有成员，这些人重新赋予对情感的探索以意义，这些情感一触即发，有时很强烈。

"医生，请允许我今天上午再说一点。你跟我说了那些我想要想起来的事情。你说'我们人类'，就像我们说我们的皮肤，那是与生命有关的东西。我从来没有在说这个词的时候打算表达这个意思，我们人类，一般来说我们不会用人类（humanité）这个词，而是用我们（on）。我这个人类是完全属于我自己的。

"我必须关心我这个人类，并不是像和洋娃娃玩那样把她当作婴儿来照顾。但是如果太过分了，那么呕吐就会切断和大人的联系。

"解决方法在于内心，在于亲密关系，但是并不是唯一的，我认为这只是一个源头。我希望找到我内心的注视。有趣的是精神生活和画画很相似。在一个只属于自己的角落，我画了一幅睡莲，因为童年时有一个开满粉红色睡莲的水塘，就好像是在深色的水面上覆上了一层薄膜，还有跳跃的青蛙。卡尔和我喜欢花上好几个小时在黑暗中注视着这一切，看着它们时动时静。然后我的妈妈就把我们带回了家。"

自闭回忆的保留

这几乎是一种空虚，这只是一幅草图，通过做梦和共同话语的交流让无意识浮现在脑海中。但是在最意想不到的时候，某一景象的突然出现让人感到意外，在这里就是睡莲。仿佛内心深处的好奇心。在看到内容之前怎样来先制作容器呢？这种牢记解释的方法首先是为了编织出一个内心世界，我们是不是必须说这是教育式的？我们是不是必须说它是为了传递来自空虚的冲动？这是当代临床医学的精神分析技巧。如大象的脚步般一步步地揭露出隐藏着的无意识的不完全保留，我们必须要投入情感，突然用一个微笑来传递自己投入的情感。我们必须要投入情感，所收获的结果往往是我们意想不到的，结果往往是我们一直以来努力追寻的目标。

用一个隐喻来形容"坚持"（tenir），就好像是带着手柄的托盘。如果说精神是手的话，话语对于精神来说就是手柄。"你的话抓住了我""我们人类"，这几个词让痛苦失去了活力，痛苦源自因为狂怒而疼痛的、闭紧的牙齿。

有一些什么东西在慢慢形成，沉默在动摇，内心恢复了平静，内心在书写确切的话语，从这种空虚开始描画出内心精神集中的轮廓，这种内心的精神集中是不会被表达出来的，这种不成形的痛苦折磨着精神分析师和患者，他们一起寻找让暴食症蜕变的办法。

会出现一个词让可怕的、让人难以忍受的痛苦失去活力，甚至有可能会加速患者的逃避,加速患者沿对角线或者切线逃开。这个词汇让痛苦失去活力,这种痛苦往往拥有让患者过度的、彻底的疯狂的力量。心理医生的过分敏感会激起她对于说不出口的声音的强烈记忆。心理医生通过患者说话、呼吸、沉默的特点来感受她的这些记忆。这些记忆重新加工阈下信息,并在疯狂和创新之间的十字路口说出了触动内心的话语,这给予了她新的支持。

从技术上来说,当自我偶遇本我时,精神分析师的倾听和话语在自我和本我之间产生了可以接纳更多本我的无意识。当自我拥有基础和多变性,可以毫不畏惧地抵御冲动的时候,精神分析师的渴望就是患者可以表达出来。患者一下子就说出话来,这让人惊诧不已,这些话语推动了患者在情感上受到的冲击,而另一方面,别的话语此时还在兜圈子,自由自在地流浪。我们用讲故事的方式将恐惧变为快乐。讲故事能够让患者暂时地摆脱恐惧,并且当患者感受到强烈的痛苦时,讲故事能够缓解她对参加心理会谈的抗拒。然而,即使话语无法刺痛人心,却能让人感到高兴,这些话语带有一种魔力,仿佛在《一千零一夜》中,谢赫拉莎德说话的魔力一般。

痛苦的性格

那么困难是什么呢? 谢赫拉莎德的困难是她害怕死亡。这个讲故事的人只要能够让睡不着觉的苏丹国王着迷,那么她就可以免于一死。这位国王杀害了很多女性,他因对于亲近的女性的仇恨而饱受折磨,这种仇恨让他疯狂,然后演变成了不可改变的残酷。治疗暴食症的精神分析师也忍受着一样的威胁,如果放弃就会死去。他也身处困境,感到焦虑。他也是一位患者,他和患者一样害怕死亡。

　　患者未来有可能会变成破坏癖，这让她自己感到很可怕，她觉得自己会回到早期让人非常担心的状态，如同蓝胡子的性欲。蓝胡子杀死了自己的妻子是为了可以再娶一个，如此往复暴食者觉得自己难以满足的食欲和这是一样的，但是她的困难在于缺席心理会诊时，也要保持参加会诊时的状态，并因此而提前惩罚自己。呕吐是自我牺牲的发泄方法……为了不断地重新开始这个食人的死胡同……但是呕吐否定了难以满足的欲望的存在……改变战术，用新一轮的暴食、呕吐、严重腹泻来暂停惩罚，长期以来这是付出巨大代价的一种手段，但也是十分充实的一种手段。

　　"我觉得躯体的陪伴会在会诊中造成隔离的矛盾，我认为我需要保持两个极端之间的距离，并在开放的愿望中将两个极端统一起来，曾经我对此很难想象。当我感觉到的时候，我飞了起来。呕吐让我感觉到了微弱的生命，就像荧荧的烛火一般。我从边缘处重新开始，但是这一次，我感觉不到裂缝给予我的慰藉，我也感觉不到裂缝可以让我从一个小小的人、一个小小的形式、小小的边缘开始恢复健康，我深深地感到了遗憾。雅森特。"

当代临床医学的治疗愿望是让占据了无意识自我的本我起到作用。

　　患者们很难忍受这，因为她们有着像苏丹国王或者蓝胡子一样的，复杂而难以相处的性格。一时的情感泛滥会超过精神协调的能力，以至于在坠落的过程中一切都有失去平衡的危险，医生的一点点失误都会让她们变成有罪，并且会让她们发生为了承担错误而伤害自己的危险，多么残酷啊！她们对于痊愈的坚持让她们筋疲力尽。要克服她们的不认同,首先就要提高我们倾听的准确性,直到我们可以适时地利用那些患者说不出来的不认同的东西。弗洛伊德在第三十二届研讨会上(Freud, 1931, p.174)谈到了,要研究自我和本我之间的不认同,这种不认同是一种性格障碍。

> "你肯定自己做过假设,人们将这难以名状的东西称为性格,而性格完全归因于自我。造成了这种性格的某些东西在偶然间已经占据了我们。首先是作为超我时,对于早期父母的要求的混合,这可能是最重要也是最关键的部分;然后是在后期,父母双方以及其他对他有影响的人对他的认同,除此之外还有作为客体关系的沉淀物的认同,这种客体的关系现在还是空缺的。"

话语让精神和谐重新变幻不定。这些话语把未来的性格看作是"蓝胡子、食人魔或者苏丹"这些典型的混合。就像温尼科特所描述的那样,冲动恢复了它作为生命的保障的主要功能,可以预感到危险来保护生命。冲动源自变形的刺激、羞辱,以及对于第一层保护壳的主要功能的不认同。在父母过时的认同的意识域中,话语将生与死联系在了一起。"餐馆还没有开门,我想要吃海鲜。"[1]

欲望的动物保护壳

通过在我们身上笼罩上一层动物保护壳,我们得以幸免于暴

---

[1] 译者注:这里涉及法语原文中使用的一语双关。原文为"Les restaurants n'étaient pas encore ouverts, j'aurais voulu quelque chose de la mer (mère)", mer 指的是大海,与表示母亲的 mère 谐音,因此其实从患者所说的这句话中可以发现她想要的其实是母亲。

力和羞耻，痛苦和本能的破坏癖。动物的生命力将生命和感觉聚合起来。动物的生命力是爱情中女性的保护壳，是欲望的保护壳。

"要快乐地作斗争。我觉得我的猫在每次搬家的时候，为了要融入新的地方，它都是这么做的。我想说它保持着身上的生命力，即使它从某一个气味很重的地方，某一个完全不知道什么样的地方跳下来的时候，我都能感觉到它的生命力。它保持着生命力，保留着它小小的习惯，打理着毛发，找一隅阳光照得到的地方，四处嗅着。尽管屋子里的大部分地方它还没去过，它还是一点点地探索着。它不会回到让它飘摇不定的犹豫中，仿佛活着这个想法已经根深蒂固地扎根在它的生命中。现在患者需要的正是这个。"

我们用话语形成了这层动物保护壳，形成了话语本质的遮蔽物。在我们看来，多亏了对于话语的研究分析，其中的一点点内容正随着欲望的坡度从内移动到外，横向地走向外在的世界，将这条通向他人的水平线不断地延展出去。正因为如此，解释这些内容有可能看上去真的很笨拙，有可能会阻止她的前进。最好这些内容仍然能够像梭子一样继续移动，编织出正在形成的语言联系的底布，这种语言的联系变成了有活力的动物保护壳。

在我们看来，不认同也是运输方式之一：就像宫崎骏电影中那辆闲逛的猫巴士车一样。摇晃的空虚打破了黑夜中的沉默，黑夜马上恢复了温柔。

欲望和灵活性

当语言充满了活力，情感和身体在不认同的边缘占据了主导地位，在那里话语才刚刚萌生出来。

通过会诊时我们的陪伴和倾听，我们营造出如音乐般确切的话语，这些话语被简化成最起码的必需品，患者也体会到了这些话语带来的和谐。这些话语在改变，然后又被放回原处。话语陷入了混乱，话语在前进，然后话语让患者继续前进。话语也让患者接受了混乱的第一个功能。因为"为了让星星跳跃，必须要先营造出混沌"（尼采）。这些话语让患者不再需要持久的认同。这让她重新感受到了自然的和谐，感受到了天空和身体。

"人们的苦难是可以和音乐联系起来的，因为人类的苦难在时间和声音中如音乐般发出了鸣响……"

我们在暴食症的蜕变过程中听到的正是这种音乐，它帮助我们用确切的语言表达出倾听。

"在内心的活动变成语言之前的很长一段时间里，这种苦难会在脸上突然笼上的表情上引起反响。"

精神分析师的治疗是这种改变的催化剂。精神分析师的愿望就好像是灵活安静的猫咪一样，为了突起的一跃，它慢慢地、自在地走着。

"圣·奥古斯丁[1]说过，上帝是不会只和在时代中回响的一种声音交谈的……甚至上帝是过去，是回到现在的新生。抱怨和音乐。抱怨是内心活动的变形。音乐是变形的变形。来自塔加斯特城的奥古斯丁在《忏悔录》中抱怨：我的生活就

---

[1] 译者注：奥勒留·奥古斯提奴斯，罗马帝国末期北非柏柏尔人，早期西方基督教神学家、哲学家，曾任北非城市希波（Hippo Regius，今阿尔及利亚安纳巴）的主教。他被罗马公教会封为圣人和教会圣师，称为圣·奥古斯丁（Saint Augustine 或 Saint Austin）。

是分心[1]（Distentio est vita mea）。'我在不知道医嘱的时候我会分心。'总有什么在撕扯着某一个瞬间。被撕裂的就是我。我需要协调才能缓解不协调。这是一个诡计！一旦内心的活动变成了语言，这就是呐喊声。我的生命就是一片只有叙述才能够靠岸的大陆。"（Pascal Quignard, *La leçon de musique*）

平衡包括了抑郁和兴奋。

我们会关注患者对于情感、感受、感知千变万化的体验的描述——无论是清楚的还是混乱的体验。总之，通过我们对于患者的主观身份的投入，我们向她展示了什么才是欲望。

欲望绝对是没有厌烦的，这是一种改变，一种流动性的变化，就好像有可能停留在介于气体和液体之间的过渡期。欲望可以改变节奏，它还有一个不变的特点：灵活。它不能被囚禁起来。

欲望是变幻不定的。欲望是一条河流。欲望就是海神普罗透斯。

我认为，这就是温尼科特在《人类本性》（*La Nature humaine*）中说的"生存的责任"（la responsabilité d'être）。同时亨利·马勒迪奈（H. Maldiney）将之称为"存在"（la présence）。在弗洛伊德的著作《冲动及其命运》（*Pulsions et destins des pulsions*）中这被称为仇恨的吸引力，把仇恨和掌管着精神生命的三个极性连接起来：

"我们可以认为积极/消极这两个极性代表了生物，自我/外界这两个极性代表了现实，最后愉快/不愉快这两个极性代

---

[1] 译者注：引自圣·奥古斯丁的《忏悔录》（*Confessions*），被称为西方历史上"第一部"自传，至今仍被传诵。

表了协调。(……)外在承受仇恨,于是变成了异国他乡——
这是一切对相异性的感知的典型。仇恨的洪流自然地流淌在
欲望的静脉中。仇恨事实上(我在更早的时候称之为原始的
破坏癖,然后称为无情的互相的残酷)作为和他人的关系,仇
恨比爱情更早,因为在否定的情况下,仇恨可以从外界的刺激
中获得源源不断的动力。"(Freud, 1915, pp.180—185)

欲望创造出瞬间的体验。能够准确表达的瞬间是我们所不会
忘记的转瞬即逝,是愉快的瞬间。愉快是会诊期间感觉的性质。
一直以来,这都指的是沉浸在整个天地中。

划定和他人的亲密关系的范围

在这种假设中(话语的圣乐)是用语言来划定这个范围的。圣
乐在空间中记下了美丽、文化、宇宙以及它们的功效:沟通。Tem-
plum 这个词源自希腊语 temno,意为切割(découper)。宙斯任命
奥利奥斯(Orios)成为界限的保护者(Debray, 2001, p.383)。对
于我们来说,这是划定一个范围,一个范围是内在,另一个范围是
异乡的范围,他人的范围。

> "我还在喝牛奶咖啡,我决定今天要慢慢地来做事情,不
> 然的话,我会扰乱我对于事物和日期的感觉。我想试着曝光
> 以获得休息。我是想要痊愈的人,但是我不会去吃奶。雅
> 森特。"

患者对于依赖的恐惧很严重,因为她不接受新生命的诞生,并
且担心自己会回到原来的状态。嘴巴和内外两层聚集在空虚周
围,空虚是语言的空洞,嘴巴难道不是集体无意识的所在吗,它遵

从着自己的组织方式和动机,它的动机是空虚感,这必然会招致他人的介入,这样嘴巴才能够实现被教化和教化的功能。嘴巴必须在内外之间和它的功能重新联系起来,这需要他人给它机会起到这些作用,包括表达、生物学的功能,如说话、唱歌、吃饭。

这让我们想到,饱腹感标准的缺失对于我们来说变得越来越习以为常。之所以我们会对此习以为常,首先是因为我们对于内心深处的无意识联系的思考,这种无意识的联系是建立在吞咽和下坠上的。

> "有的时候我会问自己,你身体里面的是谁? 这就和内心的基础有关,虽然有你的躯体陪伴,虽然我们一起进行了交谈,虽然我们有着共同的语言,但是我在下落的过程中,还是很难感觉到自己可以完全安坐在内心。我很快就臣服了,然后消失、蒸发。雅森特。"

我们的身体希望他人可以掉落到自我的内心,或者希望轻视他人以建立起基础。在我们的身体还没有获得孤独的平衡时,这种原始的、令人担忧的欲望让我们能够辨别欲望和害怕之间的关系:无情的欲望和害怕他人的死亡。我们感觉到了顺序错误的因果关系。

> "昨天,我在镜子里看着自己,我感到很平静。除了将坠落责任化以外我已经没有别的脱身办法了。我完全忘了我是个人。害怕让我既无法感觉到限度,也让我无法期望可以有一个范围。雅森特。"

在暴食症的迷宫中,这些圣经典故和希腊神话是引领我们的阿里阿德涅之线。要想借此限定迷宫的范围,定位自己的所在,并顺利走完这个迷宫,这是非常困难的。因此,我们想要大致了解一下暴食症发作加速这个难解的现象。的确,加速是暴食行为上瘾的后果,尤其当暴食行为还伴随着呕吐或者增重时。但是我们在希腊神话中发现了一个关于加速的神话,那就是伊娥的神话,我们发现这个神话的主题是关于女性和母女之间的竞争的。因为煽动男性欲望的女性魅力之间有着细微的不同,所以竞争源起于对男女关系的渴望。在伊娥的神话中,加速是赫拉对这位年轻女祭司的惩罚,伊娥和赫拉长得很相像,却又有些微的不同,但是她没办法摧毁吸引着宙斯的那一点点不同。时间加速的结果是地域的分散。伊娥从此以后再也没有属于自己的领地,于是为了能够成功地用她和赫拉相似中的不同勾起宙斯的欲望,她不断地迁移。而赫拉在女神中是母亲的地位,因为她创造了对男性的渴望。

话语的女神

在为如此多的患者会诊以后,我们总结出了很多经验,这些患者因为她们对于男性的渴望和对于父亲的渴望而自我惩罚,就好像赫拉惩罚伊娥,让她经受蜇痛的折磨,让她无法有一息停歇,直到她筋疲力尽,多亏了每一个患者给我们的经验,我们才能够顺利地倾听。当代的暴食症现象正在不断蔓延,在此我们谨向患者们表示诚挚的感谢,因为她们我们才可以更了解暴食症,如果没有她们的信任,没有她们的坚持不懈,我们有可能还是像聋了一样什么都倾听不到。我们非常感谢她们的机敏,感谢她们能够找到让我们摆脱聋哑的状态,耐心地、不断地告诉我们"不,我感觉到的不是这样的,更确切的来说是……啊!但是该怎么说呢,你帮忙找找我所需要的话语,让我能够向你诉说,让你能够明白的话语,同时让你能够感觉到病情的缓和有可能只是暂时的。"

我们的好奇心在暴食症的治疗中指引着我们。它向我们解释了确切的表达、"有效表达"所起到的治疗作用,而无论我们根据不同的患者,选择的是何种治疗方式——有间隔的戒除瘾癖的治疗会诊,在扶手长沙发上进行的精神分析,精神分析式心理治疗,以及可以把患者和亲密环境,尤其是和父母兄弟姐妹隔离起来的住院治疗。话语是让患者有所改变并向他人敞开心扉的内在发动机,话语是人类极限的轨迹,起到分离和区别的作用。

"我很难在我的身体里安放基底,因为我觉得很沉重,我会说'好重',但是我还不知道怎么表达我在躯体陪伴下所感觉到的细微差别。我知道其中一个区别在改变的过程中被破坏了,例如昨晚我和父亲聊天,我感觉整个人都被捣碎了,在对话的时候我不知道要怎样来面对他。我必须前进,必须用有选择的话语,一个字一个字清楚地表达出来,我才可以继续前进。仿佛黄水仙小小的茎秆一样,绿色的茎秆中开着黄色的花朵,尽管样子都一样,但是每一根茎秆都是唯一的。雅森特。"

这让我们想到了神圣的宗教中的"话语的女神"。在精神分析的团体中,怎样的地点和对话者出现在了我们内部的争论中?在主题围绕人种学书籍的研讨会上,安德烈·格林和马歇·德蒂安(M. Détienne)、阿莫尼克(G. Hamonic)的对话引起了我们对于这方面的注意。我们参考了波特拉(C. Bottela & S. Bottela, 2001)对于形象化表达(figuration)的研究报告。同时我们也交叉阅读了《群众心理及自我的分析》(*Psychologie collective et analyse du moi*)和列维-布留尔(Lévy-Bruhl, 1927)的人种学作品。这种学科的交叉让我们能够在和孩子们的关系中思考先人的存在。对于这些存在的集体无意识的理解(死亡烦扰着我们的精神生活),在研讨会中已经变得成熟起来。这是我们和让-克劳德·罗兰(J.-Cl. Rolland)、巴利-萨林(G. Bailly-Salins)一起进行的研讨会。在研讨会的这些年间，我们致力于研究写作，关于暴食症，人类欲望的贪得无厌和人类的痛苦。

通过外在的参照获得内在的稳定

用来说话和表达的嘴巴，用来吃饭的嘴巴，是用来衔接和封闭一个领土的空间，同时也是向一个外源点开放的空间。

多亏获得了空洞的位置——抑郁的位置，这是温尼科特(1958)所提出的，梅拉尼·克莱恩(Mélanie Klein)用自己的实用主义再次重述了抑郁的位置——嘴巴获得了内在的稳定，但是对于它来说是外在的。如果从上面拉得太紧的话，孩子的内心会被挖出一个洞来，但是如果孩子不知道消除这种担心的话，破坏癖会变成什么呢？这种破坏癖会不会在内外间穿梭？破坏癖可以举起它的武器——仇恨，并在嘴巴里就地放置能够摧毁生物的饮食行为紊乱。

我们在和患者的接触中明白了，破坏癖是由内在的稳定的第一层保护层构成的。即使医生不想了解任何关于破坏癖的功能，这还是让他们印象深刻，也让他们退缩。破坏癖的功能被仇恨抵挡在了门外，于是仇恨转而攻击自我，在嘴巴里变成了瞄准喉咙深处的大炮——就像罗伯斯庇尔[1]为了自杀而做的那样。因为太

---

[1] 译者注：马克西米连·佛朗索瓦·马里·伊西多·德·罗伯斯庇尔(Maximilien François Marie Isidore de Robespierre, 1758—1794)，法国大革命时期政治家，是雅各宾派的实际首脑及独裁者。在热月政变中，罗伯斯庇尔企图自杀，但子弹仅仅击穿了他的下颚；次日下午，他被送上了断头台。

多的情绪、太多的绝望和痛苦，所以什么都不知道了吗？我们怎样才能摧毁我们的生物极性——我们的生命、躯体和灵魂？

当患者无法破坏一切联系时，如果患者不会因此而变得沮丧，那么她就会相信在每次由外向内、由内向外的穿梭中，位于内外之间的大门的内层都会被穿破，而且这是无法补救的。因为看到了内部的这个洞，她惊恐而且紧张地发现了自己的空虚感。为了不再让其他东西穿过，为了不再失去灵活性，她求助于内层一成不变的结构。她求助于一成不变。她在内层的一成不变和外层的变幻不定之间，安排自己的活动。但是，这种反差让内外空间变得不稳定，这个空间是语言和味觉之间的空洞，这种空虚是混乱的。在我们看来，正是这种反差确定了暴食症的身心结构。

尽管暴食症以一种混乱的、隐秘的方式表现出来，尽管暴食症仍然是一种潜在的结构性的亲密关系，它的表现仍然是最为现代化的一种求助方式——职业或者运动方面的活动过度，饮食紊乱，另一种引起幻觉的物品（大麻，烟草，酒精），购物狂（购物形式的暴食症），兼职狂（兼职形式的暴食症）……

我们不知道什么时候才能够痊愈，我们不知道这种痊愈可以持续多久。坚持不懈的支点在于心理医生的投入，我们唯一的办法就是相信患者可以痊愈。在平凡而荒芜的时刻，坚信患者可以痊愈，这是最重要的。

每一个新患者都会陈述她的信仰行为。怀疑心理医生是不是从来没有经历过这样一种内心稳定的体验呢？这种内心的稳定只有通过他人的外界干预才能够获得。心理医生是不是独自对患者进行心理分析，才能打开患者的嘴巴，让她将内心的独白说出来？因此他们是不是从来没有体验过不稳定、转瞬即逝、真正的存在和这些危险？

　　"这个连接点是我们的盲点，每个整体都有自己的连接
点……对于一个内在不稳定的个体而言，相比不可侵犯的神
圣的集体文化，一切无神论的集体文化更容易被理解和接
受。"(Debray，2001，pp.383—386)

原始的食人怪和被吞食的人

　　"必须要承认的是，如果自我被用来满足社会需求，如果
自我必须屈服于自我毁灭的趋势，将自己置身于和他人敌对
的立场，那么自我不会感到自在。然后在精神世界中继续左
右为难：吞食，被吞食，人体器官的世界被这个两难的选择所
占据。"(Freud，1933)

这是弗洛伊德在重复性强迫症和负面的治疗影响部分的最后
几句话。面对在精神分析中或者心理治疗中暴食症恶化的这个难
题，我们必须仔细地研究话语，借此来治疗患者，这样可以让治疗
中的医源性效应变成一种惯性。相比其他的方法，噩梦、充满生气
的感知、悦耳且富有隐喻的语言、用相类似的故事和神话可以更
好地诠释吞食行为。因为故事和神话经历了世世代代的考验，它
们有能力抵抗住阻力，并打破一成不变。这些故事和神话可以马
上就进入无意识，因为这些故事既是对自我讲述的，也是对本我讲
述的。这些故事之所以讲给无意识的自我听，是为了让自我能够
吞食一部分的本我。当个体进入到故事中的角色中，但不对故事
中的任何人物进行评价，个体就承认在她的喉咙深处可以感觉到
每个人物的味道，并将这种味道保存下来。

主观性中的"令人担心"

讲述故事的话语编造或吟唱成一首诗歌,它们继续存在。它们忙碌地、坚持不懈地起着作用,它们有着彻底将患者带去异乡的能力,并且有能力让患者发现瞬间的力量、过渡的力量。这些话语可以在创造美好的期间推动患者前进,能够在讲述破坏性的时期将之改变成自己的节奏与和谐,以下是其中的前几句话:

> "精神分析师只能很少地表现出研究美学的冲动,我们甚至会将这种冲动描述成,用感觉的方式来论述品性的学说。(……)有的时候精神分析师必须要对美学领域感兴趣,相对心理领域来说,美学是一个比较遥远的领域……'令人担心'(inquiétant)是这些领域中的一个。毫无疑问这是很可怕的,会引起焦虑和恐慌,同时可以肯定的是,这个词的词义使用并不是我们能够严格规定的,所以通常来说它会被理解为'使人焦虑'……我们更希望了解区别'令人担心'和'使人焦虑'的核心是什么。"

厌食症(Combe,2002b,réédition augmentée 2009)和暴食症,都伴随着精神分析,倾听的目的是改变孤独、不可告人以及对死亡的恐惧,(C. Smadja,2001)这样的厌食症和暴食症促使我们除了"恐惧"和"害怕",又引入了"压力"这个词。更确切地说,焦虑比较适合用来形容患者摆脱压力时的感受。在过渡时期患者会出现焦虑,但是在患者能够说出是什么触动了原因不明的"被吞食和吞食"之前,患者是不会出现焦虑的。当我们的主观性被摧毁,死亡时间和定位的范围也被摧毁,吞食和被吞食作用的结果将提前,那就是死亡。

在 1933 年这一不幸的时刻,弗洛伊德通过这最后的思考结束了在维也纳的第三十二届研讨会:

> "幸运的是,带有危害性的冲动从来不是独自出现的,它总是会伴随着性冲动。在人类创造的文化环境中,性冲动很多情况下是可以减缓并预防的。"

贯穿历史,尽管人们会做出可怕的死亡行为,这种"幸运"仍然存在。精神分析及其说话的艺术是挑起患者话头的一种方法。通常精神分析会用提问的方式,而且在提问的时候医生并不会绕过阻碍心理治疗的障碍,而是无视混乱直面它们,因为我们在治疗中的冷静没有起到作用,所以对此有所质疑才能够让我们继续进步。

在一切主观性的过程中,暴食症的精神分析治疗让我们感到担心,担心欲望的贪得无厌。精神分析治疗让我们在患者的内心最深处发现了她的秘密,并且也丰富了我们的经验。

参考文献

ALTOUNIAN J. (2000), *La Survivance : traduire le trauma collectif*, Paris, Dunod.

ALTOUNIAN J. (2003), *L'Écriture de Freud : traversée traumatique et traduction*, Paris, Puf.

ANZIEU D. (1990), « Comment dire », *in Nouvelle revue de psychanalyse*, n°42.

AMEISEN J.-Cl. (1990), *La Sculpture du vivant*, Seuil, Point Sciences.

AULAGNIER P. (1975), *La Violence de l'interprétation. Du pictogramme à l'énoncé*, Paris, Puf.

BIFASI (2004), « Notes sur l'art du pinceau », *in* Catalogue de l'exposition « La peinture chinoise ».

BION W.R. (1979), *Aux sources de l'expérience*, Paris, Puf.

BOTELLA C. et S. (2001), *La Figurabilité psychique*, Lonay, Suisse, Delachaux et Niestlé.

BRUSSET B. (1998), *Psychopathologie de l'anorexie mentale*, Paris, Dunod.

BYDOLWSKY M. (1998), *La Dette de vie : itinéraire psychanalytique de la maternité*, Paris, Puf, 2002.

CAHN R. (2002), *La Fin du divan*, Paris, O. Jacob.

CALASSO R. (1991), *Les Noces de Cadmos et Harmonie*, Gallimard, Folio, 1995.

COMBE C. (1971), « Articulation de la résistance et du sens dans le langage et l'expérience poétique de René Char », mémoire de philosophie de l'esthétique, Lyon.

COMBE C. (1996), « L'écoute clinique du travail du négatif », 1996,Topique n° 60.

COMBE C. (2001), « Les premiers entretiens et la conduite interprétative des premières années d'analyse », Topique, n°77.

COMBE C. (2002*a*), « Narcissisme de vie, narcissisme de mort : André Green, lecteur d'André Green », *in Le Narcissisme*, M.-C. Durieux et C. Janin (dir.), Monographies de psychanalyse, Paris, Puf.

COMBE C. (2002*b*), *Soigner l'anorexie*, Paris, Dunod.

COMBE C (2003), « L'invention singulière de la fonction père : une sublimation de la violence », *in* J. Guillaumin, G. Roger (dir.), *Le père, figures et réalité*, L'Esprit du temps.

CYRULNIK B. (1999), *Un merveilleux malheur*, Paris, O. Jacob.

371

DEBRAY D.(2001), *Dieu, un itinéraire*, Paris, O. Jacob.

DETIENNE M., HAMONIC G. (1994), *La Déesse parole : quatre figures de la langue des Dieux*, Paris, Flammarion.

DOLTO F. (1984), *L'Image inconsciente du corps*, Paris, Seuil.

DOLTO F. (1985), *Solitude*, Paris, Gallimard, Folio essais, 2001.

DONNET J.-L. (1995), *Le Divan bien tempéré*, Paris, Puf, 2002.

DOYEN C., COOK-DARZENS S. (2004), *Anorexie, boulimie : vous pouvez aider votre enfant dès l'âge de 8 ans*, Paris, InterÉditions.

FÉDIDA P. (2000), *Par où commence le corps humain. Retour sur la régression*, Paris, Puf.

FISHER S., CLEVELAND S.E. (1968), *Body Image and personnality*, New York, ed. Dover Publication.

FREUD S. (1900[1899]), *L'Interprétation des rêves*, trad. franç. I. Meyerson, rev. D. Berger, Paris, Puf, 1967.

FREUD S. (1915), « Pulsions et destins des pulsions », in *Métapsychologie*, Œuvres complètes, t. XIII, Paris, Puf, 1988, p. 163-187.

FREUD S. (1921), « Psychologie collective et analyse du moi », trad. fr., *in Essais de psychanalyse*, Paris, Payot, 1989.

FREUD S. (1925), « La Négation », *in Résultats, idées, problèmes II*, Paris, Puf, 1985.

FREUD S. (1931), « Nouvelles suites de leçons », *in Œuvres complètes*, t. XIX, Paris, Puf, 1995.

FREUD S. (1933), *Nouvelles conférences d'introduction à la psychanalyse*, Gallimard, Folio Essais, 1989.

FREUD S. (1937), « Constructions dans l'analyse », *in Résultats, Idées, Problèmes*, t. 2, Paris, Puf, 1985.

GAO XINGJIAN (1995), *La Montagne de l'âme*, La Tour-d'Aigues, Éditions de l'Aube.

GAO XINGJIAN, BOURGEOIS D. (1997), *Au plus près du réel*, La Tour-d'Aigues, Éditions de l'Aube.

GRAVES R. (1992), *Les Mythes grecs*, Paris, Pluriel.

GREEN A. (1980), *Narcissisme de vie, narcissisme de mort*, Paris, Éditions de Minuit, 1983.

GREEN A. (1982), *Hamlet et Hamlet*, Paris, Balland.

GREEN A. (1992), *La Déliaison*, Paris, Les Belles Lettres.

GREEN A. (1993), *Le Travail du négatif*, Paris, Minuit.

GREEN A. (2000), *La Diachronie en psychanalyse*, Paris, Minuit.

GREEN A. (2002), *La Pensée clinique*, Paris, O. Jacob.

HAAG G. (1997), « Contribution à la compréhension des identifications en jeu dans le moi corporel », *Journal de la psychanalyse de l'enfant*, n° 20 p. 111-131.

HAAG G. (2004), « Sexualité orale et Moi corporel », Topique n° 87.

HÉSIODE, *La Théogonie : la naissance des dieux*, Paris, Rivages-poche, 1993.

KAFKA F., *Un Artiste du jeûne*, Paris, LGF, Le Livre de poche, 1995.

KUNDERA M. (1996), *Les Testaments trahis : essai*, Paris, Gallimard, Folio, 2000.

LEVY-BRUHL L. (1927), *L'Âme primitive*, Paris, Puf, Quadrige, 1996.

LORAUX P. (1993), *Le Temps de la pensée*, Paris, Seuil.

MALDINEY H. (1985), « Le non-lieu de la création, les commencements et l'origine », *in Art et Existence*, Paris, Klincksieck.

MALDINEY H. (2000), *Ouvrir le rien : l'art nu*, Versannes, Encre marine.

MALDINEY H. (2004*a*), « Phénoménologie et psychothérapie, à propos de l'atelier de peinture à l'hôpital psychiatrique du Vinatier », entretien avec J. Bouderlique et P. Charazac, *Perspective psy.*

MALDINEY H. (2004*b*), « Phénoménologie et psychothérapie » *in Phénoménologie, psychiatrie, psychanalyse* (dir. Pierre Fédida), Paris, Le Centurion.

MERLEAU-PONTY M. (1951), *Phénoménologie de la perception*, Paris, Gallimard, Tel, 1976.

MONDON-RONZE M. (2004), « Évaluer le vécu du contrat d'isolement et le devenir de l'anorexie mentale : construction de deux auto-questionnaires basés sur la perception des patientes », thèse présentée à la faculté de médecine Grange Blanche, université Claude Bernard, Lyon 1.

MONNIER-COMBE C. (1980), « La cure d'amaigrissement : vécu psychologique et image du corps », thèse présentée à la faculté de médecine Lyon-Nord, université Claude Bernard, Lyon 1.

RICŒUR P. (2004), *Parcours de la reconnaissance : trois études*, Paris, Stock, Les Essais.

ROLLAND J.-C. (1998), *Guérir du mal d'aimer*, Paris, Gallimard.

ROLLAND J.-C. (2004), « Parler, renoncer », *in* « L'empathie », *Revue française de psychanalyse*, t. LXVIII, 3, Paris, Puf.

ROSOLATO G. (1987), *Le Sacrifice. Repères psychanalytiques*, Paris, Puf, 2002.

ROUSSILLON R. (1997), « Métapsychologie des processus », *Revue française de psychanalyse*, t. LXI, 5.

SIMON Cl. (1989), *L'Acacia*, Paris, Minuit.

SMADJA C. (2001), *La Vie opératoire*, Paris, Puf.

STUNKART A.J. (1980), *Obesity*, ed. Saunders Compagny, Philadelphia, London, Toronto.

TOLKIEN J.R.R. (1955), *Le Seigneur des anneaux*, Paris, Pocket, 1986.

TOURNIER M. (1975), *Les Météores*, Paris, Gallimard, Folio, 1977.

VERNANT J.-P. (2000), *Entre mythe et politique*, Paris, Seuil, Point, Essais.

WINNICOTT D. W. (1954), « Repli et régression » *in De la pédiatrie à la psychanalyse*, Paris, Payot 1990.

WINNICOTT D. W. (1958), *De la pédiatrie à la psychanalyse*, Paris, Payot, 1989.

WINNICOTT D. W. (1971*a*), « L'utilisation de l'objet », *in Jeu et réalité*, Paris, Gallimard.

WINNICOTT D. W. (1971*b*), *La Nature humaine*, Paris, Gallimard, 1990.

ZALTZMAN N. (1999), *De la guérison psychanalytique*, Paris, Puf.

上海社会科学院出版社心理类图书目录(部分)

书中内容译成 23 种文字
重印 8 版长销不衰
一本书掌握心理咨询核心技巧和策略

本书是当代心理咨询大师艾伦·E.艾维的名作。书中所介绍的会谈和咨询微技巧的有效性已得到 450 余项以数据为基础的研究的证明。学习者可以通过阅读和实践,逐步掌握咨询的基本技能,使用倾听和影响技巧顺利完成会谈。

心理咨询的技巧和策略:意向性会谈和咨询(第八版)

(美)艾伦·E.艾维
玛丽·布莱福德·艾维
卡洛斯·P.扎拉奎特 著
陆峥 何昊 石骏
赵娟 林玩凤 译

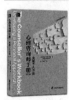

心理咨询师必备工作手册。

新版向广大心理咨询师提供了从业过程中一系列关键问题的个性化应对方案,助益咨询师个人发展与职业发展。本书可搭配同作者的《心理咨询导论》(第四版)学习使用。

心理咨询师手册:发展个人方法(第二版)

(英)约翰·麦克劳德 著
夏颖 等译

心理咨询技术的 A 到 Z,你想知道和应该知道的都在这里!

心理咨询教授麦克劳德教授的畅销之作,提供有效帮助疲于应对日常生活问题的人们的实践方法和策略。

心理咨询技巧:心理咨询师和助人专业人员实践指南(第二版)

(英)约翰·麦克劳德
茱莉娅·麦克劳德 著
谢晓丹 译

行为疗法从纸上到实操,只需:①翻开这本书,②阅读,③实践。

本书系统全面地介绍了当代行为疗法,囊括加速/减速行为疗法、暴露疗法、示范疗法、认知行为疗法、第三代行为疗法等。

当代行为疗法(第五版)

(美)迈克尔·D.斯宾格勒
戴维·C.格雷蒙特 著
胡彦玮 译

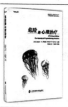

心理治疗师真的更容易变成精神病患者、瘾君子、酒鬼或工作狂？

迈克尔·B.萨斯曼博士携近三十位资深心理治疗师、精神分析师、社会工作者详细回顾从业历程，真诚讲述亲身经历，深刻反思工作得失。

危险的心理治疗

(美)迈克尔·B.萨斯曼　主编
　　　　　　　高旭辰　译
　　　　　　　贺岭峰　审校

心理治疗师在治疗你的心理问题？
——不，是你在治疗他。

"你为何而来?"来访者的治疗通常开始于这个问题。那么驱使治疗师选择这一职业的真正动机是什么？请带着疑问与猜想，翻开本书，寻找答案。

心理治疗师的动机(第二版)

(美)迈克尔·B.萨斯曼　著
　　　　　　　李利红　译

65个咨询技术，总有你想要的！

这是一本由一群心理咨询师共同编写的关于心理咨询技巧的书，每篇中作者都非常清晰地告诉你该如何操作这种技术，该注意些什么。

最受欢迎的心理咨询技巧(第二版)

(美)霍华德·G.罗森塔尔　著
　　　　　　　陈曦　等译

揭秘"我所欲"。

本书悉心甄选了众多日常生活中的案例，从自我经历谈起，为读者清晰描绘了各种典型的动机行为。通过对情境激励的分析，逐步过渡到经典动机心理学理论。

动机心理学(第七版)

(德)法尔克·莱茵贝格　著
　　　　　　　王晚蕾　译

用最翔实的案例告诉你，心理的"变态"是如何悄然发生的。

本书是异常心理学研究领域的经典著作，美国300多所院校均采用本书作为教材。任何一个想让自己的未来更加美好、生活更加快乐的人，都应一读本书。

变态心理学(第九版)

(美)劳伦·B.阿洛伊
　　约翰·H.雷斯金德
　　玛格丽特·J.玛诺斯　等著
汤震宇　邱鹤飞　杨茜　等译

一天最多看一篇，看多容易得精分。——豆瓣书友

本书通过丰富的案例对成人心理疾病的本质进行了生动描述，分析心理疾病是如何影响受精神困扰的人及其周围人的生活。

成人变态心理案例集

(美)欧文·B.韦纳　主编
张洁兰　王靓　译

(续表)

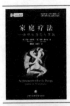	家庭,你最熟悉有时却最陌生的地方,你真的了解吗? 作者全面回顾了20世纪50年代至今系统化理论发展历程中出现的核心概念和思想,囊括了该领域最新的研究和发展,让读者对家庭疗法有了一个全方位的认识。	**家庭疗法:系统化理论与实践** (英)鲁迪·达洛斯 　罗斯·德雷珀　著 戴俊毅　屠筱青　译
	重温精神分析之父弗洛伊德经典之作。 本书精选弗洛伊德笔下的五个最为著名的案例:小汉斯、"鼠人"、"狼人"、施雷伯大法官和少女多拉,细致且精辟的描述和分析展现了精神分析理论和临床的基石。	**弗洛伊德五大心理治疗案例** (奥)西格蒙德·弗洛伊德　著 李韵　译
	成为一名合格的心理治疗师,你需要越过这些障碍。 作者尝试从心理咨询/治疗学员的"角度",探索专业的和个人的困难、焦虑、情感困惑和缺陷,帮助学员学会控制和改善这些困难。	**如何成为心理治疗师: 成长的漫漫长路** (英)约翰·卡特　著 胡玫　译
	北美地区广受欢迎的心理学导论教材。 本书系统介绍了心理学基本原理,涵盖认知心理学、发展心理学、人格心理学、临床心理学、社会心理学等领域,同时联系实际生活,带领读者走进引人入胜的心理学世界。	**心理学的世界**(第五版) (美)塞缪尔·E.伍德 埃伦·格林·伍德 丹妮斯·博伊德　著 陈莉　译
	是性格决定命运,更是人格决定命运。 玛丽安·米瑟兰迪诺女士向读者介绍了人格心理学领域的基础和最新研究成果,向读者娓娓道来个体差异研究及每个人是如何成为这样的人。	**人格心理学:基础与发现** (美)玛丽安·米瑟兰迪诺　著 黄子岚　刘昊　译
	以心理学和社会学视角,重新探究"年少轻狂"。 本书立足文化背景和个体成长视角,着重探讨出现在青少年向成人过渡阶段的冒险行为问题,并对病理性冒险行为的预防与诊治给出现实而积极的建议与指导。	**青少年期冒险行为** (法)罗贝尔·库尔图瓦　著 费群蝶　译

（续表）

	何处磨砺的刻刀，要在少年的身上留下疼痛的徽章？ 越来越多的青少年出现自残行为，这些行为的根源往往在于家庭，而不是社会。本书建议以心理治疗结合药物治疗，制定多渠道的完整治疗方案。	**青少年期自残行为** （法）卢多维克·吉凯尔 　　里斯·科尔科　著 　　赵勤华　译
	用正确的方法，带领孩子在游戏与网络中收获快乐与成长。 本书分析了电子游戏与网络本身的特点，从精神病学角度揭示网络成瘾的原因，详细介绍以青少年为主的各类人群的网络成瘾评估方法和治疗方案。	**青少年电子游戏与网络成瘾** （法）卢西亚·罗莫　等著 　　葛金玲　译
	每一个来自星星的弗朗索瓦，都应遇见方法与温情并重的艾米女士。 作者用12年时间潜心为一位自闭症儿童提供咨询、治疗、训练服务，理论结合实践，向读者展示了如何实施治疗、如何与家长合作，从而帮助自闭症儿童发展、成长。	**如何帮助自闭症儿童：** **心理治疗与教育方法**（第三版） （法）玛丽-多米尼克·艾米　著 　　姜文佳　译
	黄蘅玉博士将几十年心理咨询和治疗时的生死自由谈记录在此，希望与大家一起探讨生死难题。该书分三个部分，儿童篇、青年篇、成人篇。生死是所有人迟早会面对的事实，耸立在人生终点的死亡界碑不该是令人焦虑或恐惧的刺激物，而是提示我们要更好地珍惜当下之乐的警示牌。	**你，会回来吗？** **——心理治疗师与你对话生死** 黄蘅玉　著
	本书记录了黄蘅玉博士在加拿大从事儿童（按加拿大法律，指未满19周岁者）心理治疗工作18年所积累的丰富经验，以生动的个案展示了儿童心理治疗的规范化、人性化、团队化以及儿童特性化的工作方式。	**对话孩子：我在加拿大做心理咨询与治疗** 黄蘅玉　著
	香港教育学院讲师与一线教师、辅导人员和社会工作者携手合作的心血结晶。收录了15个主题下的49例个案，围绕学校、家庭、环境和创伤介绍实用的青少年辅导技巧。	**心理辅导个案：示例与启迪** 郭正　李文玉清　主编

图书在版编目(CIP)数据

理解与治疗暴食症：第二版/（法）柯莱特·孔布
著；华淼译.—上海：上海社会科学院出版社，2018
（法国当代心理治疗）
书名原文：Comprendre et Soigner la boulimie
ISBN 978-7-5520-2388-6

Ⅰ.①理…　Ⅱ.①柯…②华…　Ⅲ.①饮食卫生-研
究　Ⅳ.①R155.1

中国版本图书馆 CIP 数据核字（2018）第 166161 号

Comprendre et soigner la boulimie, Colette COMBE—Dunod，Paris，2009，2nd
édition（EAN 13：9782100527557）

Originally published in France as：
Comprendre et soigner la boulimie, by Colette COMBE
© DUNOD Editeur，Paris，2009，2nd edition
Simplified Chinese language translation rights arranged through Divas International，
Paris 巴黎迪法国际版权代理（www.divas-books.com）

上海市版权局著作权合同登记号：图字 09-2014-050 号

理解与治疗暴食症：第二版

著　　者：（法）柯莱特·孔布
译　　者：华　淼
责任编辑：杜颖颖
封面设计：式夕制作
出版发行：上海社会科学院出版社
　　　　　上海顺昌路 622 号　邮编 200025
　　　　　电话总机 021-63315900　销售热线 021-53063735
　　　　　http://www.sassp.org.cn　E-mail：sassp@sass.org.cn
照　排：南京理工出版信息技术有限公司
印　刷：上海新文印刷厂
开　本：890×1240 毫米　1/32 开
印　张：12.5
插　页：2
字　数：275 千字
版　次：2018 年 8 月第 1 版　2018 年 8 月第 1 次印刷

ISBN 978-7-5520-2388-6/R·044　　　　定价：55.00 元